"博学而笃志，切问而近思。"

（《论语》）

博晓古今，可立一家之说；
学贯中西，或成经国之才。

复旦博学·复旦博学·复旦博学·复旦博学·复旦博学·复旦博学

主编简介

薛　迪，复旦大学公共卫生学院教授、博士生导师。1983年在上海第一医学院公共卫生学院获医学学士学位；1992年在美国北卡罗来纳大学获公共卫生硕士学位；2000年在复旦大学公共卫生学院获博士学位。从事卫生管理领域的教学与研究20多年，积累了丰富的经验，并在医学教育与卫生事业管理方面有较多的研究与成果。早在20世纪80年代，就尝试将运筹学的理论应用于卫生事业管理。此次《卫生管理运筹学》（第二版）的出版是她及国内同事多年运筹学教学与研究的结晶。

普通高等教育"十一五"国家级规划教材

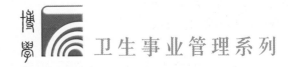

卫生事业管理系列

卫生管理运筹学

（第二版）

主　编　薛　迪
副主编　陈英耀　张文斌

编　委　（以姓氏笔画为序）
田　俊　福建医科大学公共卫生学院
刘启贵　大连医科大学社会科学与管理科学学院
刘素芳　中山大学公共卫生学院
张文斌　华中科技大学同济医学院医药卫生管理学院
张福良　大连医科大学社会科学与管理科学学院
李晓斌　新乡医学院管理学院
李湘君　南京中医药大学经贸管理学院
杨胤清　成都中医药大学管理学院
陈英耀　复旦大学公共卫生学院
俞　彤　皖南医学院人文与管理系
曹建文　上海交通大学附属第六人民医院
黄葭燕　复旦大学公共卫生学院
薛　迪　复旦大学公共卫生学院
戴力辉　北京中医药大学管理学院
魏晋才　温州医学院医院管理研究所

复旦大學出版社

内 容 提 要

本书结合卫生管理的实际，系统地介绍了运筹学的基本理论与基本方法，并有选择地介绍了卫生系统中运筹学应用的案例；本书增加的运筹学软件WinQSB的介绍，方便了学员今后在实际工作中运用运筹学的模型。本书编写的内容包括绪论、线性规划、线性规划的对偶理论、运输问题、整数规划、网络计划、决策分析、定量预测方法、排队论、库存论、对策论、质量管理方法、蒙特卡罗随机模拟、综合评价和WinQSB在卫生管理运筹学中的应用。

前　言

在现代管理中,管理者需要收集、处理、分析大量的数据,以提高决策的科学性与可行性。作为 20 世纪逐步形成和发展起来的一门新兴学科,运筹学为卫生管理者的决策提供了数据分析工具。

本书为教育部"十一五"规划教材,其特点是结合卫生管理的实际,系统地介绍了运筹学的基本理论与方法,并有选择地介绍了卫生系统中运筹学应用的案例,使学生能意识到运筹学在提高卫生管理决策水平、改善人民健康方面所起的作用,学会合理运用运筹学的基本理论与方法。在写作上,本书力求由浅入深、通俗易懂;在例题和习题选择上尽可能结合卫生管理的实际情况。

本书与《卫生管理运筹学》第一版的显著差异是增加了运筹学软件 WinQSB 的介绍,并结合书中的例题,具体介绍了运筹学软件的操作方法,方便学员今后在实际工作中运用运筹学的模型。

本书是由多年参与卫生管理理论研究、教学及实践的教师和管理者共同努力完成的。本书编写内容及参与撰写的作者:第一章绪论(薛迪);第二章线性规划(李湘君、薛迪);第三章线性规划的对偶理论(李晓斌);第四章运输问题(戴力辉);第五章整数规划(刘素芳);第六章网络计划(黄葭燕);第七章决策分析(田俊);第八章定量预测方法(俞彤);第九章排队论(张文斌);第十章库存论(张福良);第十一章对策论(杨胤清);第十二章质量管理方法(陈英耀);第十三章综合评价(刘启贵);第十四章蒙特卡罗随机模拟(曹建文、薛迪);第十五章 WinQSB 在卫生管理运筹学中的应用(魏晋才)。

本书在编写中参考了大量的相关文献,各位作者尽责尽力,但仍难免会存在不足与缺陷,希望广大读者予以批评、指正,以利我们在再版时修正。

编委会

2008 年 5 月

目　　录

第一章　绪　　论

在现代管理中,管理者需要收集、处理大量的数据,并对未来作出预测,以提高决策的科学性与可行性。作为 20 世纪才逐步形成和发展起来的一门新兴学科,运筹学(operational research)为管理者的决策提供了数据分析工具。它在解决实际问题时,把要解决的实际问题作为一个系统,从总体最优的要求出发,统筹兼顾,为决策者提供最优可行方案,从而达到使有限的资源取得最大效益的目的。

第一节　运筹学的产生与发展

运筹学正式开始的标志并不清晰,很多早期先驱者所做的工作现在也可以看成是运筹学思想的雏形。现在一般认为运筹学是 20 世纪 40 年代开始形成的一门学科。

一、早期朴素的运筹思想

我国朴素的运筹思想可追溯到公元前 600 多年前的春秋时期。这种朴素的运筹思想可以体现在军事领域与日常生活与管理中。公元前 684 年(鲁庄公 10 年)鲁国的曹刿,在齐国攻打鲁国时,全面分析了两国的形势,统筹全局,及时把握战机,在齐、鲁长勺之战中,弱小的鲁国打败了强大的齐国,成为我国历史上以弱胜强的典型战例之一。战国时期齐国,田忌和齐威王赛马的故事是对策论中的一个典型例子。三国时期曹操与袁绍的"官渡之战",南北朝时期秦、晋的"淝水之战"等,都是历史上十分典型的战例。运用运筹的思想,运筹帷幄之中、决胜千里之外,以弱胜强,以少胜多的例子不胜枚举。运筹学的思想应用于交通运输、兴修水利、土木建筑和开挖运河等方面的生动例子也有许多记载。如战国时期(公元前 200~250 年),秦国太守李冰父子主持修建了驰名中外的都江堰水利枢纽工程,就是应用运筹学思想的一个突出事例。在土木建筑方面,北宋时期,宋真宗祥符年间(公元 1008~1016 年)京都失火,烧毁一座皇宫。宋真宗派宰相丁渭主持修复宫室任务。丁渭考虑到取土太远影响工期,经过统筹规划,最后提出如下施工方案:①拟定施工方案;

②把几条主要街道挖成渠道;③用挖出的土就地烧制砖瓦;④渠挖成后引汴河之水入渠;⑤把建筑材料和烧制出来的砖瓦沿渠运往工地;⑥施工;⑦把碎杂砖土运出填渠修复主要街道,施工结束。按照这个方案施工,一举三得,功效很高,堪称我国历史上建筑工程的典范。这一事例表明,早在北宋时期,在处理一项复杂的工程时,就注重从总体出发,通盘筹划,在施工步骤上则注重工程之间各环节的衔接及先后顺序,具有统筹方法的思想。

在西方,运筹思想的产出和运用可以追溯到公元前3世纪。古希腊大数学家阿基米得为希龙君主提供了一个设防方案,粉碎了罗马船只攻占西那库斯城的企图。这是西方史籍中最早关于应用运筹思想制定军事方案的记载。

二、运筹学的形成和发展

（一）酝酿阶段

早在1914年英国人兰彻斯特(F. W. Lanchester)曾发表过关于人力和火力的优势与胜利之间的理论关系的文章。在美国,第一次世界大战期间,托马斯·爱迪生(Thomas Edison)接受了一个任务:找出商船运行策略,使它能最有效地减少敌人潜艇对商船的损害。为了避免在实战条件下船只冒风险,他用了一个"战术对策板"来求解。大约与此同时(在20世纪10年代后期)一个在哥本哈根电话公司工作的丹麦工程师爱尔朗(A. K. Erlang)正在进行关于自动拨号设备对电话需求影响的实验,他的工作是今天用于排队理论的数学模型的基础。1928年德国犹太人冯·诺伊曼(后移居美国)证明了博弈论的一个基本定理,为对策论奠定了理论基础。1926年前苏联提供的"国民经济平衡的棋盘表"和1936年美国的利昂节夫发表的《美国经济体系的投入-产出数量关系》,奠定了用数学方法研究经济平衡理论的基础。1939年前苏联数学家康托洛维奇出版了《生产组织与计划中的数学方法》一书。书中对运输计划、合理利用原材料、生产的配置等都给出了数学模型和确定最优方案的具体方法。上述这一时期,可视为运筹学在理论上的酝酿阶段。

（二）军事运筹学

1937年,英国科学家被请去帮助军队运用新发展的雷达以确定敌机的位置。1939年9月工作于此问题的不同方面的科学家都被集中到英国皇家空军战斗机指挥总部。这个组被看成第一个运筹学组的核心。它逐步地扩展业务范围,甚至超过了原来的雷达和与它构成整体的地面观察站的任务。

这个组成立后不久便和防空司令部研究组合并到一起研究空防目标问题(1940年9月)。杰出的英国物理学家布莱开特(P..M. S. Blackett)领导这个组,研究野外火炮控制设备的效能,尤其是在实战中的应用。这个组起先包括了两名生物学家、两名理论物理学家、一名天体物理学家、一名军官和一名前任的测量员,以后又补充了一名生物学家、一名一般物理学家和两名数学家。他们成为有名的布莱开特组(Blackett's circus)。这个由 11 位科学家组成的小组专业面很广,它进一步发展并分为一个陆军组和一个海军组,结果使战争初期(1941 年)在英国所有军队中都有一个运筹学组从事军事研究。由于最初的研究是致力于雷达的运行,并由雷达研究科学家所实现,从此,在英国把这种类型的科学活动叫"运筹学"(operational research)。

在美国,罗伯特·华生-华特(Sir Robert Watson-Watt)推荐把运筹学引入到陆军和海军的各个部门。到 1942 年 4 月已作出引入高水平运筹学的决策并予以实现。最初的研究问题是雷达和旨在减少受敌方潜艇损害的商船海运的问题,在美国空军中,这被称为"运行分析",而在美国陆军和海军中叫"运行研究和运行评价"。第二次世界大战期间这种类型的活动在加拿大和法国也有增长。

在第二次世界大战期间,运筹学处于早期发展阶段,也称为"军事运筹学"。

（三）工商业运筹学

第二次世界大战后,世界经济不断走向新的繁荣,于是人们开始把第二次世界大战中发挥过重大作用的运筹学迅速地应用到经济领域。很多从事军事运筹学研究的科学家转向工业和经济发展等新的领域。1947 年丹捷格(George Dantzig)提出的求解线性规划问题的单纯形法是运筹学发展史上最重要的进展之一。这套完备的理论和方法,使运筹学有了最重要的方法求解基础和理论分析基础,并使运筹学作为一门理论性和应用性很强的学科逐渐形成并得到迅速发展。1953 年世界上第一个运筹学学会在美国成立,1955年又在美国举行了首次国际运筹学会议。此后,许多国家相继建立了运筹学学会。到 20 世纪 50 年代末,很多标准的运筹学方法,如动态规划、排队论、库存论等都已发展得基本成熟。

促进这一时期运筹学蓬勃发展的另一个因素是计算机的发展。因为运筹学中很多复杂问题需要大量的计算,在过去需要花费很多时间进行手工运算的过程,通过计算机应用很快就能完成。这对运筹学的推广应用和方法学上的发展奠定了基础。

20 世纪 50 年代中期,由钱学森等教授将运筹学引进中国。后来一大批中国学者在推广运筹学及其应用中做了大量工作,并取得了很大成绩,同时也出版和发表了不少专著和论文,在世界上也产生了一定的影响。

第二节　运筹学的概念、特点与分支

一、运筹学的概念

对于运筹学目前尚没有一个比较完善的统一定义,因为它仍是一门新兴的、不断发展的学科,不同的学术组织从不同的角度定义运筹学。

英国运筹学会给运筹学下的定义是:"运筹学是运用科学的方法,解决工业、商业、政府和国防事业中,由人、机器、材料、资金等构成的大型系统管理中所出现的复杂问题的一门学科。它的一个显著特点是科学地建立系统模型和对机会与风险的评价体系去预测和比较不同的决策策略与控制方法的结果。其目的是帮助管理者科学地确定他的政策和行动。"

美国运筹学会给出的定义更简单,但含义基本相同:"运筹学是一门在紧缺资源的情况下,如何设计与运行一个人-机系统的决策科学。"

莫斯(P. M. Morse)和金博尔(G. E. Kimball)曾对运筹学下过这样的定义:"为决策机构在对其控制下的业务活动进行决策时,提供以数量化为基础的科学方法。"

我国运筹学研究工作者一般认为,运筹学是指应用系统的、科学的、数学分析的方法,通过建立、分析、检验和求解数学模型,而获得最优决策的科学。

二、运筹学的主要特点

(一) 最优方案的寻求

运筹学研究和解决问题的基础是最优化理论和技术,并强调系统整体最优。对研究的实际问题,从系统的观点出发,研究各组成部分的功能及其相互间的影响关系,平衡各组成部分之间的矛盾冲突,以整体最优为目标,求出所研究问题达到最佳效果的解,并寻找一个最好的行动方案付诸实施。

(二) 多学科的综合应用

运筹学研究和解决问题的优势是应用各种学科交叉的方法,具有综合性和应用性。由于研究对象的复杂性和多因素性,决定了运筹学内容的跨学科性、交叉渗透性和综合性。

(三) 系统分析与数学模型的采用

运筹学研究和解决问题的方法具有显著的系统分析特征,需要建立数学模型和创造完善有效的数学方法以及研制计算机软件进行求解。伴随着计算机日新月异的发展,运筹学为许多领域提供了技术保障和各类优质的服务,其自身也迅速得到发展。

（四）循环上升式解决问题的思路

运筹学研究和解决问题的效果具有循环上升的发展趋势。运筹学方法获得在某种局限的条件下的解或最优方案,同时又发现新的情况或问题,以调整与完善原来的解或方案。因此,只有通过持续研究才能获得新的更好的效果。

（五）注重实际问题的解决

运筹学具有明显的实践性和应用的广泛性。运筹学的目的在于解决实际问题,使用的全部假设和数学模型都是解决实际问题的工具,有助于各种经济活动和管理问题的解决,最终能向决策者提供建设性方案并能收到实效。

（六）运筹学自身理论的发展性

运筹学研究和解决问题的系统复杂性和广泛性,使其自身理论、方法和基础也随之迅速发展,并不断丰富与扩展。

运筹学在解决大量实际问题过程中形成了独特的工作步骤:①分析问题、确立问题,即确立研究的目标,明确环境的约束条件;②构造模型,这需要抓住事物的本质,大胆取舍,用一个简单明了的模型去刻画和表述其问题的系统或过程;③模型求解,找出最优可行方案;④决策实施,反馈控制,即在求出的最优解一旦被决策者采用并付诸实施,要在实践中进行检验,确定是否符合实际,将检验的信息及时反馈回来,以便进行控制,为继续实施还是修改模型做出反应(图 1-1)。

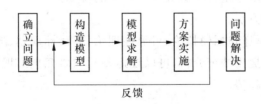

图 1-1 运筹学解决问题的工作步骤

三、运筹学的分支

（一）规划论

规划论是运筹学的主要分支,包括线性规划、非线性规划、整数规划、目标规划、动态规划等。它是在满足给定约束条件下,按一个或多个目标来寻找最优方案的数学方法。

（二）图论与网络分析

图论是研究离散事物之间关系的一种分析模型,它具有形象化的特点,因此比单用数学模型更容易为人们所理解。最小生成树问题、最短路问题、最大流问题、最小费用流问题、中国邮递员问题、旅行推销员问题、网络计划都是网络分析中的重要组成部分。

（三）排队论

排队论是一种研究公共服务系统的运行与优化的数学理论与方法。它通过对随机服务现象的统计研究,找出反映这些随机现象的平均特性,从而研究提高服务系统水平和工作效率的方法。

（四）决策论

决策论是为了科学地解决带有不确定性和风险性决策问题所发展的一套系统分析方法,其目的是为了提高科学决策的水平,减少决策失误的风险。

（五）库存论

库存论又称存贮论,它是研究经营生产中各种物资应当在什么时间,以多少数量来补充库存,才能使库存和采购的总费用最小的一门学科。它在提高系统工作效率、降低产品成本上有重要作用。

（六）对策论

对策论又称博弈论,它是一种研究在竞争环境下决策者行为的数学方法。在竞争形势下,竞争双方为了达到自己的利益和目标,都必须考虑对方可能采取的各种可能的行动方案,然后选取一种对自己最有利的行动方案。对策论就是研究双方是否都有最合乎理性的行动方案,以及如何确定合理行动方案的理论与方法。

此外,运筹学还包括模拟论、可靠性理论、多目标规划、随机规划、组合优化等。近年来又提出冲突分析,可以说运筹学的研究也出现了定量与定性分析相结合的发展趋势。

第三节　数学模型的建立

运筹学的实质是数学模型的建立和使用。近年来,数学模型广为人们重视是因为科学技术的发展都离不开数学,数学的发展也为其他学科提供了理论基础;另一方面,计算机的发展促进了数学的应用。

数学模型是对某一实在事物作简化表达。具体来说,是为了某种目的,用字母、数字及其他数学符号建立起来的等式或不等式以及图表、图像、框图等描述客观事物的特征及其内在联系的数学结构表达式。数学模型不是对一个事物的尽善表达,有时也不是非常精确,它只是一种模拟,可能与事物之间有不可克服的误差。人们建立数学模型的目的是想通过"实在事物"的代用品(数学模型)来研究事物本身的特性、规律,有时也为了避免现实环境的干扰。数学模型在许多领域都有应用,如物理学、生物学、医学、经济学、军事科学和卫生事业管理等。

一、建立数学模型的一般原则

对同一个事物的同一种属性,可以建立不同的数学模型,它们之间很难说哪个是对的,哪个是错的。但是,一般而言,在满足精确度要求的前提下,简明的数学模型比较好。在建立数学模型时,一般遵守如下原则。

（一）简单适用的原则

在建立数学模型时,应抓住事物的本质,简化变量之间的关系。因为"大而复杂"的模型未必一定"更好些",有时过于复杂的模型反而难于求解或甚至无法求解。数学模型的建立应以适用为原则,尽量选择线性化、均匀化等简单的数学模型来描述客观事物。但是,建立数学模型时,也应有足够的精确度,以较好地反映客观事物。

（二）恰当使用数学工具的原则

我们在建立数学模型时,应该选择对解决实际问题最合适的模式和技术,而不是为适应预定的技术而改造实际问题。因此,如果实际问题中的变量为确定性变量,建立模型时的数学工具多用线性规划、非线性规划、网络技术、投入产出、确定性库存论等。如果变量为随机变量,数学工具多用统计学、随机性库存论、排队论、对策论、决策论等。在建立数学模型时,应该分清变量的类型,恰当使用数学工具。

（三）严格推理的原则

建立数学模型时要进行严格的推理。因为如果没有严格的推理,就无法知道数学模型的失败是模型本身的内在逻辑错误,还是外来因素导致的。

（四）实施前生效原则

一个数学模型能实际"工作"称"生效"。这比"证明"或"证实"要弱得多。数学模型在实际使用之前,应该通过实验、已有数据的分析、数学论证等检验该数学模型的精确性。

二、建立数学模型的方法和步骤

数学模型的建立如同解一道数学应用题,总有一些已知条件(假设),根据这些条件才可能列出一个数学式,并比较方便地求解。数学模型的建立过程也是从假设开始,然后把实际问题抽象为数学问题,最后进行求解和检验。

（一）数据分析

在建立模型前,应对实际问题的背景有深刻的了解,全面、深入细致地观察实际问题所处的环境,明确建立数学模型的目的。根据所要解决的问题和建立数学模型的目的,分析与收集必要的数据,且这些数据应有一定的精确度。在数据分析阶段,主要关注的是定义问题的相关参数,如目标、变量、约束、假设事件和其他一些可能会影响数学模型建立的重要因素。在运筹学的数学模型中,系统的目标是一组变量的函数,这些变量可以是可控的变量,也可以是不可控的变量;可以是决策变量,也可以是环境变量。在卫生管理中,系统的目标可以是效用最大、经济效果最大、生存率最高、死亡率最低、费用最小、物资消耗最小等。在实际问题中,有时对变量值有所约束,即在追求系统目标最优时有一些限制条件。在卫生管理中,医疗服务要么提供,要么不提供,服务量不可能为负值;医疗服务的提供需要消耗资源,如人力、物力等,这些也不可能为负值,并且对于一个医院或一个区域,资源的消耗总有限制,不可能资源的消耗可以无限制。此外,有时也需要根据所研究的问题做一些合理的假设,以利于得到数学模型和做出求解。如果假设合理,则数学模型与实际问题比较吻合;如果假设不合理,则可能很难得到数学模型或者很难求解以致得不偿失,甚至目前的数学理论解决不了,或者数学模型的精度很差,与实际问题不吻合或吻合度较差,根本不能用。合理的假设来自对客观事物规律的认识,来自对目的的正确理解,来自数学知识的积累。在卫生管理的数学模型建立中,经常会做的假设是通货膨胀率、银行利率等。

（二）模型设计

模型设计也即根据数据分析阶段列出的参数构建数学模型。建立数学模型最重要的是对所研究事物的规律的认识。在进行数学模型的设计时,我们经常要问系统所要达到的目标应如何客观测量? 哪些因素可影响系统目标的实现且是我们可以控制的? 哪些因素可影响系统目标的实现但又不是我们可以控制的? 这些可控或不可控的因素和目标的关系是什么? 这些关系能否以数学形式组成一个数学模型? 当我们确定数学模型的各项参数,并用数学符号表示各项参数的关系后,也就建立了数学模型。当我们无法准确确定数学模型的参数时,我们通常还需要系统地观察某一或一组参数发生变化时,对数学模型结果的影响,即需要做灵敏度的分析。这种分析也可以帮助我们确定是否有可能进一步简化数学模型。

（三）模型生效

一个数学模型能否反映客观事物，可通过实验、已有数据的分析、数学论证等检验。人们经常用已有的数据去检验已建立的模型。如果由数学模型计算出来的理论值与实际值比较吻合，则该数学模型是有效的；如果由数学模型计算出来的理论值与实际值相差较大，则该数学模型是无效的，不能反映客观事物的实际状况。如果发现所建立的数学模型无效，则应该寻找原因，修改已建立的数学模型。数学模型的修改，可从建立模型的起始阶段开始考虑。例如，是否应该修正建立模型时的假设（增加、减少或修改）？是否应该增加或减少一个或一些变量？是否应该改变一个或一些变量的属性（常量、离散变量、连续变量）？是否应该改变变量间的函数关系（线性、非线性）？是否应该改变约束条件（增加、减少或修改）？当数学模型能够足够精确地反映客观事物，可考虑通过计算机编程，形成便于实际使用的计算机软件。

第四节　运筹学在卫生管理中的作用

我国运筹学的应用 1957 年始于建筑业和纺织业，从 1958 年开始又在交通运输、工业、农业、水利建设、邮电等方面有所应用。在解决邮递员合理投递路线时，管梅谷教授提出了国外称之为"中国邮路问题"的解法。从 20 世纪 60 年代起我国的运筹学工作者在钢铁和石油部门较全面地和深入地应用了运筹学，投入产出法在钢铁部门首先得到应用，而线性规划在石油勘探中得到了非常好的效果。1965 年统筹法应用于建筑业、大型设备维修计划，1970 年起优选法的推广，排队论、库存论的应用，使运筹学在经济建设中发挥了重要作用。近年来，运筹学的应用已趋向研究大规模和复杂的问题，如部门计划、区域经济规划、交通与通信系统等，并已与系统工程融合在一起。

随着计算机应用的普及和卫生管理的科学化，运筹学在卫生管理中的应用也越来越广。目前它已应用于卫生规划与计划的制订、卫生人力资源管理、医疗卫生的物资与设备管理、财务管理、医学教育等方面。

一、卫生规划或计划的制订

运筹学方法可应用于卫生规划或医疗卫生机构的计划，从总体上确定卫生资源的配置规划、医疗卫生机构的最大服务量、医疗服务的流程、医疗卫生机构的选址、医疗急救系统的设计（如救护车的分布点设计）等，以谋求卫生资源的最佳利用。这类问题主要用线性规划、整数规划、预测、排队论、网络技术等方法来解决。

例如,有人研究了趋势预测法和排队论在区域 CT 配置规划中的应用。作者首先通过分析诊疗人次数和 CT 诊查人次数的比例关系;然后采用趋势预测法对未来规划期的诊疗人次数进行预测,并根据诊疗人次数和 CT 诊查人次数的比例计算 CT 在规划期的预测诊查人次数;进一步根据专家咨询意见,估计了每一台 CT 的理论年诊查人次数和规划期的 CT 基底配置数(规划期 CT 诊查人次数/每台 CT 的理论年诊查人次数);最后根据排队论的模型,计算不同的 CT 配置数量下,患者的平均等待时间和 CT 的平均空闲时间,并根据专家咨询法获得的患者平均等待时间和 CT 的平均空闲时间的可接受水平,确定了 CT 规划配置数的区间。

又如,某市一所医院应用线性规划制定医院各病区收治患者的计划。该医院以最近一年各种医疗服务量建立了线性规划模型;用 WinQSB 软件求出医院各病区收治患者数的最优解以及各病区患者平均住院日减少1天、2天、3天时的最优解;最后分析得出了各病区患者平均住院日减少2天时,各种医疗设施的利用度最佳,并据此确定了各病区收治患者的计划。

再如,将排队论的理论用于医疗服务的流程重组,以消除医疗服务流程中的瓶颈,减少患者的滞留时间和等待时间,以最快速度为患者提供服务。在一般外科手术患者的治疗过程中,可通过明确治疗过程中的各个作业与所需的时间,以及它们之间的相互关系,然后建立网络计划模型;并通过网络优化,以使患者得到及时治疗、减少住院费用,使外科的病床周转率提高、服务能力增加,使医院的社会效益和经济效益有所提高。

二、卫生人力资源管理

运筹学方法可用于卫生人力资源管理,包括对卫生人员的需求和获得情况进行预测;确定适合需要的卫生人员编制;用任务分配问题的方法在不同任务间合理分配卫生人员;用综合评价法对卫生人员进行综合评定等。这类问题主要用线性规划、整数规划、预测、排队论、综合评价法等方法来解决。

例如,某医院用线性规划方法优化医院护理人员的配置。该医院首先选择了7项指标反映护理工作量,并根据专家咨询获得的各项指标的权重,采用 TOPSIS 综合评价方法,分析各科室的护理工作量;然后通过建立数学模型,确定在护理人员数一定的情况下,如何分配护理人员至各科室,使各科室的人均工作量尽可能均衡(人均工作量指标的标准差尽可能小),以避免各科室间护理人员忙闲不均可能带来的弊端。美国也曾用排队论方法来确定纽约市紧急电话站的值班人数。

三、医疗卫生的物资与设备管理

在卫生领域,运筹学方法可用于多种物资(如药物、血液、卫生材料等)的库存管理,可确定某些设备的合理能力或容量,可对设备的维修与更新进行管理。这类问题主要用库存论、排队论、网络计划、决策论等方法来解决。

例如,某医院药品管理中,按照医院药品的平均年消耗资金进行分类,并计算各类药品资金占总库存资金的累计百分比以及各类药品种数占总药品种数的累计百分比,然后根据 ABC 库存管理分类法,将药品分为 A 类、B 类和 C 类。在分类的基础上,医院对不同类型的药品建立不同的随机性库存模型,选择不同的库存策略,以规范医院的药品管理,提高医院药品管理的经济效益。

四、其他

在卫生管理领域,运筹学还可以用于项目选择与评价、市场营销、竞争性的定价、经济管理和卫生监督等方面。这类问题主要运用决策分析、预测、质量控制和综合评价等方法来解决。例如,我国卫生部卫生技术评估重点实验室的专家从社会的角度,构建了我国妇女妊娠前后服用叶酸预防神经管畸形干预方案的决策模型,对不同干预方案的成本效果进行了分析,并对影响决策的主要因素进行了灵敏度分析,最后得出了妇女妊娠前后服用叶酸预防神经管畸形是一项具有成本效果的预防技术,其中以北方普遍干预而南方农村干预方案的效果和成本效果更佳。我国某市利用某集团 10 年粉尘作业点的粉尘浓度监测资料,根据我国相关卫生标准,统计每年的不合格点数和不合格率,然后绘制控制图。通过控制图的应用,及时发现防尘措施中的问题与薄弱点,便于职业卫生的监督。在医学教育管理方面,也可利用卫生人力需求预测和医学毕业生的预测,提出医学教育的发展建议。

参 考 文 献

1. 罗伯特·吉·瑟罗夫著,薛华成等译.运筹学入门.北京:清华大学出版社,1984
2. 宁宣熙编著.运筹学实用教程.北京:科学出版社,2002
3. 朱德通编著.运筹学.上海:上海人民出版社,2002
4. 任善强编.数学模型.重庆:重庆大学出版社,1987
5. 朱勤忠,应向华.趋势预测法结合排队论在区域大型医疗设备配置规划中的应用.中

国卫生资源,2007,10(5):226~228

6. 王增珍,张家钧,王自力,等.线性规划在制定医院各病区收治患者计划中的应用.中国医院统计,1995,2(4):198~201

7. 赵树进,杨哲,钟拥军.基于排队论的医疗工作流程重组.中国医院管理,2003,23(4):10~12

8. 周怡,唐大猷.网络计划在医疗过程管理中的应用.医学信息,2000,13(1):6~7

9. 李壁凌,刘冬生.用线性规划方法优化医院护理人员的配置.中华护理杂志,1996,31(5):254~257

10. 丁晓音,安义鹏.库存论在药品管理中的应用.中国卫生统计,1994,(2):15

11. 陈英耀,陈洁,钱序,等.妇女妊娠前后增补叶酸预防神经管畸形的成本效果分析.中国卫生资源,2007,10(3):164~166

12. 李庆猛.P控制图在粉尘作业职业卫生监督中的应用.淮海医学,2004,22(1):50

13. 刘吉成,吕颖,刘国祥.黑龙江省高等医学教育发展与卫生人力资源需求研究.中国高等医学教育,2007,(3):31~32

第二章 线 性 规 划

线性规划(linear programming，LP)是运筹学的一个重要分支，自 1947 年丹捷格(G. B. Dantzig)提出了一般线性规划问题求解的方法——单纯形法之后，线性规划在理论上趋向成熟，在实际应用中日益广泛与深入。特别是在计算机能处理成千上万个约束条件和决策变量的线性规划问题之后，线性规划的适用领域更为广泛了。

线性规划研究的对象大体可分为两大类：一类为目标最大化的问题，即在现有的人、财、物等资源的条件下，研究如何合理地计划、安排，可使得某一目标达到最大，如产量、利润目标等；另一类为目标最小化的问题，即在任务确定后，如何使用最低限度的人、财、物等资源去实现该任务。

线性规划问题要求目标函数与约束条件函数均是线性的，而且目标函数只能有一个。在工业、农业、商业、交通运输业、军事、经济计划和管理决策等领域中，很多问题都属于线性规划问题，或者可以转化为线性规划问题进行求解。因此，线性规划已是现代科学管理的重要手段之一。

第一节　线性规划问题及其数学模型

一、问题提出

在生产实践和日常生活中，经常会遇到如何合理地使用有限资源(如资金、劳动力、材料、机器、仪器设备、时间等)，以获得最大效益的问题。

【例 1】 某制药厂用甲、乙两台机器生产 A、B 两种药物。每种药物要经过两道工序，在甲机器上搅拌，在乙机器上包装。生产每千克药物所需的加工时间以及机器 1 周可用于加工的总时间如表 2-1 所示。

表 2-1　A、B 两种药物在各机器上所需加工时间及各机器可用于加工的总时间

项　目	药物 A 的加工时间 (小时/千克)	药物 B 的加工时间 (小时/千克)	可用于加工的 总时间(小时)
甲机器	2	4	40
乙机器	3	2	30

已知生产每千克药物 A 的利润是 30 元，B 是 25 元，问应如何安排 1 周的生产计划才能使工厂获利最大？

这是一个资源有限，但需利润最大化的线性规划问题。

解：设 x_1，x_2 分别表示 1 周内生产 A、B 两种药物的数量（单位千克），因受设备加工时间的限制，在考虑 A、B 两种药物的加工数量时不能超过每种机器可用于加工的总时间，且生产 A、B 两种药物的数量应是非负的数，即

$$2x_1 + 4x_2 \leqslant 40$$
$$3x_1 + 2x_2 \leqslant 30$$
$$x_1 \geqslant 0$$
$$x_2 \geqslant 0$$

设 Z 表示 1 周的工厂利润。则 1 周内生产 A、B 两种药物的利润总额为

$$\text{Max } Z = 30x_1 + 25x_2$$

于是上述问题的数据模型为

$$目标函数：\text{Max } Z = 30x_1 + 25x_2$$

$$约束条件：\begin{cases} 2x_1 + 4x_2 \leqslant 40 \\ 3x_1 + 2x_2 \leqslant 30 \\ x_1, \ x_2 \geqslant 0 \end{cases}$$

同样，在经济生活和生产活动中还会遇到另一类问题，即为了达到一定的目标，应如何组织生产、合理安排工序流程、调整产品的成分等，以便消耗更少的人力、设备台时、资金、原材料等资源。

【例2】　用 3 种原料 B_1、B_2、B_3 配制某种食品，要求该食品中蛋白质、脂肪、糖、维生素的含量不低于 15、20、25、30 单位。以上 3 种原料的单价及每单位原料所含各种成分的数量如表 2-2 所示。问应如何配制该食品，使所需成本最低？

表 2-2　3 种原料的单价及每单位原料所含各种成分的数量

营养成分	原料		
	B_1	B_2	B_3
蛋白质（单位/500 克）	5	6	8
脂肪（单位/500 克）	3	4	6

（续表）

营养成分	原 料		
	B_1	B_2	B_3
糖（单位/500 克）	8	5	4
维生素（单位/500 克）	10	12	8
原料单价（元/500 克）	20	25	30

这个问题是在食品的营养要求得到满足的前提下，如何通过适当的原料配比，使食品的成本最低。

解：设 x_1、x_2、x_3 分别表示原料 B_1、B_2、B_3 的用量，Z 表示食品的成本，则这一食品配制问题变为

目标函数：$\text{Min } Z = 20x_1 + 25x_2 + 30x_3$

约束条件：
$$\begin{cases} 5x_1 + 6x_2 + 8x_3 \geqslant 15 \\ 3x_1 + 4x_2 + 6x_3 \geqslant 20 \\ 8x_1 + 5x_2 + 4x_3 \geqslant 25 \\ 10x_1 + 12x_2 + 8x_3 \geqslant 30 \\ x_1, x_2, x_3 \geqslant 0 \end{cases}$$

二、线性规划问题的结构特征

以上两个例子都为线性规划问题。线性规划问题的数学模型（model of LP）有以下的共同特征。

（1）每一个问题都用一组决策变量（x_1，x_2，…，x_n）表示某一方案；它们取不同的非负值，代表不同的具体方案。

（2）决策变量受到一些约束条件的限制，这些约束条件可以用一组线性等式或线性不等式来表示。

（3）都有一个要求达到的目标，它可用决策变量的线性函数（称为目标函数）来表示。按问题的不同，目标函数可以是最大化，也可以是最小化。

线性规划问题可用下列的一般形式表示。

目标函数：$\text{Max(Min)} Z = c_1 x_1 + c_2 x_2 + \cdots + c_n x_n$

约束条件：
$$\begin{cases} a_{11}x_1 + a_{12}x_2 + \cdots + a_{1n}x_n \leqslant (\geqslant, =)b_1 \\ a_{21}x_1 + a_{22}x_2 + \cdots + a_{2n}x_n \leqslant (\geqslant, =)b_2 \\ \qquad\qquad \cdots\cdots \\ a_{m1}x_1 + a_{m2}x_2 + \cdots + a_{mn}x_n \leqslant (\geqslant, =)b_m \\ x_1, x_2, \cdots, x_n \geqslant 0 \end{cases}$$

式中，$c_j(j=1, 2, \cdots, n)$ 称为价值系数；$a_{ij}(i=1, 2, \cdots, m; j=1, 2, \cdots, n)$ 称为技术系数；$b_i(i=1, 2, \cdots, m)$ 称为限定系数(或称右端系数)。

三、线性规划问题的标准型

（一）线性规划问题的标准形式

一般形式的线性规划问题可以转化成标准形式的线性规划问题，以便于以后进行求解。这里规定线性规划问题的标准形式(standard form of LP)如下。

目标函数：$\text{Max } Z = c_1 x_1 + c_2 x_2 + \cdots + c_n x_n$

约束条件：
$$\begin{cases} a_{11}x_1 + a_{12}x_2 + \cdots + a_{1n}x_n = b_1 \\ a_{21}x_1 + a_{22}x_2 + \cdots + a_{2n}x_n = b_2 \\ \qquad\qquad \cdots\cdots \\ a_{m1}x_1 + a_{m2}x_2 + \cdots + a_{mn}x_n = b_m \\ x_1, x_2, \cdots, x_n \geqslant 0 \\ b_i \geqslant 0 (i = 1, 2, \cdots, m) \end{cases}$$

标准形式的主要特点是：①目标函数最大化；②所有的约束条件由等式表示；③所有的变量和每一约束条件右端的常数项均为非负值。

1. 简写形式

$$\text{Max } Z = \sum_{j=1}^{n} c_j x_j$$

$$\text{s. t.} \begin{cases} \sum_{j=1}^{n} a_{ij}x_j = b_i (i = 1, 2, \cdots, m) \\ x_j \geqslant 0 \ (j = 1, 2, \cdots, n) \\ b_i \geqslant 0 \ (i = 1, 2, \cdots, m) \end{cases}$$

数学模型中的 s. t. 表示约束条件。

2. 矩阵形式

$$\text{Max } Z = CX$$

$$\text{s. t.} \begin{cases} AX = b \\ X \geqslant 0 \\ b \geqslant 0 \end{cases}$$

其中，$C = (c_1, c_2, \cdots, c_n)$，$X = \begin{bmatrix} x_1 \\ x_2 \\ \vdots \\ x_n \end{bmatrix}$，$A = \begin{bmatrix} a_{11} & a_{12} & \cdots & a_{1n} \\ a_{21} & a_{22} & \cdots & a_{2n} \\ \cdots & \cdots & \cdots & \cdots \\ a_{m1} & a_{m2} & \cdots & a_{mn} \end{bmatrix}$，

$$b = \begin{bmatrix} b_1 \\ b_2 \\ \vdots \\ b_m \end{bmatrix}, 0 = \begin{bmatrix} 0 \\ 0 \\ \vdots \\ 0 \end{bmatrix}$$

（二）标准形式的转化

一般情况下,线性规划问题建立的数学模型都是一般形式的,需要将其转化为标准形式,方便采用统一的方法进行计算。从一般形式向标准形式的转化可以按照下述的方法进行。

1. 目标函数的转换　对于目标函数是求极小值的情况只需在目标函数两边乘以(−1)即可将最小化问题转化为最大化问题,即由目标函数

$$\text{Min } Z = \sum_{j=1}^{n} c_j x_j$$

两边乘(−1)变成　$\text{Max }(-Z) = \sum_{j=1}^{n}(-c_j x_j)$

令 $Z' = -Z$,即有　$\text{Max } Z' = \sum_{j=1}^{n}(-c_j)x_j$

$\text{Min } Z = \sum_{j=1}^{n} c_j x_j$ 和 $\text{Max } Z' = \sum_{j=1}^{n}(-c_j)x_j$ 是完全等价的。

2. 约束条件的转换　由于标准形式要求所有的约束条件是等式,且右端项必须是正数,因此约束条件的转换分为 3 种情况。

（1）约束条件是"≤"形式　为把这类约束条件变成标准形式,需在不等式的左端加入非负的变量(也称作松弛变量),然后把原"≤"形式的不等式变为等式。如在约束条件中有 $2x_1 + 4x_2 \leq 40$,则可在不等式的左端加入一个松弛变量 x_3,使约束条件为"≤"形式变成约束条件为等式,即 $2x_1 + 4x_2 + x_3 = 40$,其中 $x_3 \geq 0$。

（2）约束条件是"≥"形式　要把这类约束条件变成标准形式,需在不等式的左端减去一个非负的变量(称作剩余变量,也可称松弛变量),然后把原"≥"形式的不等式变为等式。如在约束条件中有 $4x_1 + 2x_2 \geq 20$,可在不等式的左端减去一个剩余变量 x_4,使约束条件为"≥"形式变成约束条件为等式,即 $4x_1 + 2x_2 - x_4 = 20$,其中 $x_4 \geq 0$。

（3）右端项为负值　在遇到约束条件的右端项为负值时,可在方程的两边乘以"−1",以保证右端项为正值。如约束条件中有 $-3x_1 + x_2 - x_3 =$

-20,可在方程两边乘以 -1,得到 $3x_1 - x_2 + x_3 = 20$。

3. 决策变量的转换 标准形式的线性规划问题要求决策变量必须为大于等于零的数值。在对实际问题建立数学模型时,会有一些决策变量是小于等于零的,或者是自由变量,这时需要对这些变量进行处理。

(1) 决策变量 $x_i \leqslant 0$:此时,可令 $x_i = -x'_i$,其中 $x'_i \geqslant 0$,然后将 x'_i 带入到原问题中,使决策变量满足大于等于零的要求。

(2) 决策变量 x_k 为自由变量:对决策变量 x_k 为自由变量(即变量 x_k 取正值或负值都可以),可令 $x_k = x'_k - x''_k$,其中 $x'_k \geqslant 0$, $x''_k \geqslant 0$,因为 x'_k 与 x''_k 之间大小关系不确定,故 x_k 可以取遍整个实数域。

通过上述几种变换的方法,就可以把所有的线性规划问题化为标准形式。

【例 3】 将下面线性规划问题化为标准形式。

$$\text{Min } Z = 20x_1 + 25x_2 + 30x_3$$

$$\text{s. t.} \begin{cases} 5x_1 + 6x_2 + 8x_3 \geqslant 15 \\ 3x_1 + 4x_2 + 6x_3 \leqslant 20 \\ -3x_1 + 5x_2 - 7x_3 = -12 \\ x_1 \geqslant 0, \ x_2 \leqslant 0 \end{cases}$$

解:令 $Z' = -Z$,

又令 $x_2 = -x'_2$,其中 $x'_2 \geqslant 0$; $x_3 = x'_3 - x''_3$,其中 $x'_3 \geqslant 0$, $x''_3 \geqslant 0$,

同时引入剩余变量 x_4,松弛变量 x_5,

则代入方程后得

$$\text{Max } Z' = -20x_1 + 25x'_2 - 30x'_3 + 30x''_3$$

$$\text{s. t.} \begin{cases} 5x_1 - 6x'_2 + 8x'_3 - 8x''_3 - x_4 = 15 \\ 3x_1 - 4x'_2 + 6x'_3 - 6x''_3 + x_5 = 20 \\ 3x_1 + 5x'_2 + 7x'_3 - 7x''_3 = 12 \\ x_1, \ x'_2, \ x'_3, \ x''_3, \ x_4, \ x_5 \geqslant 0 \end{cases}$$

第二节　线性规划问题的图解法

对于只有两个决策变量的线性规划问题可以采用图解法进行求解。本节通过图解法有助于更直观地了解线性规划问题求解的基本原理,从而了解求解线性规划问题的一般方法——单纯形法的基本原理。

一、线性规划问题的几个基本概念

在线性规划问题的求解中,有以下 3 个基本的概念。

1. 可行解　满足所有约束条件的解,称为线性规划问题的可行解。
2. 最优解　满足目标函数式的可行解,称为线性规划问题的最优解。
3. 最优值　对应于最优解的目标函数之值,称为最优值。

二、图解法

【例 4】　仍以前面的例 1 为例,它可以用下面的数学模型来表示

$$\text{Max } Z = 30x_1 + 25x_2$$

$$\text{s. t.}\begin{cases}2x_1 + 4x_2 \leqslant 40 & ① \\ 3x_1 + 2x_2 \leqslant 30 & ② \\ x_1, \ x_2 \geqslant 0\end{cases}$$

由于此问题是两变量的线性规划问题,因而可用图解法求解。求解过程是先求出满足约束条件的可行解区域;然后从可行解区域中找出最优解。具体步骤如下。

第一步:建立平面直角坐标系,取 x_1 为横轴,x_2 为纵轴。

第二步:求满足约束条件的可行解区域。

每个约束条件都代表一个半平面,约束条件①代表直线 $2x_1 + 4x_2 = 40$ 及其左下方的半平面;约束条件 ② 代表直线 $3x_1 + 2x_2 = 30$ 及其左下方的半平面;满足决策变量 x_1, x_2 非负约束的区域为第 1 象限。同时满足约束条件①、②和非负约束的点,必然落在 4 个半平面的公共部分——四边形 OABC(图 2-1)。我们把公共域上的每一个点(包括边界上的点)(也即满足所有约束条件的解)称作线性规划问题的可行解,而此公共部分所构成的可行解的集合,称为线性规划问题的可行域。从图上可以看到这个可行域是一个凸多边形,我们把它称为凸集(如果在形体内任意取两点连接一根直线,若线段上所有的点都在这个形体中,则称该形体为凸集)。

第三步:作目标函数的等值线簇,确定目标函数值增加方向。

本例中,由目标函数 $Z = 30x_1 + 25x_2$ 可知,当 Z 取不同的数值时,在图上可得到一簇以 Z 为参数的平行线。位于同一直线上的点,具有相同的目标函数值,因而称每条直线为"等值线"。当 Z 的取值逐渐增大时,直线 $z = 30x_1 + 25x_2$ 沿其法线方向向右上方移动,同时由于要满足全部约束条件,因此决策

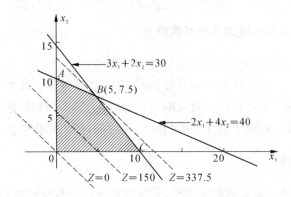

图 2 - 1　线性规划问题的图解法

变量一定要处在可行域内。当直线 $z = 30x_1 + 25x_2$ 移动到 B 点时,Z 值在可行域的边界上取得了最大值。

第四步:求出最优解。

从图 2 - 1 可以看出最优解是如下两条直线的交点

$$\begin{cases} 2x_1 + 4x_2 = 40 \\ 3x_1 + 2x_2 = 30 \end{cases}$$

解此方程组得到 B 点的值为 $(5, 7.5)$,即当 $x_1 = 5$, $x_2 = 7.5$ 时,目标函数取得最大值 $Z = 337.5$。

简单表示为:$X^* = (5\ 7.5)^\text{T}$,$Z^* = 337.5$。

【例 5】　用图解法解下面线性规划问题

$$\text{Min } Z = 2x_1 + 3x_2$$

$$\text{s. t.} \begin{cases} x_1 + x_2 \geqslant 350 & ① \\ x_1 \geqslant 125 & ② \\ 2x_1 + x_2 \leqslant 600 & ③ \\ x_1,\ x_2 \geqslant 0 \end{cases}$$

解:首先按照例 4 中的步骤作出图 2 - 2,可行域为三角形 ABC 所围成的区域。然后作目标函数的等值线,注意等值线的移动对于目标函数影响。当我们向下平行移动等值线时,目标函数值减小;当等值线移动到 C 点时,目标函数在可行域内取得最小值。

C 点的坐标可以从线性方程组

$$\begin{cases} x_1 + x_2 = 350 \\ 2x_1 + x_2 = 600 \end{cases}$$

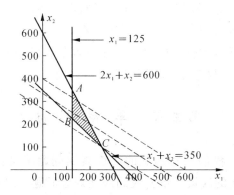

图 2 - 2　目标函数求最小值的线性规划问题图解法

中求出，得 C 点坐标为 $(250，100)$，即此线性规划问题的最优解为 $x_1 = 250$，$x_2 = 100$，目标函数值最小为 $Z = 800$。

三、线性规划问题解的形式与特点

1. **唯一最优解**　如果一个线性规划问题确实存在唯一的最优解，那么它必定是一个角顶可行解。这个特点我们可以直观地从图形上看出，如图 2 - 1 中的 B 点和图 2 - 2 中的 C 点。并且，如果可行域中一个顶点的目标函数值比其相邻顶点的目标函数值要好的话，那么它就比其他所有顶点的目标函数值都要好，或者说它就是一个最优解。

2. **多重最优解**　如果一个线性规划问题存在多重最优解，那么它至少有两个相邻的角顶可行解所对应的目标函数值相等，且达到最大值（或最小值）。如例 4 中，如果把目标函数换成 $\text{Max} Z = 30x_1 + 20x_2$，则目标函数的等值线与直线 $3x_1 + 2x_2 = 30$ 平行（图 2 - 3）。显然，线段 BC 上的所有可行解（即线段 BC 上所有点）都是该线性规划问题的最优解。

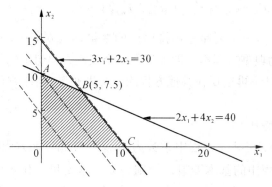

图 2 - 3　多重最优解示意图

3. **无最优解**　线性规划问题并不是总有最优解存在,无最优解的情况有如下两种:①可行域为空,即没有可行解存在,那自然就没有最优解了;②可行域是一个无限空间,此时可能会出现无有限最优解(或称无界解)的情况。即线性规划的目标函数与可行域相交于无穷远处。

第三节　单纯形法

在实际问题中,我们常常遇到的线性规划问题不是仅涉及两个决策变量,而是由两个以上的决策变量构成的线性规划问题。对两个以上的多变量线性规划问题很难再使用图解法求解,这里介绍另一种求解线性规划问题最常用的方法——单纯形法(simplex method)。

一、单纯形法的基本原理

（一）典型方程组

一般线性规划问题标准形式的约束条件如下式(2-1),是一个有 n 个未知数、m 个方程的线性方程组。如果 m 个方程是独立的(即其中任一方程均不能由其他方程代替),则通过初等变换,必能使式(2-1)化成式(2-2)形式的同解方程组

$$\sum_{j=1}^{n} a_{ij} x_j = b_i \qquad i = 1, 2, \cdots, m \qquad (2-1)$$

$$\begin{cases} x'_1 + a'_{1m+1} x'_{m+1} + a'_{1m+2} x'_{m+2} + \cdots + a'_{1n} x'_n = b' \\ x'_2 + a'_{2m+1} x'_{m+1} + a'_{2m+2} x'_{m+2} + \cdots + a'_{2n} x'_n = b'_2 \\ \qquad\qquad \cdots\cdots \\ x'_m + a'_{mm+1} x'_{m+1} + a'_{mm+2} x'_{m+2} + \cdots + a'_{mn} x'_n = b'_m \end{cases} \qquad (2-2)$$

式中,x'_1, x'_2, $\cdots$, x'_n 是重新排序后的变量;b'_1, b'_2, $\cdots$, b'_m 为非负常数。式(2-2)被称为典型方程组。即如果在一个线性方程组中的每一个方程中都有系数为 1,并且不再出现在其他方程的一个未知量,则此方程组称为典型方程组。

（二）基本变量

如果变量 x_j 在某一方程中系数为 1,而在其他一切方程中的系数为零,则称 x_j 为该方程中的基本变量。否则为非基本变量。如式(2-2)中的 x'_1,x'_2, $\cdots$, x'_m 为基本变量,x'_{m+1}, x'_{m+2}, $\cdots$, x'_n 为非基本变量。基本变量的个数

为线性无关的方程个数。事实上，n 个变量中任意的 m 个都可能作为基本变量，因此由排列组合知识可知，基本变量的组数为 C_n^m 个，n 为未知变量的个数，m 为线性无关的方程个数。

（三）基本解

在典型方程中，设非基本变量为零，求解基本变量得到的解，称为基本解。基本解的个数为 C_n^m 个。

（四）基本可行解

基本变量为非负的一组基本解称为基本可行解，基本可行解的个数最多不超过 C_n^m 个。

例如，对方程组

$$\begin{cases} x_1 + x_2 - x_3 + 2x_4 = 3 & ① \\ 2x_1 + x_2 \quad\quad - 3x_4 = 1 & ② \end{cases}$$

施行初等变换，可以得到

$$[① \times (-2) + ②] \begin{cases} x_1 + x_2 - x_3 + 2x_4 = 3 & ① \\ -x_2 + 2x_3 - 7x_4 = -5 & ③ \end{cases}$$

$$[③ \times (-1)] \begin{cases} x_1 + x_2 - x_3 + 2x_4 = 3 & ① \\ x_2 - 2x_3 + 7x_4 = 5 & ④ \end{cases}$$

$$[④ \times (-1) + ①] \begin{cases} x_1 + \quad\quad x_3 - 5x_4 = -2 & ⑤ \\ x_2 - 2x_3 + 7x_4 = 5 & ④ \end{cases}$$

式⑤和式④为典型方程组，基本变量是 x_1 和 x_2，非基本变量为 x_3 和 x_4。设非基本变量 x_3 和 x_4 为零，则 x_1 和 x_2 分别等于 -2 和 5，即对应于典型方程组⑤和④，基本解为

$$X = (-2 \ 5 \ 0 \ 0)^T 。$$

因基本变量中 x_1 为负值，所以此解不是基本可行解。根据方程组①和②有 4 个未知变量，因此通过初等变换可得到 C_4^2 组（即 6 组）典型方程组和基本解。若令 x_2 和 x_4 为基本变量，通过初等变换，方程组①和②可变换为

$$[① \times (-1) + ②] \begin{cases} x_1 + x_2 - x_3 + 2x_4 = 3 & ① \\ x_1 + \quad\quad x_3 - 5x_4 = -2 & ③ \end{cases}$$

$$[③ \times (-1/5)] \begin{cases} x_1 + x_2 - x_3 + 2x_4 = 3 & ① \\ -0.2x_1 - 0.2x_3 + x_4 = 0.4 & ④ \end{cases}$$

$$[④×(-2)+①] \begin{cases} 1.4x_1 + x_2 - 0.6x_3 = 2.2 & ⑤ \\ -0.2x_1 - 0.2x_3 + x_4 = 0.4 & ④ \end{cases}$$

此时,典型方程组的基本变量为 x_2 和 x_4,非基本变量为 x_1 和 x_3。基本解为:$X = (0 \quad 2.20 \quad 0.4)^T$,因为基本变量为非负值,所以此基本解也为基本可行解。

(五) 单纯形法的原理

理论上已经证明,线性规划的基本可行解与可行域的顶点是一对一的。这就决定了线性规划可行域的顶点个数最多也不超过 C_n^m 个。上面讨论线性规划问题解的特点时已指出,如果线性规划有最优解,一定可以在可行域的某个顶点处达到。因此,单纯形法的基本思路是:根据问题的标准形式,从可行域中的一个基本可行解(一个顶点)开始,转换到另一个基本可行解(顶点),并且使目标函数的值逐步增大;当目标函数达到最大值时,问题就得到了最优解。

在用单纯形法求解线性规划问题时,应考虑的问题如下。

1. **建立初始基本可行解** 在用单纯形法求解时,首先应将线性规划问题以标准形式表达、约束条件以典型方程组表示,确定初始基本可行解。在前面的阐述中,已讨论了如何将一般线性规划问题转化为标准形式的线性规划问题,如何将约束条件通过初等变换以典型方程组形式表示,以及如何得出基本可行解(最初得到的基本可行解也称初始基本可行解),此处不再赘述。经过变换,典型方程组和初始基本可行解可用式(2-3)表示

$$\begin{cases} x_1 + a'_{1m+1}x_{m+1} + a'_{1m+2}x_{m+2} + \cdots + a'_{1n}x_n = b'_1 \\ x_2 + a'_{2m+1}x_{m+1} + a'_{2m+2}x_{m+2} + \cdots + a'_{2n}x_n = b'_2 \\ \qquad\qquad \cdots\cdots \\ x_m + a'_{mm+1}x_{m+1} + a'_{mm+2}x_{m+2} + \cdots + a'_{mn}x_n = b'_m \end{cases} \quad (2-3)$$

初始基本可行解:$X^0 = (b'_1 \cdots b'_m 0 \cdots 0)^T$。

2. **最优性检验** 得到一个基本可行解后,我们要判断它是不是最优解。一般情况下,经过迭代后式(2-3)变为

$$x_i = b'_i - \sum_{j=m+1}^{n} a'_{ij}x_j \quad (i = 1, 2, \cdots, m) \quad (2-4)$$

将式(2-4)代入目标函数式,整理后得

$$Z = \sum_{i=1}^{m} c_i b'_i + \sum_{j=m+1}^{n} \left(c_j - \sum_{i=1}^{m} c_i a'_{ij} \right) x_j \quad (2-5)$$

令

$$Z_0 = \sum_{i=1}^{m} c_i b'_i, \qquad Z_j = \sum_{i=1}^{m} c_i a'_{ij}, \qquad j = m+1,\, m+2,\, \cdots,\, n$$

于是

$$Z = Z_0 + \sum_{j=m+1}^{n} (c_j - Z_j) x_j \qquad\qquad (2-6)$$

由于当 $j = 1,\, 2,\, \cdots,\, m$ 时,$Z_j = \sum_{i=1}^{m} c_i a'_{ij} = c_j$,即 $c_j - Z_j = 0$ $(j = 1,$ $2,\, \cdots,\, m)$,所以式(2-6)也可写作

$$Z = Z_0 + \sum_{j=m+1}^{n} (c_j - Z_j) x_j = Z_0 + \sum_{j=m+1}^{n} (c_j - Z_j) x_j + \sum_{j=1}^{m} (c_j - Z_j) x_j$$

$$Z = Z_0 + \sum_{j=1}^{n} (c_j - Z_j) x_j \qquad\qquad j = 1,\, 2,\, \cdots,\, n$$

再令

$$\overline{C_j} = c_j - Z_j \qquad\qquad j = 1,\, 2,\, \cdots,\, n$$

$\overline{C_j}$ 为变量 x_j 的检验数。

则

$$Z = Z_0 + \sum_{j=1}^{n} \overline{C_j} x_j \qquad\qquad (2-7)$$

(1) 最优解判别

若 $X^{(0)} = (b'_1 b'_2 \cdots b'_m 0 \cdots 0)^{\mathrm{T}}$ 为基本可行解,且对一切 $j = 1,\, 2,\, \cdots,\, n$ 有 $\overline{C_j} \leqslant 0$,则 $X^{(0)}$ 为最优解。

(2) 无有限最优解判别

若 $X^{(0)} = (b'_1 b'_2 \cdots b'_m 0 \cdots 0)^{\mathrm{T}}$ 为一基本可行解,有一个 $\overline{C_k} > 0$,且对一切 $i = 1,\, 2,\, \cdots,\, m$ 有 $\beta_{ik} \leqslant 0$(β_{ik} 为约束条件方程中的系数,$k = 1,\, 2,\, \cdots,\, n$),那么该线性规划问题无有限最优解(或称有无界解或无最优解)。

事实上,应用向量的乘法,可以将检验数的求法表示得简明一些。令 c_j 表示目标函数中变量 x_j 的系数,C_B 表示基本变量在目标函数中的系数行向量,P_j 表示变量 x_j 在典型方程中的系数列向量,则

$$\overline{C_j} = c_j - Z_j = c_j - C_B \cdot P_j = c_j - C_B \cdot \begin{bmatrix} a_{1j} \\ a_{2j} \\ \cdots \\ a_{mj} \end{bmatrix} \qquad j = 1,\, 2,\, \cdots,\, n$$

$$(2-8)$$

基本变量的检验数总等于 0。

目标函数值 $Z = C_B \cdot b$

3. **基本可行解的改进** 若初始基本可行解 $X^{(0)}$ 不是最优解及不能判别无最优解时,需找一个新的基本可行解。具体方法是:首先确定进基变量,再确定出基变量。

进基变量的确定:由式(2-7)可知,检验数 $\overline{C_j}$ 对线性规划问题的实际意义是:$\overline{C_j}$ 表示当变量 x_j 增加 1 个单位时,目标函数的增加量;其经济意义表示相对利润。当 $\overline{C_j} > 0$ 时,说明非基本变量 x_j 增加 1 个单位,目标函数可以增加,即现在的函数值不是最优,还能增加。这时要将某个非基本变量换到基本变量中去(称为进基变量)。为了使目标函数值增长最快,所以应选择 $\overline{C_j}$ 值最大的一项所对应的非基本变量进基。

$$\text{Max}(\overline{C_j} > 0) = \overline{C_k}$$

则对应的 x_k 为进基变量。进基变量所在的列(κ)称为枢列。

出基变量的确定:当进基变量确定后(假设 x_k 是进基变量),出基变量的选定是应用"最小比值规则"。即用此时的各约束方程右端的常数项 b_i(非负数)与相应方程中 x_k 的正系数 β_{ik} 相比,并选取最小商值的基本变量 x_l 为出基变量(将由基本变量变为非基本变量)。

$$\min\{\theta_i\} = \min\left\{ \frac{b_i}{\beta_{ik}} \middle| \beta_{ik} > 0 \right\} = \frac{b_l}{\beta_{lk}}$$

出基变量所在的行(λ)称为枢行。枢行与枢列交点处的元素($\beta_{\lambda\kappa}$)称为枢元。然后通过初等变换,将约束条件转为关于新的基本变量的典型方程组,并求得新的基本可行解。对于新的基本可行解可再进行上述的最优性检验。

二、单纯形法的表格形式

上面介绍的单纯形法原理看似复杂,但如用表格形式计算,则比较容易操作。单纯形法的计算步骤:

第一步:找出初始基本可行解,建立初始单纯形表。

第二步:检验对应于非基本变量的检验数 $\overline{C_j}$,若对所有的 $\overline{C_j} \leqslant 0$ ($j = 1$, $2, \cdots, n$),则已得到最优解,计算最优值 $Z = \sum_{i=1}^{m} c_i b_i$,即可结束。否则,转入下一步。

第三步:在所有 $\overline{C_j} > 0$ 中,若有一个 $\overline{C_k}$ 对应 x_k 的系数列向量,即对 $i = 1$,

$2, \cdots, m$ 均有 $\beta_{ik} \leqslant 0$，则此问题无有限最优解（或称有无界解或无最优解），停止计算。否则转入下一步。

第四步：根据 $\mathrm{Max}(\overline{C_j} > 0) = \overline{C_k}$，确定 x_k 为进基变量，再依据"最小比值规则" $\left(\min\{\theta_i\} = \min\left\{ \dfrac{b_i}{\beta_{ik}} \,\middle|\, \beta_{ik} > 0 \right\} = \dfrac{b_l}{\beta_{lk}} \right)$ 确定 x_l 为出基变量。

第五步：实施以枢元素为中心的初等变换，使约束方程组变为关于新的基本变量的典型方程组，得到新的单纯形表，重复第二步，……一直到没有新的非基本变量可以改善目标函数为止。

若线性规划模型为

$$\mathrm{Min} \ Z = CX$$

$$\mathrm{s.\,t.} \begin{cases} AX = B \\ X \geqslant 0 \end{cases}$$

上述单纯形法的计算步骤仍有效，只是其中的第二步改为：若对所有的 $\overline{C_j} \geqslant 0$ $(j = 1, 2, \cdots, n)$，则已得到最优解；第三步改为在所有 $\overline{C_j} < 0$ 中，若有一个 $\overline{C_k}$ 对应 x_k 的系数列向量，即对 $i = 1, 2, \cdots, m$ 均有 $\beta_{ik} \leqslant 0$，则此问题无有限最优解（或称有无界解或无最优解）；第四步改为 $\mathrm{Min}(\overline{C_j} < 0) = \overline{C_k}$，确定 x_k 为进基变量。

【**例 6**】 现以本章第一节的例 1 来说明单纯形法的表上作业方法。

$$\mathrm{Max} \ Z = 30x_1 + 25x_2$$

$$\mathrm{s.\,t.} \begin{cases} 2x_1 + 4x_2 \leqslant 40 \\ 3x_1 + 2x_2 \leqslant 30 \\ x_1, \ x_2 \geqslant 0 \end{cases}$$

解：① 首先建立初始基本可行解

根据前面介绍，将其化为标准形式需引入两个松弛变量 x_3，x_4，则标准形式为

$$\mathrm{Max} \ Z = 30x_1 + 25x_2$$

$$\mathrm{s.\,t.} \begin{cases} 2x_1 + 4x_2 + x_3 = 40 \\ 3x_1 + 2x_2 + x_4 = 30 \\ x_1, \ x_2, \ x_3, \ x_4 \geqslant 0 \end{cases}$$

此时约束方程组已为典型方程组，根据上述线性规划模型可以列出初始单纯形表（表 2-3）。

表 2 - 3　单纯形表求解例 6(1)

C_B	X_B ＼ x_j	c_j 30 x_1	25 x_2	0 x_3	0 x_4	b	θ
0	x_3	2	4	1	0	40	20
0	x_4	[3]	2	0	1	30	10
	$\overline{C_j}$	30	25	0	0	$Z = 0$	

表 2 - 3 中，x_j 为规划中出现的变量；c_j 为变量 x_j 在目标函数中的系数；X_B 为基本变量；C_B 为基本变量在目标函数中的系数；$\begin{pmatrix} 2 & 4 & 1 & 0 \\ 3 & 2 & 0 & 1 \end{pmatrix}$ 为典型方程组中变量的系数；b 为典型方程组右端常数项(非负值)；θ 为确定出基变量的商值，$\theta_i = \dfrac{b_i}{\beta_{ik}}$ ($\beta_{ik} > 0$)；$\overline{C_j}$ 为变量 x_j 的检验数，$\overline{C_j} = c_j - C_B \cdot P_j$；$Z$ 为此时目标函数值 $Z = C_B \cdot b$。

根据初始单纯形表可以看出：

初始基本可行解是 $x_1 = 0$，$x_2 = 0$，$x_3 = 40$，$x_4 = 30$

此时目标函数值 $Z = (0\ 0) \cdot \begin{pmatrix} 40 \\ 30 \end{pmatrix} = 0$

此处初始基本可行解 $X = [0, 0, 40, 30]^T$ 的含义是：当两种药物都不生产时，甲、乙两台机器的剩余可利用时间分别为 40 小时和 30 小时，此时的利润 $Z = 0$。

② 解的最优性检验

检验数 $\overline{C_1} = c_1 - C_B \cdot P_1 = 30 - (0\ 0) \cdot \begin{pmatrix} 2 \\ 3 \end{pmatrix} = 30$

$\overline{C_2} = c_2 - C_B \cdot P_2 = 25 - (0\ 0) \cdot \begin{pmatrix} 4 \\ 2 \end{pmatrix} = 25$

$\overline{C_3} = \overline{C_4} = 0$ (基本变量的检验数总等于零)

由于 $\overline{C_1} > 0$，$\overline{C_2} > 0$，所以初始基本可行解非最优解，需用非基变量 x_1 或 x_2 来代替基变量 x_3 或 x_4。

③ 迭代

由于 $\overline{C_1} > \overline{C_2}$，所以确定 x_1 为进基变量。

进一步求最小 θ 值：

$$\min\{\theta_i\} = \min\left\{\frac{b_i}{\beta_{ik}} \,\middle|\, \beta_{ik} > 0\right\} = \min\left\{\frac{40}{2}, \frac{30}{3}\right\} = \min\{20, 10\} = 10$$

即从第二个方程中算出的商值最小,而第二个方程中的基本变量是 x_4,于是 x_4 为出基变量。

表中给第二个约束方程中 x_1 的系数 3 加上方括号以突出其为枢元。

接下去的工作是将 x_1 取代 x_4,表 2-3 中的约束方程化为以 x_3 和 x_1 为基本变量,x_2 和 x_4 为非基本变量的典型方程,以便求出新的基本可行解。从表 2-3 中可以看出,只需对方程组实行初等变换,使枢元位置变成 1,而枢列中的其他元素变为零(即以枢元为中心的初等变换)就可以了。

此处可先将第二个方程除以 3,使枢元位置变成 1;然后用新得到的第二个方程乘以(-2)后加到第一个方程上,使枢列中的第一个方程所在位变为零。这样我们可以得到新的单纯形表(表 2-4)。

表 2-4 单纯形表求解例 6(2)

C_B	c_j / x_j / X_B	30 x_1	25 x_2	0 x_3	0 x_4	b	θ
0	x_3	0	[8/3]	1	$-2/3$	20	15/2
30	x_1	1	2/3	0	1/3	10	15
	$\overline{C_j}$	0	5	0	-10	$Z = 300$	

表 2-4 给出的新的基本可行解是 $x_1 = 10$,$x_2 = 0$,$x_3 = 20$,$x_4 = 0$

此时目标函数值 $Z = (0\ 30) \cdot \begin{pmatrix} 20 \\ 10 \end{pmatrix} = 300$

对应于新的基本可行解,其意义是将所有的资源用于生产药品 A 可以生产 10 千克,此时乙设备所有可利用的时间都被用掉,甲设备还剩下了 20 小时可利用的时间,此时可以获得 300 元利润,显然此基本可行解比初始基本可行解要好,因为可获得较多的利润。但此基本可行解是否为最优解,仍需检验:

$$\text{检验数}\ \overline{C_2} = c_2 - C_B \cdot P_2 = 25 - (0\ 30) \cdot \begin{pmatrix} \dfrac{8}{3} \\ \dfrac{2}{3} \end{pmatrix} = 5$$

$$\overline{C_4} = c_4 - C_B \cdot P_4 = 0 - (0\ 30) \cdot \begin{pmatrix} -\dfrac{2}{3} \\ \dfrac{1}{3} \end{pmatrix} = -10$$

$$\overline{C_1} = \overline{C_3} = 0 \text{(基本变量的检验数总等于零)}$$

由于 $\overline{C_2} > 0$，所以此时基本可行解仍非最优解，确定 x_2 为进基变量。

进一步计算最小 θ 值：

$$\min\{\theta_i\} = \min\left\{\frac{b_i}{\beta_{ik}} \Big| \beta_{ik} > 0\right\} = \min\left\{\frac{20}{8/3}, \frac{10}{2/3}\right\} = \min\{15/2, 15\} = 15/2$$

即从第一个方程中算出的商值最小，而第一个方程中的基本变量是 x_3，于是 x_3 为出基变量。

接着进行第二次迭代，将 x_2 取代 x_3，表 2-4 中的约束方程化为以 x_2 和 x_1 为基本变量，x_3 和 x_4 为非基本变量的典型方程，以便求出新的基本可行解。

此处可先用 8/3 去除第一个方程，使枢元位置变成 1；然后用新得到的第一个方程乘以 $(-2/3)$ 后加到第二个方程上，我们又可得到新的单纯形表(表 2-5)。

表 2-5　单纯形表求解例 6(3)

C_B	c_j x_j X_B	30 x_1	25 x_2	0 x_3	0 x_4	b	θ
25	x_2	0	1	3/8	$-1/4$	15/2	
30	x_1	1	0	$-1/4$	1/2	5	
	$\overline{C_j}$	0	0	$-15/8$	$-35/4$	$Z^* = 337.5$	

表 2-5 给出的新的基本可行解是 $x_1 = 5$，$x_2 = 15/2$，$x_3 = 0$，$x_4 = 0$

此时目标函数值 $Z = (25\ \ 30) \cdot \begin{pmatrix} \dfrac{15}{2} \\ 5 \end{pmatrix} = 337.5$

检验数 $\overline{C_3} = c_3 - C_B \cdot P_3 = 0 - (25\ \ 30) \cdot \begin{pmatrix} \dfrac{3}{8} \\ -\dfrac{1}{4} \end{pmatrix} = -15/8$

$\overline{C_4} = c_4 - C_B \cdot P_4 = 0 - (25\ \ 30) \cdot \begin{pmatrix} -\dfrac{1}{4} \\ \dfrac{1}{2} \end{pmatrix} = -35/4$

$\overline{C_3} = \overline{C_4} = 0$(基本变量的检验数总等于零)

由于 $\overline{C_3} < 0$，$\overline{C_4} < 0$，所以此基本可行解 $x_1 = 5$，$x_2 = 7.5$，$x_3 = 0$，

$x_4 = 0$ 即为最优解,最优值为 $Z^* = 337.5$,与前面图解法求解结果一致。

为了加深对单纯形法基本思想的理解,不妨将表 2-3、表 2-4、表 2-5 和图 2-1 进行对照,可以发现表 2-3 给出的基本可行解对应于图中可行域顶点 0,表 2-4 给出的基本可行解对应于顶点 A,表 2-5 给出的基本可行解为最优解,对应于顶点 B。线性规划问题有无穷多个可行解,应用单纯形法可以高效率地求解此类问题。

三、单纯形法的进一步讨论

(一)大 M 法

单纯形法求解线性规划问题的一个重要前提是:线性规划问题必须是标准形式,并且约束条件必须化为典型方程组。这样才能得到初始基本可行解,并制作出初始的单纯形表。但许多线性规划问题不是以标准形式出现,约束条件也未以典型方程组形式表示,因此我们往往先要把线性规划问题化为标准形式,然后再使约束方程组变为典型方程组来进行求解。

对于给定的线性规划问题中,如果约束条件都是:$\sum\limits_{j=1}^{n} a_{ij}x_j \leqslant b_i$ 型的,那么将每一个约束条件的左边添加一个松弛变量后,不仅约束条件化为了标准形式,而且也得到了典型方程组,如下列所示。

$$\begin{cases} a_{11}x_1 + a_{12}x_2 + \cdots + a_{1n}x_n + x_{n+1} \qquad\qquad = b_1 \\ a_{21}x_1 + a_{22}x_2 + \cdots + a_{2n}x_n \qquad\quad + x_{n+2} = b_2 \\ \qquad\qquad\qquad \cdots\cdots \\ a_{m1}x_1 + a_{m2}x_2 + \cdots + a_{mn}x_n \qquad\quad + x_{n+m} = b_m \\ x_1, x_2, \cdots, x_n \geqslant 0, \; x_{n+1}, x_{n+2}, \cdots, x_{n+m} \geqslant 0 \\ b_i \geqslant 0 \; (i = 1, 2, \cdots, m) \end{cases}$$

但是,很多时候的线性规划中的约束条件不全为 "$\sum\limits_{j=1}^{n} a_{ij}x_j \leqslant b_i$" 的形式,有时可能为 "$\sum\limits_{j=1}^{n} a_{ij}x_j \geqslant ($ 或 $=)b_i$" 的形式,这时就很难化为典型方程组。在这种情况下,比较简单的方法是先将约束条件转化为标准形式,然后对于不含基本变量的约束方程再添加一个非负变量,使方程组成为典型方程组的形式,我们称这些外加的非负变量为人工变量。这个外加的人工变量不同于松弛变量和剩余变量,松弛变量和剩余变量具有一定的实际意义,而人工变量是一个没有实际意义的变量。从本质上来说,人工变量应当等于零,如果它不等于零就破坏了原来的约束条件。

在一个线性规划问题的约束条件中加入人工变量,成为典型方程组后,即可用单纯形表求解。由于一开始人工变量是作为基本变量的,而它们本质上应当为零,所以必须设法尽快将它们从基本变量中剔除,成为非基本变量(基本可行解中,非基本变量的值为零)。为此,将人工变量记入目标函数中,并赋予一个极大的负系数。习惯上,这种系数记作 $-M$,其中 M 是极大的正数。由于标准形式的线性规划是极大化问题,目标函数中添加一个或一个以上以 $-M$ 为系数的人工变量后,人工变量取任何非负值均不可能为最优解。从而,在应用单纯形法求解的过程中,人工变量一定会尽快地变成非基本变量,而对原问题的最优解不产生丝毫影响。这种通过引入人工变量和一个 M 值来求解线性规划问题的方法称为大 M 法(big M method)。

【例 7】 用大 M 法求解下列线性规划问题

$$\text{Max } Z = 3x_1 + 5x_2$$

$$\text{s. t.} \begin{cases} x_1 \leqslant 4 \\ 2x_2 \leqslant 12 \\ 3x_1 + 2x_2 = 18 \\ x_1, \ x_2 \geqslant 0 \end{cases}$$

解:引入松弛变量 x_3 和 x_4,将此线性规划问题化为标准形式为

$$\text{Max } Z = 3x_1 + 5x_2$$

$$\text{s. t.} \begin{cases} x_1 + x_3 = 4 \\ 2x_2 + x_4 = 12 \\ 3x_1 + 2x_2 = 18 \\ x_1, \ x_2, \ x_3, \ x_4 \geqslant 0 \end{cases}$$

这时可以看到目前的标准形式中,第三个约束方程中找不到一个基本变量,也即目前的约束方程组不是典型方程组,这样就需要在第三个约束方程中加入一个人工变量 x_5,同时给定人工变量在目标函数中的系数为 $-M$,其中 M 为无穷大的正数。引入人工变量后,目标函数和约束方程组变为如下形式

$$\text{Max } Z = 3x_1 + 5x_2 - Mx_5$$

$$\text{s. t.} \begin{cases} x_1 + x_3 = 4 \\ 2x_2 + x_4 = 12 \\ 3x_1 + 2x_2 + x_5 = 18 \\ x_1, \ x_2, \ x_3, \ x_4, \ x_5 \geqslant 0 \end{cases}$$

用单纯形法求解上述问题,结果如表 2-6 所示。

表 2-6　大 M 法求解例 7

C_B	X_B	c_j x_j	3 x_1	5 x_2	0 x_3	0 x_4	$-M$ x_5	b	θ
0	x_3		[1]	0	1	0	0	4	4
0	x_4		0	2	0	1	0	12	
$-M$	x_5		3	2	0	0	1	18	6
	$\overline{C_j}$		$3+3M$	$5+2M$	0	0	0	$Z=-18M$	
3	x_1		1	0	1	0	0	4	
0	x_4		0	2	0	1	0	12	6
$-M$	x_5		0	[2]	-3	0	1	6	3
	$\overline{C_j}$		0	$5+2M$	$-3-3M$	0	0	$Z=12-6M$	
3	x_1		1	0	1	0	0	4	4
0	x_4		0	0	[3]	1	-1	6	2
5	x_2		0	1	$-3/2$	0	$1/2$	3	
	$\overline{C_j}$		0	0	$9/2$	0	$-5/2-M$	$Z=27$	
3	x_1		1	0	0	$-1/3$	$1/3$	2	
0	x_3		0	0	1	$1/3$	$-1/3$	2	
5	x_2		0	1	0	$1/2$	0	6	
	$\overline{C_j}$		0	0	0	$-3/2$	$-1-M$	$Z^*=36$	

由于表 2-6 的最后一次迭代后,所有的检验数都小于等于零,并且人工变量为非基本变量,故最终的最优解为 $X^* = (2\ \ 6\ \ 2\ \ 0\ \ 0)^T$,目标函数的最优解为 $Z^* = 36$。

通常,人工变量在迭代中出基后,此人工变量所在列不必考虑,计算可以省略。

(二) 单纯形法求解线性规划问题的几种特殊情况

在图解法中我们介绍过线性规划问题并不总是有最优解,有时可能会遇到无最优解的几种情况,下面我们对单纯形表求解线性规划问题的几种特殊情况进行分析。

1. 无可行解

例如,使用大 M 法求解如下线性规划问题:

$$\text{Max } Z = 20x_1 + 30x_2$$

$$\text{s. t.} \begin{cases} 3x_1 + 10x_2 \leqslant 150 \\ x_1 \leqslant 30 \\ x_1 + x_2 \geqslant 40 \\ x_1, x_2 \geqslant 0 \end{cases}$$

将上述问题的约束条件中加入松弛变量、剩余变量和人工变量后得到

$$\text{Max } Z = 20x_1 + 30x_2 - Mx_6$$

$$\text{s. t.} \begin{cases} 3x_1 + 10x_2 + x_3 = 150 \\ x_1 + x_4 = 30 \\ x_1 + x_2 - x_5 + x_6 = 40 \\ x_j \geqslant 0, j = 1, 2, \cdots, 6 \end{cases}$$

在第二次迭代时出现了如表 2-7 所示的情况。

表 2-7　无可行解的单纯形表

C_B	c_j / x_j / X_B	20	30	0	0	0	$-M$	b
		x_1	x_2	x_3	x_4	x_5	x_6	
30	x_2	0	1	$1/10$	$-3/10$	0	0	6
20	x_1	1	0	0	1	0	0	30
$-M$	x_6	0	0	$-1/10$	$-7/10$	-1	1	4
	$\overline{C_j}$	0	0	$-3 - \dfrac{M}{10}$	$-11 - \dfrac{7M}{10}$	$-M$	0	$Z = 780 - 4M$

从表 2-7 可以看出,检验数 $\overline{C_j}$ 都小于等于零,也就是说现在的解应该是线性规划问题的最优解,可是我们看一下最优解的值中 $x_6 = 4 \neq 0$,其最大的目标函数值 $Z = 780 - 4M$ 是一个负无穷大的值。我们把最优解的值代入到约束方程中,会发现第三个约束方程 $x_1 + x_2 = 36 < 40$,这与约束条件 $x_1 + x_2 \geqslant 40$ 相矛盾,由此可知该线性规划问题无可行解。

在用大 M 法求解线性规划问题时,如果在最优解中人工变量不为零,则此线性规划问题无可行解。

2. **无界解**　在前面的图解法中,我们曾经介绍过线性规划问题会出现无有限最优解(或称无界解)的情况。下面举例说明在单纯形表中我们如何判断这种情况。

例如,使用单纯形法求解下列线性规划问题:

$$\text{Max } Z = x_1 + x_2$$

$$\text{s. t.} \begin{cases} x_1 - x_2 \leqslant 1 \\ -3x_1 + 2x_2 \leqslant 6 \\ x_1 , x_2 \geqslant 0 \end{cases}$$

在引入松弛变量 x_3 和 x_4 并在单纯形表的第 1 次迭代后,遇到如表 2-8 情况。

表 2-8　无界解时的单纯形表

C_B	c_j / x_j / X_B	1 x_1	1 x_2	0 x_3	0 x_4	b
1	x_1	1	-1	1	0	1
0	x_4	0	-1	3	1	9
	$\overline{C_j}$	0	2	-1	0	$Z = 1$

此时由检验数我们可以判断 x_2 入基,但是在选择出基变量时遇到了问题,此时 x_2 的系数列中不存在大于零的系数,这样就无法确定出基变量。现在我们来看一下此时问题的约束方程和解。

$$\begin{cases} x_1 - x_2 + x_3 = 1 \\ -x_2 + 3x_3 + x_4 = 9 \end{cases}$$

移项后可得

$$\begin{cases} x_1 = 1 + x_2 - x_3 \\ x_4 = 9 + x_2 - 3x_3 \end{cases}$$

此时 x_2 入基即 x_2 从一个零值增加到一个更大的值,故不妨设 $x_2 = M$,第一个方程的松弛变量 $x_3 = 0$,可得如下的一组解:$X = (M+1 \quad M \quad 0 \quad M+9)^\text{T}$,显然这是该线性规划问题的一个可行解,目标函数值为:$Z = 2M + 1$。由于 M 是任意一个大于等于零的数,故可以设 M 是一个任意大的正数,这时的目标函数会趋向于无穷大,即此线性规划问题无有限最优解。如果用图解法求解该线性规划问题,我们会发现它有一个无界的可行域,目标函数的最优解与可行域交于无穷远处。

事实上,在单纯形表的某次迭代中,如果入基变量的系数向量的每个元素都小于或等于零,说明所有约束条件对进基变量的增加都无约束作用,因此目标函数可以无限地增加,此线性规划问题有无界解。在现实中,一般不可能有此情况,往往是模型建立错误,遗漏了一些约束条件所致。

3. 多重最优解

在图解法中,我们介绍了当目标函数与可行域的某一个边(或面)重合时,可能会出现多重最优解的情况。下面我们介绍在单纯形表中如何判断这种情况。

例如,用单纯形法求解如下线性规划问题:

$$\text{Max } Z = 50x_1 + 50x_2$$

$$\text{s. t.} \begin{cases} x_1 + x_2 \leqslant 300 \\ 2x_1 + x_2 \leqslant 400 \\ x_2 \leqslant 250 \\ x_1, \ x_2 \geqslant 0 \end{cases}$$

在引入松弛变量 x_3、x_4 和 x_5 并在单纯形表的某次迭代中出现如表 2 - 9 情况。

表 2 - 9 多重最优解时的单纯形表(1)

C_B	c_j / x_j / X_B	50 x_1	50 x_2	0 x_3	0 x_4	0 x_5	b	θ
50	x_1	1	0	1	0	-1	50	—
0	x_4	0	0	-2	1	1	50	50
50	x_2	0	1	0	0	1	250	250
	$\overline{C_j}$	0	0	-50	0	0	\multicolumn{2}{c}{$Z = 15\,000$}

由于检验数 $\overline{C_j}$ 都小于等于零,可知此时的解就是线性规划问题的最优解,目标函数值 $Z = 15\,000$。但仔细看我们会发现此时的单纯形表与之前我们看到的最优解时的单纯形表有些区别,即这里除了基本变量的检验数为零外,非基本变量 x_5 的检验数也是零,我们不妨试着把检验数为零的非基本变量选为入基变量,进行下一次迭代,如表 2 - 10 所示。

表 2-10　多重最优解时的单纯形表（2）

C_B	c_j / x_j / X_B	50 x_1	50 x_2	0 x_3	0 x_4	0 x_5	b	θ
50	x_1	1	0	-1	1	0	100	
0	x_5	0	0	-2	1	1	50	
50	x_2	0	1	2	-1	0	200	
	$\overline{C_j}$	0	0	-50	0	0	$Z=15\,000$	

不难看出此时的解也是最优解,目标函数值同上一次迭代所得的目标函数值相等。我们不妨设第一个最优解为 $X_1 = (50\ \ 250\ \ 0\ \ 50\ \ 0)^{\mathrm{T}}$,第二个最优解为 $X_2 = (100\ \ 200\ \ 0\ \ 0\ \ 50)^{\mathrm{T}}$。

总之,对于某一个最优的基本可行解,如果存在非基本变量的检验数为零(意味着该变量的增大不会改变目标函数的最优值),则此线性规划问题有多重最优解。

4. **进基变量的选择**　在线性规划问题的单纯形表计算中,有时在选取进基变量时,有两个及两个以上变量的检验数 $\overline{C_j}$ 具有相同的最大正值(极大化问题),这时可任选其中一个变量进基。选择进基变量的不同,可能在达到最优解前迭代的次数也不同,但事先无法预测。

5. **退化问题**　在单纯形法计算过程中,在确定出基变量时,基本变量有时存在两个或两个以上相同的最小比值,这样在下一次迭代中就有一个或几个基本变量的值为零,在单纯形变换时出现的这种情况称之为退化。此时可以从具有相同最小比值所对应的基本变量中,选择下标最大的那个基本变量作为出基变量。出现退化的基本可行解会给运算带来麻烦,理论上可能出现单纯形法陷入循环或闭环,在每次迭代中 Z 值保持不变,不能使解趋向最优。但幸运的是,在实际应用中从未遇到过这种情况。

第四节　应　用　举　例

通过前面的介绍,我们已经对线性规划问题有了基本的了解。但是,我们除了要掌握线性规划问题的求解方法外,更重要的是要掌握如何在医疗卫生管理中应用线性规划方法解决实际问题。下面举几个线性规划在医疗卫生管理中的应用例子,说明如何通过建立线性规划模型来解决实际问题。

一、人力资源分配问题

某医院 24 小时各时间段需要的护士人数如表 2-11 所示。

表 2-11 医院各时段需要护士数

时 间 段	所需护士数	时 间 段	所需护士数
2:00~6:00	10	14:00~18:00	20
6:00~10:00	15	18:00~22:00	18
10:00~14:00	25	22:00~2:00	12

护士分别于 2:00、6:00、10:00、14:00、18:00、22:00 分 6 批上班,并要求必须连续工作 8 小时。试问:为满足每班所需要的护士数,医院至少应雇用多少名护士? 请列出该问题的线性规划模型。

解:设 x_1 表示 2:00 开始上班的护士数;x_2 表示 6:00 开始上班的护士数;x_3 表示 10:00 开始上班的护士数;x_4 表示 14:00 开始上班的护士数;x_5 表示 18:00 开始上班的护士数;x_6 表示 22:00 开始上班的护士数。

则有

$$\text{Min } Z = \sum_{j=1}^{6} x_j$$

$$\text{s. t.} \begin{cases} x_1 + x_6 \geqslant 10 \\ x_1 + x_2 \geqslant 15 \\ x_2 + x_3 \geqslant 25 \\ x_3 + x_4 \geqslant 20 \\ x_4 + x_5 \geqslant 18 \\ x_5 + x_6 \geqslant 12 \\ x_j \geqslant 0 \quad j = 1, 2, \cdots, 6 \end{cases}$$

由于此线性规划模型的变量较多,人工计算较为繁琐,且易计算错误,为此一般使用专门的计算机程序进行计算。经计算机计算,结果为最少应雇用 53 名护士。其中,2:00、6:00、10:00、14:00、18:00 和 22:00 开始上班的护士数应分别为 10、11、14、6、12 和 0 名护士。

二、诊疗问题

某卫生所配有医生、护士各 1 名。已知医生每天工作 8 小时,护士每天工作 9 小时。服务的项目是接生和做小手术。一次接生,医生要花 0.5 小时,护士同样要花 0.5 小时;一次小手术,医生要花 1 小时,护士要花 1.5 小时。对于该卫生所来说,每天容纳的手术数量和接生数量合计不能超过 12 次。假定一次小手术的收入为 10 元,一次接生的收入为 4 元。问怎样合理安排接生和手术的数量,使卫生所一天的收入最多?

解:设每天手术数为 x_1,每天接生数为 x_2,则

$$\text{Max } Z = 10x_1 + 4x_2$$

$$\text{s. t.} \begin{cases} x_1 + 0.5x_2 \leqslant 8 \\ 1.5x_1 + 0.5x_2 \leqslant 9 \\ x_1 + x_2 \leqslant 12 \\ x_1, \ x_2 \geqslant 0 \end{cases}$$

使用单纯形法可求得最优解,即医生、护士每天手术 3 次,接生 9 次,这时可使卫生所的日收入最多,为 66 元(最优值)。

三、生产计划问题

某制药企业生产 Ⅰ、Ⅱ、Ⅲ 3 种药品,每种药品均要经过 A、B 两道加工工序。设该厂有两种规格的设备能完成 A 工序,它们以 A_1、A_2 表示;有 3 种规格的设备能完成工序 B,它们以 B_1、B_2、B_3 表示。药品 Ⅰ 可在工序 A 和 B 的各种规格的设备上加工。药品 Ⅱ 可在工序 A 的任何一种规格的设备上加工,但完成 B 工序,只能在 B_1 上加工。药品 Ⅲ 只能在设备 A_2 和 B_2 上加工。

已知在各种设备上加工的单件工时、各种设备的有效台时以及满负荷操作时的设备费用如表 2-12 所示。已知药品 Ⅰ、Ⅱ、Ⅲ 的原料单价分别为 2.5 元、3.5 元和 5 元。销售单价分别为 12.5 元、20 元和 28 元。问如何制定最优的生产方案,可使该药厂的利润最大?

表 2-12　设备有效台时、药品单件工时表

设备	药品单件工时(小时)			设备有效台时(台时)	满负荷时的设备费用(元)
	Ⅰ	Ⅱ	Ⅲ		
A_1	5	10	—	6 000	3 000
A_2	7	9	12	10 000	3 210
B_1	6	8	—	4 000	2 500
B_2	4	—	11	7 000	7 830
B_3	7	—	—	4 000	2 000

解:设 x_{ijk} 表示药品 i 在工序 j(工序 A 用 1 表示,工序 B 用 2 表示)的设备 k 上加工的数量(如 x_{123} 表示药品 Ⅰ 在工序 B 设备 B_3 上加工的数量)。

约束条件为：

$$5x_{111} + 10x_{211} \leqslant 6\,000$$

$$7x_{112} + 9x_{212} + 12x_{312} \leqslant 10\,000$$

$$6x_{121} + 8x_{221} \leqslant 4\,000 \qquad\qquad 设备台时限制$$

$$4x_{122} + 11x_{322} \leqslant 7\,000$$

$$7x_{123} \leqslant 4\,000$$

$$x_{111} + x_{112} - x_{121} - x_{122} - x_{123} = 0$$

$$x_{211} + x_{212} - x_{221} = 0 \qquad 药品在 A、B 两道工序上加工的数量$$

$$x_{312} - x_{322} = 0$$

相等

$$x_{ijk} \geqslant 0 \ (i = 1, 2, 3; \ j = 1, 2; \ k = 1, 2, 3)$$

利润的计算公式如下

$$利润 = \sum_{i=1}^{3} [(销售单价 - 原料单价) \times 该药品数]$$

$$- \sum_{j=1}^{5} (每台时的设备费用 \times 该设备实际使用的台时数)$$

$$Z = (12.5 - 2.5)(x_{111} + x_{112}) + (20 - 3.5)(x_{211} + x_{212}) + (28 - 5)x_{312}$$

$$- \frac{3\,000}{6\,000} \times (5x_{111} + 10x_{211}) - \frac{3\,210}{10\,000} \times (7x_{112} + 9x_{212} + 12x_{312})$$

$$- \frac{2\,500}{4\,000} \times (6x_{121} + 8x_{221}) - \frac{7\,830}{7\,000} \times (4x_{122} + 11x_{322})$$

$$- \frac{2\,000}{4\,000} \times 7x_{123}$$

整理后得目标函数

$$\text{Max } Z = 7.5x_{111} + 7.753x_{112} + 11.5x_{211} + 13.611x_{212} + 19.148x_{312} -$$
$$3.75x_{121} - 5x_{221} - 4.475x_{122} - 12.304x_{322} - 3.5x_{123}$$

根据计算机计算，此线性规划问题的最优值 $Z = 11\,465.15$(元)，最优解为

$$x_{111} = 1\,200, \ x_{112} = 230.049, \ x_{121} = 0, \ x_{122} = 858.621, \ x_{123} = 571.429,$$
$$x_{211} = 0, \ x_{212} = 500, \ x_{221} = 500, \ x_{312} = 324.138, \ x_{322} = 324.138。$$

四、套裁下料问题

某医院有一批长度为 15 分米的胶皮管原料，可以分别做成输液管、止血

带和听诊器胶管。输液管、止血带和听诊器胶管所需要的长度分别为 5.7 分米、4.2 分米和 3.1 分米,且各需要 100 根。试问应如何安排截法,使所用的胶皮管原料的总根数最少?

解:为了找一个省料的套裁方案,必须先设计出较好的几个下料方案。这里首先要求每个方案下料后的料头较短(料头至少要小于 2 分米);其次要求这些方案的总体能裁出输液管、止血带和听诊器胶管各 100 根,这就要求每个方案有着不同的裁减比例。为此我们设计如表 2 - 13 所示的截取方案。

表 2 - 13 胶皮管截取方案

方 案	1	2	3	4	5
输液管根数(5.7 分米)	2	1	1	0	0
止血带根数(4.2 分米)	0	2	0	2	1
听诊器根数(3.1 分米)	1	0	3	2	3
总长(分米)	14.5	14.1	15	14.6	13.5
料头(分米)	0.5	0.9	0	0.4	1.5

为了得到短管 5.7 分米、4.2 分米和 3.1 分米各 100 根,需将表 2 - 13 中的方案混合截取原料。

令 $x_j(j = 1, 2, 3, 4, 5)$ 表示第 j 种截法所用原材料的根数,则可得到如下数学模型

$$\text{Min } Z = \sum_{j=1}^{5} x_j$$

$$\text{s. t.} \begin{cases} 2x_1 + x_2 + x_3 \geqslant 100 \\ 2x_2 + 2x_4 + x_5 \geqslant 100 \\ x_1 + 3x_3 + 2x_4 + 3x_5 \geqslant 100 \\ x_i \geqslant 0, (i = 1, 2, 3, 4, 5) \end{cases}$$

注意:在建立此数学模型时,约束条件也可以用等号,但用大于号比用等号要好。因为有时在套用一些下料方案时可能会多出一根某种规格的短管,但它可能是最优方案,如果用等号,这个套用方案就不是可行解。

经计算机计算,按第 1 种方案截取 10 根原材,按第 2 种方案截取 50 根原材,按第 3 种方案截取 30 根原材,可使截取的原材料最少(90 根)且能满足输液管、止血带和听诊器胶管各 100 根的要求。

五、配料问题

某制药厂用 3 种原料 1，2，3 混合调配出 3 种不同规格的注射药品甲、乙、丙。药品的规格要求、单价、每天供应的原料数量及原料单价如表 2 - 14 和表 2 - 15 所示。问该制药厂应如何安排生产，才能获利最大?

表 2 - 14　药品规格要求

药品名称	规　格　要　求	单价(千元/千克)
甲	原料 1 含量不少于 50% 原料 2 含量不超过 25%	50
乙	原料 1 不少于 25% 原料 2 不超过 50%	35
丙	不限	25

表 2 - 15　原料供应量

原料名称	每天最多供应量(千克)	单价(千元/千克)
1	100	65
2	100	25
3	60	35

解：设 x_{ij} 表示第 i 种药品(分别用 1，2，3 表示药品甲、乙、丙)中原材料 j 的含量，则线性规划模型如下。

$$\text{Max } Z = 50(x_{11} + x_{12} + x_{13}) + 35(x_{21} + x_{22} + x_{23}) + 25(x_{31} + x_{32} + x_{33})$$
$$- 65(x_{11} + x_{21} + x_{31}) - 25(x_{12} + x_{22} + x_{32}) - 35(x_{13} + x_{23} + x_{33})$$

$$\text{s. t.} \begin{cases} x_{11} \geqslant 0.5(x_{11} + x_{12} + x_{13}) \\ x_{12} \leqslant 0.25(x_{11} + x_{12} + x_{13}) \\ x_{21} \geqslant 0.25(x_{21} + x_{22} + x_{23}) \\ x_{22} \leqslant 0.5(x_{21} + x_{22} + x_{23}) \\ x_{11} + x_{21} + x_{31} \leqslant 100 \\ x_{12} + x_{22} + x_{32} \leqslant 100 \\ x_{13} + x_{23} + x_{33} \leqslant 60 \\ x_{ij} \geqslant 0 \ (i = 1, 2, 3; j = 1, 2, 3) \end{cases}$$

在约束条件中，第 1～4 个约束条件为药品规格限制的约束条件，第 5～7

个约束条件为原料供应限制的约束条件。

简化后为

$$\text{Max } Z = -15x_{11} + 25x_{12} + 15x_{13} - 30x_{21} + 10x_{22} - 40x_{31} - 10x_{33}$$

$$\text{s. t.} \begin{cases} 0.5x_{11} - 0.5x_{12} - 0.5x_{13} \geqslant 0 \\ 0.25x_{11} - 0.75x_{12} + 0.25x_{13} \geqslant 0 \\ 0.75x_{21} - 0.25x_{22} - 0.25x_{23} \geqslant 0 \\ 0.5x_{21} - 0.5x_{22} + 0.5x_{23} \geqslant 0 \\ x_{11} + x_{21} + x_{31} \leqslant 100 \\ x_{12} + x_{22} + x_{32} \leqslant 100 \\ x_{13} + x_{23} + x_{33} \leqslant 60 \\ x_{ij} \geqslant 0 \ (i = 1, 2, 3; j = 1, 2, 3) \end{cases}$$

经计算机计算,使用 75 千克原料 1 和 25 千克原料 2 以生产甲药物,使用 60 千克原料 2 和 60 千克原料 3 以生产乙药物,可使药厂的获利最大,为 2 350 千元。

习 题 一

1. 某医学院动物房饲养某种动物供教学与研究使用,设该种动物每只每天至少需 700 克蛋白质、30 克矿物质、100 毫克维生素。现有 5 种饲料可供选用,各种饲料每千克营养成分含量及单价如表 2-16 所示。要求确定既满足动物生长的营养需要,又使费用最省的饲料选用方案。只建模不求解。

表 2-16   各种饲料营养成分含量及单价表

饲 料	蛋白质(克)	矿物质(克)	维生素(毫克)	价格(千元/千克)
1	3	1	0.5	0.2
2	2	0.5	1	0.7
3	1	0.2	0.2	0.4
4	6	2	2	0.3
5	18	0.5	0.8	0.8

2. 某食品厂用原料 A、B、C 加工成 3 种不同类型的食品甲、乙、丙。已知各种类型食品中 A、B、C 的含量,原料成本,各种原料每月的限制用量以及 3 种食品的单位加工费和售价(如表 2-17 所示)。问该厂每月生产这 3 种

类型食品各多少千克,可得到利润最大? 只建模不求解。

表 2-17 食品、原料、费用分析表

原　料	食　品			原料成本 (元/千克)	每月限制 用量(千克)
	甲	乙	丙		
A	≥60%	≥15%		2.00	2 000
B	无限制	无限制	无限制	1.50	2 500
C	≤20%	≤60%	≤50%	1.00	1 200
加工费(元/千克)	0.50	0.40	0.30		
售价(元/千克)	3.40	2.85	2.25		

3. 将下列线性规划问题化为标准形式:

(1) Max $Z = 2x_1 + x_2 + 4x_3$

s. t. $\begin{cases} 2x_1 + 5x_2 - x_3 \geqslant 6 \\ 2x_1 + 3x_2 + 2x_3 \leqslant 15 \\ x_1 + 3x_2 - 2x_3 = -7 \\ x_1, x_2, x_3 \geqslant 0 \end{cases}$

(2) Min $Z = 5x_1 - 8x_2 - 7x_3$

s. t. $\begin{cases} 6x_1 + x_2 - x_3 \leqslant 10 \\ 5x_1 - 4x_2 + 2x_3 = 15 \\ x_1 \geqslant 0,\ x_2 \leqslant 0,\ x_3\ 无约束条件 \end{cases}$

4. 用图解法求解下列线性规划问题,并指出哪个问题具有唯一最优解、多重最优解、无界解或无可行解。

(1) Max $Z = 2x_1 + 3x_2$

s. t. $\begin{cases} x_1 + 2x_2 \leqslant 6 \\ 5x_1 + 3x_2 \leqslant 15 \\ x_1, x_2 \geqslant 0 \end{cases}$

(2) Max $Z = 4x_1 + 8x_2$

s. t. $\begin{cases} 2x_1 + 2x_2 \leqslant 10 \\ -x_1 + x_2 \geqslant 8 \\ x_1, x_2 \geqslant 0 \end{cases}$

(3) Max $Z = x_1 + x_2$

$$\text{s. t.}\begin{cases}8x_1 + 6x_2 \geqslant 24 \\ 4x_1 + 6x_2 \geqslant -12 \\ 2x_2 \geqslant 4 \\ x_1, \ x_2 \geqslant 0\end{cases}$$

(4) $\text{Max } Z = 3x_1 - 2x_2$

$$\text{s. t.}\begin{cases}x_1 + x_2 \leqslant 1 \\ 2x_1 + 2x_2 \geqslant 4 \\ x_1, \ x_2 \geqslant 0\end{cases}$$

(5) $\text{Max } Z = 3x_1 + 9x_2$

$$\text{s. t.}\begin{cases}x_1 + 3x_2 \leqslant 22 \\ -x_1 + x_2 \leqslant 4 \\ x_2 \leqslant 6 \\ 2x_1 - 5x_2 \leqslant 0 \\ x_1, \ x_2 \geqslant 0\end{cases}$$

(6) $\text{Max } Z = 3x_1 + 4x_2$

$$\text{s. t.}\begin{cases}-x_1 + 2x_2 \leqslant 8 \\ x_1 + 2x_2 \leqslant 12 \\ 2x_1 + x_2 \leqslant 16 \\ x_1, \ x_2 \geqslant 0\end{cases}$$

5. 已知线性规划问题：

$$\text{Max } Z = x_1 + 3x_2$$

$$\text{s. t.}\begin{cases}x_1 + x_3 = 5 \\ x_1 + x_2 + x_4 \leqslant 10 \\ x_2 + x_5 = 4 \\ x_1, \ x_2, \ x_3, \ x_4, \ x_5 \geqslant 0\end{cases}$$

表 2-18 所列的解均满足第 1 至第 3 个约束条件,请指出表中哪些解是可行解,哪些解是基本解,哪些解是基本可行解。

表 2-18　满足第 1 至第 3 个约束条件的解

序号	x_1	x_2	x_3	x_4	x_5
A	6	4	−1	0	0
B	10	0	−5	0	4

（续表）

序号	x_1	x_2	x_3	x_4	x_5
C	3	0	2	7	4
D	1	4.5	4	0	-0.5
E	0	2	5	6	2
F	0	4	5	6	0

6. 考虑下面线性规划问题：

$$\text{Max } Z = 5x_1 + 9x_2$$

$$\text{s. t.} \begin{cases} 0.5x_1 + x_2 \leqslant 8 \\ x_1 + x_2 \leqslant 10 \\ x_1 + 0.5x_2 \geqslant 6 \\ x_1,\ x_2 \geqslant 0 \end{cases}$$

（1）写出该线性规划问题的标准型。

（2）在这个线性规划问题的基本解中，将至少有多少个变量的取值为零？为什么？

（3）在这个线性规划问题中，共有多少个基本解？

（4）图解法求解此线性规划问题的可行域（观察可行域各顶点所对应的基本可行解），并求出最优解和最优值。

7. 用单纯形法求解下列线性规划问题：

（1）$\text{Max } Z = 3x_1 + 5x_2$

$$\text{s. t.} \begin{cases} x_1 \leqslant 4 \\ 2x_2 \leqslant 12 \\ 3x_1 + 2x_2 \leqslant 18 \\ x_1,\ x_2 \geqslant 0 \end{cases}$$

（2）$\text{Max } Z = 4x_1 + x_2$

$$\text{s. t.} \begin{cases} x_1 + 3x_2 \leqslant 7 \\ 4x_1 + 2x_2 \leqslant 9 \\ x_1,\ x_2 \geqslant 0 \end{cases}$$

8. 表 2 - 19 中给出线性规划问题计算过程中某次迭代的单纯形表，目标函数为：$\text{Max } Z = 28x_1 + x_2 + 2x_3$，约束条件均为 $\leqslant$，表中 x_4，x_5，x_6 为松弛变量，表中目标函数值 $Z = 14$。

表 2 - 19 某次迭代的单纯形表

	x_1	x_2	x_3	x_4	x_5	x_6	b
x_3	0	1	1	3	0	$-14/3$	a
x_5	0	5/2	0	6	d	2	5
x_1	1	0	0	0	e	f	0
$\overline{C_j}$	0	-1	g	b	c	0	

(1)求出 $a - g$ 的值。

(2) 表中给出的解是否为最优解?

9. 用大 M 法求解下列线性规划问题,并指出问题的解属于哪一类:

(1) Max $Z = 3x_1 + 12x_2$

s. t. $\begin{cases} 2x_1 + 2x_2 \leqslant 11 \\ -x_1 + x_2 \geqslant 8 \\ x_1,\ x_2 \geqslant 0 \end{cases}$

(2) Min $Z = 4x_1 + 3x_2$

s. t. $\begin{cases} 2x_1 + 0.5x_2 \geqslant 10 \\ 2x_1 \geqslant 4 \\ 4x_1 + 4x_2 \geqslant 32 \\ x_1,\ x_2 \geqslant 0 \end{cases}$

(3) Max $Z = 2x_1 + 3x_2$

s. t. $\begin{cases} 8x_1 + 6x_2 \geqslant 24 \\ 3x_1 + 6x_2 \geqslant 12 \\ x_2 \geqslant 5 \\ x_1,\ x_2 \geqslant 0 \end{cases}$

(4) Max $Z = 2x_1 + x_2 + x_3$

s. t. $\begin{cases} 4x_1 + 2x + 2x_3 \geqslant 4 \\ 2x_1 + 4x_2 \leqslant 20 \\ 4x_1 + 8x_2 + 2x_3 \leqslant 16 \\ x_1,\ x_2,\ x_3 \geqslant 0 \end{cases}$

参 考 文 献

1. 薛迪主编. 卫生管理运筹学. 上海:复旦大学出版社,2004

2. 胡运权主编. 运筹学习题集. 北京:清华大学出版社,2002

3. 宁宣熙编著. 运筹学使用教程. 北京:科学出版社,2002

4. 朱德通编著. 运筹学. 上海:上海人民出版社,2002

5. 韩伯棠主编. 管理运筹学. 北京:高等教育出版社,2005

6. 《运筹学》教材编写组. 运筹学. 北京:清华大学出版社,1990

7. 胡运权主编. 运筹学基础及应用. 哈尔滨:哈尔滨工业大学出版社,1985

8. 美国教育协会著,方世荣译. 运筹学(作业研究)题库. 香港:晓园出版社,1993

第三章 线性规划的对偶理论

本章是在前一章内容的基础上对线性规划问题的进一步深入研究。每一个极大化(极小化)线性规划问题都有一个与之对应的极小化(极大化)问题,两者互为对偶关系,其中一个为原问题(LP),另一个称为对偶问题(dual problem)。对偶理论是线性规划中最重要、最有趣的理论之一。

第一节 对偶规划问题

由上一章的例子我们知道,线性规划问题是在一定的资源约束条件下,寻求最优方案以获得最佳效益或效果。但是,资源的使用是有代价的,如果使用资源的成本或者资源的市场价格过高,则有偿出让所拥有的资源可能比自己利用资源进行生产或提供服务的效果或效益更佳,这就是对偶问题的由来。

一、对偶问题的提出

现实世界中的事物都具有两面性,如"平面中四边形的面积与周长的关系"有两种描述:①周长一定时,面积最大的四边形是正方形;②面积一定时,周长最短的四边形是正方形。这实际上是一个现象的两种提法。

对于线性规划问题也有类似的情况,下面通过一个实例来解释对偶线性规划的概念。

【例1】 在第二章例1中我们建立了求 A、B 两种药物的产量实现最大利润的线性规划模型。设 x_1、x_2 分别表示制药厂在 1 周内生产 A、B 两种药物的数量(单位:千克),Z 表示 1 周的工厂利润。则该制药厂利润最大的线性规划问题的数学模型如下

$$\text{Max } Z = 30x_1 + 25x_2$$

$$\text{s. t.} \begin{cases} 2x_1 + 4x_2 \leqslant 40 \\ 3x_1 + 2x_2 \leqslant 30 \\ x_1,\ x_2 \geqslant 0 \end{cases}$$

现在从另一个角度来讨论这个问题。假定该制药厂在未来 1 周内不生产

A、B 两种药物,而是将甲、乙两台设备出租给某公司使用,制药厂只收取租赁费。试问对甲、乙两台设备的出租应该制定一个怎样的收费标准,才能为制药厂和租用设备的公司双方所接受。

从作为承租方的公司角度来考虑:一是所付的租金越低越好;二是所付的租金总额能被制药厂接受,即支付的租金应不低于制药厂自己生产该两种药品所得到的利润,否则,制药厂宁可自己生产,也不将设备出租给该公司。

设该公司租用甲、乙两台设备支付的每小时租金分别为 y_1 元和 y_2 元。如果要使制药厂接受该租用设备的定价,则必须满足以下两个条件。

(1) 公司租用该制药厂用以生产每千克 A 药物的甲、乙两台机器所需时间的租金应不少于 30 元,即

$$2y_1 + 3y_2 \geqslant 30$$

(2) 同样,公司租用该制药厂用以生产每千克 B 药物的甲、乙两台机器所需时间的租金应不少于 25 元,即

$$4y_1 + 2y_2 \geqslant 25$$

另外,该公司在考虑自身利益时,其目标是使付出的租金总额为最小,即

$$\text{Min } W = 40y_1 + 30y_2$$

综上所述,该租赁问题可以用下列线性规划的数学模型表示

$$\text{Min } W = 40y_1 + 30y_2$$

$$\text{s. t.} \begin{cases} 2y_1 + 3y_2 \geqslant 30 \\ 4y_1 + 2y_2 \geqslant 25 \\ y_1, \ y_2 \geqslant 0 \end{cases}$$

若把制药厂利润最大的线性规划问题称为原问题,则把作为承租一方的公司支付租金额最小的线性规划问题称为原问题的对偶问题;反之,若把公司支付租金额最小的线性规划问题称为原问题,则把制药厂利润最大的线性规划问题称为原问题的对偶问题。

二、对称的对偶线性规划

如果一个线性规划具备下面两个条件,则称它具有对称形式。

(1) 所有的变量都是非负的。

(2) 所有的约束条件都是不等式,而且在目标函数是求极大值的情况下,

不等式具有小于和等于(≤)的符号;在目标函数是求极小值的情况下,不等式具有大于和等于(≥)的符号。

对称形式的原问题和对偶问题叫做对称的对偶线性规划(dual of a normal LP)。

设有线性规划问题(LP):

$$\text{Max } Z = c_1 x_1 + c_2 x_2 + \cdots + c_n x_n$$

$$\text{s. t.} \begin{cases} a_{11} x_1 + a_{12} x_2 + \cdots + a_{1n} x_n \leqslant b_1 \\ a_{21} x_1 + a_{22} x_2 + \cdots + a_{2n} x_n \leqslant b_2 \\ \quad\quad \cdots\cdots \\ a_{m1} x_1 + a_{m2} x_2 + \cdots + a_{mn} x_n \leqslant b_m \\ x_1, \ x_2, \ \cdots, \ x_n \geqslant 0 \end{cases}$$

其对偶问题(DP)定义为:

$$\text{Min } W = b_1 y_1 + b_2 y_2 + \cdots + b_m y_m$$

$$\text{s. t.} \begin{cases} a_{11} y_1 + a_{21} y_2 + \cdots + a_{m1} y_m \geqslant c_1 \\ a_{12} y_1 + a_{22} y_2 + \cdots + a_{m2} y_m \geqslant c_2 \\ \quad\quad \cdots\cdots \\ a_{1n} y_1 + a_{2n} y_2 + \cdots + a_{mn} y_m \geqslant c_n \\ y_1, \ y_2, \ \cdots, \ y_m \geqslant 0 \end{cases}$$

上述原问题和对偶问题为对称形式的对偶线性规划。

满足对称形式的对偶线性规划的条件如下。

(1) 若原问题是求目标函数极大、约束条件不等式统一为"≤",则其对偶问题是求目标函数为极小、约束条件不等式统一为"≥"。

(2) 原问题约束条件的右端项 b_i 变成对偶问题目标函数的系数;原问题目标函数中的系数 c_j 变成对偶问题约束条件的右端项。

(3) 原问题中约束条件的每一行对应着对偶问题约束条件的每一列,所以原问题中约束条件的数目等于对偶问题中变量的数目。

(4) 原问题中约束条件的每一列对应着对偶问题约束条件的每一行,所以原问题中变量的数目等于对偶问题中约束条件的数目。

(5) 原问题和对偶问题的决策变量都是非负值。

对于对称形式的对偶线性规划问题,可以按上述规则由原问题构造其对偶问题。原问题与对偶问题之间的关系也可由表 3-1 直观地表示。

表 3 - 1　原问题与对偶问题的对应关系表

x_j $\diagdown$ y_i	x_1	x_2	$\cdots$	x_n	原问题约束条件	Min W（对偶问题）
y_1	a_{11}	a_{12}	$\cdots$	a_{1n}	$\leqslant$	b_1
y_2	a_{21}	a_{22}	$\cdots$	a_{2n}	$\leqslant$	b_2
$\vdots$	$\vdots$	$\vdots$	$\vdots$	$\vdots$	$\vdots$	$\vdots$
y_m	a_{m1}	a_{m2}	$\cdots$	a_{mn}	$\leqslant$	b_m
对偶问题约束条件	$\vee$	$\vee$	$\cdots$	$\vee$	Max Z = Min W	
Max Z(原问题)	c_1	c_2	$\cdots$	c_n		

按行看,原问题是以 x_1, x_2, $\cdots$, x_n 为决策变量,以 c_1, c_2, $\cdots$, c_n 为目标函数系数的极大化线性规划问题;按列看,对偶问题是以 y_1, y_2, $\cdots$, y_m 为决策变量,以 b_1, b_2, $\cdots$, b_m 为目标函数系数的极小化线性规划问题。

线性规划(LP)及其对偶问题(DP)的简缩形式为

$$(\text{LP})\,\text{Max } Z = \sum_{j=1}^{n} c_j x_j \qquad\qquad (\text{DP})\,\text{Min } W = \sum_{i=1}^{m} b_i y_i$$

$$\text{s. t.} \begin{cases} \sum_{j=1}^{n} a_{ij} x_j \leqslant b_i \ \ i = 1, 2, \cdots, m \\ \ \ x_j \geqslant 0 \qquad j = 1, 2, \cdots, n \end{cases} \qquad \text{s. t.} \begin{cases} \sum_{i=1}^{n} a_{ij} y_i \geqslant c_j \ \ j = 1, 2, \cdots, n \\ \ \ y_i \geqslant 0 \qquad i = 1, 2, \cdots, m \end{cases}$$

用矩阵形式表示为

$$(\text{LP})\,\text{Max } Z = CX \qquad\qquad (\text{DP})\,\text{Min } W = Yb$$

$$\text{s. t.} \begin{cases} AX \leqslant b \\ X \geqslant 0 \end{cases} \qquad\qquad \text{s. t.} \begin{cases} YA \geqslant C \\ Y \geqslant 0 \end{cases}$$

其中, $A = \begin{bmatrix} a_{11} & a_{12} & \cdots & a_{1n} \\ a_{21} & a_{22} & \cdots & a_{2n} \\ \cdots & \cdots & \cdots & \cdots \\ a_{m1} & a_{m2} & \cdots & a_{mn} \end{bmatrix}$, $X = (x_1, x_2, \cdots, x_n)^{\text{T}}$, $C = (c_1,$ $c_2, \cdots, c_n)$, $Y = (y_1, y_2, \cdots, y_m)$, $b = (b_1, b_2, \cdots, b_m)^{\text{T}}$。

【例 2】 写出下面线性规划的对偶问题

$$\text{Min } W = 2x_1 + 5x_2$$

$$\text{s. t.}\begin{cases} x_1 \geqslant 4 \\ x_2 \geqslant 3 \\ x_1 + 2x_2 \geqslant 8 \\ x_1, \ x_2 \geqslant 0 \end{cases}$$

解：该线性规划满足对称形式的条件，其对偶关系如表 3 - 2。

表 3 - 2 例 2 的对偶关系

$\dfrac{y_i}{x_j}$	y_1	y_2	y_3	对偶问题约束条件	MinW（原问题）
x_1	1	0	1	$\leqslant$	2
x_2	0	1	2	$\leqslant$	5
原问题约束条件	$\text{\\}$	$\text{\\}$	$\text{\\}$	Max Z = Min W	
Max Z(对偶问题)	4	3	8		

该线性规划的对偶线性规划为

$$\text{Max } Z = 4y_1 + 3y_2 + 8y_3$$

$$\text{s. t.}\begin{cases} y_1 + y_3 \leqslant 2 \\ y_2 + 2y_3 \leqslant 5 \\ y_1, \ y_2 \geqslant 0 \end{cases}$$

三、非对称的对偶线性规划

对于对称形式的线性规划可按上述规则写出其对偶规划，但是经常遇到的是非对称形式的线性规划问题（a nonnormal LP），这时可将其转化为等价的、满足对称形式条件的线性规划问题，然后再按照对称形式的原问题与对偶问题的对应关系表，构造其对偶问题。

在非对称形式向对称形式转化的过程中，若原问题是求目标函数极大、约束条件不等式为"$\geqslant$"，可在不等式两端乘以 -1，将"$\geqslant$"化为"$\leqslant$"；若决策变量 x_j 或 $y_i \leqslant 0$，则令 $x_j = -x_j'$，$x_j' \geqslant 0$ 或 $y_i = -y_i'$，$y_i' \geqslant 0$，将决策变量化为非负值。对于约束条件是等式的标准形式的原问题，可由下述方法导出其对偶规划问题。

对于标准形式的原问题

$$(\text{LP})\text{Max } Z = CX$$

$$\text{s. t.} \begin{cases} AX = b \\ X \geqslant 0 \end{cases}$$

由于 $AX = b$ 与 $\begin{cases} AX \leqslant b \\ AX \geqslant b \end{cases}$ 等价,即 $AX = b$ 与 $\begin{cases} AX \leqslant b \\ -AX \leqslant -b \end{cases}$ 等价

所以,原问题可化为

$$\text{Max } Z = CX$$

$$\text{s. t.} \begin{cases} AX \leqslant b \\ -AX \leqslant -b \\ X \geqslant 0 \end{cases}$$

该线性规划满足对称形式对偶规划的条件,令 Y' 是对应不等式" $AX \leqslant b$ "的对偶变量,Y'' 是对应不等式" $-AX \leqslant -b$ "的对偶变量,按对称形式的对偶关系可以得出其对偶问题如下

$$\text{Min } W = Y'b - Y''b = (Y' - Y'')b$$

$$\text{s. t.} \begin{cases} Y'A - Y''A \geqslant C \\ Y' \geqslant 0, Y'' \geqslant 0 \end{cases}$$

令 $Y = Y' - Y''$,因 $Y' \geqslant 0$,$Y'' \geqslant 0$,故 Y 的符号没有限制,将它带入上式,得到对偶问题如下

$$\text{Min } W = Yb$$

$$\text{s. t.} \begin{cases} YA \geqslant C \\ Y \text{ 符号不限} \end{cases}$$

由以上的变换可以看出,原问题中的约束条件为等式时,对应的对偶变量为自由变量;同理,若原问题的决策变量为自由变量,那么其对偶问题中对应的约束条件为等式。

【例 3】 已知线性规划的原问题为

$$\text{Max } Z = 4x_1 + 5x_2$$

$$\text{s. t.} \begin{cases} 3x_1 + 2x_2 \leqslant 20 \\ 4x_1 - 3x_2 \geqslant 10 \\ x_1 + x_2 = 5 \\ x_1 \geqslant 0, x_2 \text{ 符号不限} \end{cases}$$

求其对偶问题。

解:首先将原问题化为对称形式,令 $x_2 = x_3 - x_4$,原问题转化为下列形式

$$\text{Max } Z = 4x_1 + 5x_3 - 5x_4$$

$$\text{s. t.}\begin{cases} 3x_1 + 2x_3 - 2x_4 \leqslant 20 \\ -4x_1 + 3x_3 - 3x_4 \leqslant -10 \\ x_1 + x_3 - x_4 \leqslant 5 \\ -x_1 - x_3 + x_4 \leqslant -5 \\ x_1,\ x_3,\ x_4 \geqslant 0 \end{cases}$$

按照表 3－1 构造上面线性规划的对偶线性规划模型

$$\text{Min } W = 20w_1 - 10w_2 + 5w_3 - 5w_4$$

$$\text{s. t.}\begin{cases} 3w_1 - 4w_2 + w_3 - w_4 \geqslant 4 \\ 2w_1 + 3w_2 + w_3 - w_4 \geqslant 5 \\ -2w_1 - 3w_2 - w_3 + w_4 \geqslant -5 \\ w_1,\ w_2,\ w_3,\ w_4 \geqslant 0 \end{cases}$$

将第 3 个约束不等式两边乘以 -1,得

$$\text{Min } W = 20w_1 - 10w_2 + 5w_3 - 5w_4$$

$$\text{s. t.}\begin{cases} 3w_1 - 4w_2 + w_3 - w_4 \geqslant 4 \\ 2w_1 + 3w_2 + w_3 - w_4 \geqslant 5 \\ 2w_1 + 3w_2 + w_3 - w_4 \leqslant 5 \\ w_1,\ w_2,\ w_3,\ w_4 \geqslant 0 \end{cases}$$

令 $y_1 = w_1$,$y_2 = w_2$,$y_3 = w_3 - w_4$,则

$$\text{Min } W = 20y_1 - 10y_2 + 5y_3$$

$$\text{s. t.}\begin{cases} 3y_1 - 4y_2 + y_3 \geqslant 4 \\ 2y_1 + 3y_2 + y_3 = 5 \\ y_1,\ y_2 \geqslant 0,\ y_3\ 符号不限 \end{cases}$$

线性规划原问题与对偶问题的对应关系归纳于表 3－3。对于任意一个线性规划问题,可以按照表 3－3 原问题与对偶问题的对应关系,直接构造其对偶问题。

例如,根据表 3 - 3 的对应关系,对例 3 可以直接构造其对偶问题

$$\text{Min } W = 20y_1 + 10y_2 + 5y_3$$

$$\text{s. t.} \begin{cases} 3y_1 + 4y_2 + y_3 \geqslant 4 \\ 2y_1 - 3y_2 + y_3 = 5 \\ y_1 \geqslant 0, \ y_2 \leqslant 0, \ y_3 \text{ 符号不限} \end{cases}$$

表 3 - 3　原问题与对偶问题的对应关系

原问题(或对偶问题)	对偶问题(或原问题)
目标函数 Max Z	目标函数 Min W
约束条件数:m 个 第 i 个约束条件为"$\leqslant$" 第 i 个约束条件为"$\geqslant$" 第 i 个约束条件为"$=$"	对偶变量数:m 个 对偶变量 $y_i \geqslant 0$ 对偶变量 $y_i \leqslant 0$ 对偶变量 y_i 为自由变量
变量 x_j 的数目:n 个 变量 $x_j \geqslant 0$ 变量 $x_j \leqslant 0$ 变量 x_j 为自由变量	约束条件数:n 个 第 j 个约束条件为"$\geqslant$" 第 j 个约束条件为"$\leqslant$" 第 j 个约束条件为"$=$"
约束条件的限定向量 b 目标函数的价值向量 C 系数矩阵 A	目标函数的价值向量 C 约束条件的限定向量 b 系数矩阵 A^{T}

第二节　对　偶　理　论

对偶理论是从原问题和对偶问题的依存关系出发来揭示双方的特征。当我们得到了原问题(或对偶问题)的解,能否不运用单纯形法(或大 M 法),而采用较为简便的方式找到其对偶问题(或原问题)的解,这些都需要借助于对偶问题的性质。

一、单纯形法的矩阵表示

用矩阵形式描述单纯形法的计算过程,将有助于对单纯形法的理解以及对偶理论和灵敏度分析的学习。设有一对称形式的极大化线性规划问题,用矩阵表示为

$$\text{Max } Z = CX$$

$$\text{s. t. } \begin{cases} AX \leqslant b \\ X \geqslant 0 \end{cases}$$

现引入松弛变量 X_S，将上述线性规划转化为标准形式

$$\text{Max } Z = CX + 0X_S$$

$$\text{s. t. } \begin{cases} AX + IX_S = b \\ X \geqslant 0, \ X_S \geqslant 0 \end{cases}$$

其中，$A = \begin{pmatrix} a_{11} & a_{12} & \cdots & a_{1n} \\ a_{21} & a_{22} & \cdots & a_{2n} \\ \cdots & \cdots & \cdots & \cdots \\ a_{m1} & a_{m2} & \cdots & a_{mn} \end{pmatrix}$，$I$ 为 $m \times m$ 单位矩阵，$X = (x_1, x_2,$ $\cdots, x_n)^{\mathrm{T}}$，$X_S = (x_{n+1}, x_{n+2}, \cdots, x_{n+m})^{\mathrm{T}}$，$C = (c_1, c_2, \cdots, c_n)$，$b = (b_1, b_2, \cdots, b_m)^{\mathrm{T}}$。

将标准形式线性规划问题的系数矩阵(A, I)分为(B, N, I)3 个部分，其中 B 称为基矩阵（即原始系数矩阵中对应于基本变量的列所组成的矩阵），对应于基本变量向量 X_B，N 对应于 X_N，I 对应于 X_S，(X_N, X_S) 为非基本变量向量；系数向量 C 也相应可分为(C_B, C_N)两个部分，这样$(C, 0) = (C_B, C_N, 0)$。因此，矩阵形式的原线性规划模型改写为

$$\text{Max } Z = (C_B, C_N, 0) \begin{pmatrix} X_B \\ X_N \\ X_S \end{pmatrix}$$

$$\text{s. t. } \begin{cases} (B, N, I) \begin{pmatrix} X_B \\ X_N \\ X_S \end{pmatrix} = b \\ X_B, \ X_N, \ X_S \geqslant 0 \end{cases}$$

即 $\text{Max } Z = C_B X_B + C_N X_N + 0X_S$

$$\text{s. t. } \begin{cases} BX_B + NX_N + IX_S = b \\ X_B, \ X_N, \ X_S \geqslant 0 \end{cases}$$

该线性规划模型的矩阵形式用初始单纯形表表示如表 3 – 4。

将上述约束方程的两边乘以基矩阵 B 的逆矩阵 B^{-1}，用非基本变量向量

表示基本变量向量,有

$$B^{-1}BX_B + B^{-1}NX_N + B^{-1}IX_S = B^{-1}b \tag{3-1}$$

$$X_B = B^{-1}b - B^{-1}NX_N - B^{-1}X_S \tag{3-2}$$

将式(3-2)代入目标函数式中,可得

$$Z = C_B(B^{-1}b - B^{-1}NX_N - B^{-1}X_S) + C_NX_N + 0X_S$$
$$= C_BB^{-1}b + (C_N - C_BB^{-1}N)X_N - C_BB^{-1}X_S \tag{3-3}$$

或者 $Z + (C_BB^{-1}N - C_N)X_N + C_BB^{-1}X_S = C_BB^{-1}b \tag{3-4}$

在式(3-2)中,令非基本变量 X_N、X_S 等于零,得到一个基本可行解 $X = \begin{bmatrix} B^{-1}b \\ 0 \end{bmatrix}$,此时目标函数 $Z = C_BB^{-1}b$。式(3-3)中非基本变量 X_N、X_S 的系数即检验数,用 $C_N - C_BB^{-1}N$ 和 $-C_BB^{-1}$ 表示。如果该基本可行解 X 为最优解,则相应的目标函数值为最优值。上述式(3-4)可用单纯形表表示,表3-5表示经过若干步迭代后的单纯形表。

表3-4　矩阵形式的初始单纯形表

基本变量在目标函数中的系数	基本变量	非基本变量		基本变量	解向量
		X_B	X_N	X_S	
0	X_S	B	N	I	b
检验数		C_B	C_N	0	$Z = 0$

表3-5　经迭代后矩阵形式的单纯形表

基本变量在目标函数中的系数	基本变量	非基本变量		基本变量	解向量
		X_B	X_N	X_S	
C_B	X_B	I	$B^{-1}N$	B^{-1}	$B^{-1}b$
检验数		0	$C_N - C_BB^{-1}N$	$-C_BB^{-1}$	$Z = C_BB^{-1}b$

从表3-4和表3-5可看出,当迭代后基本变量为 X_B 时,其在初始单纯形表中的系数矩阵为 B,由初始表迭代至最优表发生如下变化。

(1)初始表中的非基本变量 X_B 迭代后在最优表中为基本变量,而基本变量 X_S 在最优表中变为非基本变量。

(2)初始表中约束系数矩阵为 (B, N, I),迭代后最优表的约束系数矩阵为 $(I, B^{-1}N, B^{-1})$。

（3）初始表中基本变量 $X_s = b$，迭代后最优表中基本变量 $X_B = B^{-1}b$。

（4）对于极大化问题，初始表中检验数可能存在大于零的情况，而最优表中所有的检验数都小于或等于零，即 $C_N - C_B B^{-1} N \leqslant 0$，$-C_B B^{-1} \leqslant 0$。

【**例 4**】 第二章第三节的例 6 中表 2-3、表 2-4、表 2-5 给出了单纯形法的迭代过程，表 2-3 为初始单纯形表，表 2-5 为最终单纯形表，试依据表 3-4、表 3-5 的依存关系指出 B，B^{-1}，$B^{-1}b$，$C_B B^{-1} b$，$-C_B B^{-1}$。

解：最优表中基本变量为 (x_2, x_1)，对应的系数矩阵 $B^{-1} = \begin{pmatrix} 3/8 & -1/4 \\ -1/4 & 1/2 \end{pmatrix}$，在初始表中对应的系数矩阵 $B = \begin{pmatrix} 4 & 2 \\ 2 & 3 \end{pmatrix}$。

最优解 $B^{-1}b = \begin{pmatrix} 3/8 & -1/4 \\ -1/4 & 1/2 \end{pmatrix} \times \begin{pmatrix} 40 \\ 30 \end{pmatrix} = \begin{pmatrix} 15/2 \\ 5 \end{pmatrix}$

最优目标函数值 $C_B B^{-1} b = (25 \quad 30) \times \begin{pmatrix} 3/8 & -1/4 \\ -1/4 & 1/2 \end{pmatrix} \times \begin{pmatrix} 40 \\ 30 \end{pmatrix} = 337.5$

非基本变量 (x_3, x_4) 对应的检验数

$$-C_B B^{-1} = -(25 \quad 30) \times \begin{pmatrix} 3/8 & -1/4 \\ -1/4 & 1/2 \end{pmatrix} = (-15/8 \quad -35/4)。$$

二、对偶问题的基本性质和基本定理

性质 1（对称性定理） 对偶问题的对偶是原问题。

证明：设对于对称形式的原问题（LP）和对偶问题（DP），其对偶形式如下

$$\text{Min } W = Yb$$

$$\text{s. t. } \begin{cases} YA \geqslant C \\ Y \geqslant 0 \end{cases}$$

等价于 $\quad \text{Max}(-W) = -Yb$

$$\text{s. t. } \begin{cases} -YA \leqslant -C \\ Y \geqslant 0 \end{cases}$$

将其视为新的原问题，则其对偶问题为

$$\text{Min}(-Z) = -CX$$

$$\text{s. t.} \begin{cases} -AX \geqslant -b \\ X \geqslant 0 \end{cases}$$

即

$$\text{Max } Z = CX$$

$$\text{s. t.} \begin{cases} AX \leqslant b \\ X \geqslant 0 \end{cases}$$

该线性规划问题即为原问题。由此可知,原问题与对偶问题互为对偶,任意一个原问题经过两次对偶形式的转换后,必定等价于原问题。

性质 2(弱对偶定理)　若 $\overline{X} = (\overline{x_1}, \overline{x_2}, \cdots, \overline{x_n})^{\mathrm{T}}$ 是原问题(极大化)的可行解,$\overline{Y} = (\overline{y_1}, \overline{y_2}, \cdots, \overline{y_m})$ 是对偶问题(极小化)的可行解,则 $C\overline{X} \leqslant \overline{Y}b$。

性质 2 可以从经济学意义上直观地表现,考虑例 1,设 $(x_1, x_2)^{\mathrm{T}}$ 与 (y_1, y_2) 分别为原问题和对偶问题的可行解,制药厂拥有设备的财产权,租赁设备所得收益 $(W = 40y_1 + 30y_2)$ 必定不小于自己使用设备生产所得收益 $(Z = 30x_1 + 25x_2)$,否则,制药厂宁可自己生产,也不会将设备租赁出去。

证明:设 $\overline{X}$ 为原问题的可行解,$\overline{Y}$ 为对偶问题的可行解。

在约束不等式 $A\overline{X} \leqslant b$ 两端左乘 $\overline{Y}$,$\overline{Y}A \geqslant C$ 两端右乘 $\overline{X}$,得到

$$\begin{cases} \overline{Y}A\overline{X} \leqslant \overline{Y}b \\ \overline{Y}A\overline{X} \geqslant C\overline{X} \end{cases}$$

故 $C\overline{X} \leqslant \overline{Y}b$

弱对偶定理说明,如果原问题是极大化问题,则它的任一可行解对应的目标函数值不大于其对偶问题(极小化问题)的可行解对应的目标函数值。

性质 3(最优性判定定理)　设 $\overline{X}$ 是原问题(极大化问题)的可行解,$\overline{Y}$ 是其对偶问题(极小化问题)的可行解,若 $C\overline{X} = \overline{Y}b$,则 $\overline{X}$ 与 $\overline{Y}$ 是各自问题的最优解。

证明:设 X^* 是原问题(极大化问题)的任意一个可行解,由性质 2 即弱对偶定理可知,对于其对偶问题的可行解 $\overline{Y}$ 存在 $CX^* \leqslant \overline{Y}b$,又由 $C\overline{X} = \overline{Y}b$ 可得下式

$$CX^* \leqslant \overline{Y}b = C\overline{X}$$

这就是说,$\overline{X}$ 使目标函数所达到的值比其他任何可行解使目标函数达到的值都不会小,所以 $\overline{X}$ 是最优解。

同理,设 $Y^*b \geqslant C\overline{X} = \overline{Y}b$,则 $\overline{Y}$ 是其对偶问题的最优解。

性质 4(强对偶定理)　若原问题有最优解,则对偶问题也有最优解,且最

优目标函数值相等。

证明:设 X^* 是原问题(极大化问题)的最优解,必存在最优基本变量对应的系数矩阵,记之为 B,那么,在最终单纯形表中,检验数必满足

$C - C_B B^{-1} A \leqslant 0$,即 $C_B B^{-1} A \geqslant C$

令 $Y^* = C_B B^{-1}$,则有

$$Y^* A \geqslant C$$

即 Y^* 是对偶问题的可行解,将 X^*、Y^* 代入各自的目标函数,满足下列等式

$$CX^* = C_B B^{-1} b = Y^* b$$

由性质 3 可知,X^*、Y^* 分别为原问题和对偶问题的最优解。

性质 5(互补松弛定理) 若 $\overline{X}$ 与 $\overline{Y}$ 分别为原问题和对偶问题的可行解,那么 $\overline{Y} X_s = 0$ 和 $Y_s \overline{X} = 0$ 的充分必要条件是 $\overline{X}$、$\overline{Y}$ 为最优解。X_s 与 Y_s 分别为原问题和对偶问题的松弛变量和剩余变量。

必要性证明:设原问题(LP)和对偶问题(DP)的标准形式以矩阵形式分别表示为

$$(\text{LP}) \text{ Max } Z = CX \qquad (\text{DP}) \text{ Min } W = Yb$$

$$\text{s. t.} \begin{cases} AX + X_s = b \\ X \geqslant 0, \ X_s \geqslant 0 \end{cases} \qquad \text{s. t.} \begin{cases} YA - Y_s = C \\ Y \geqslant 0, \ Y_s \geqslant 0 \end{cases}$$

则可得到目标函数的表达式如下

$$Z = CX = (YA - Y_s)X = YAX - Y_s X$$

$$W = Yb = Y(AX + X_s) = YAX + YX_s$$

可见,如果 $\overline{Y} X_s = 0$ 和 $Y_s \overline{X} = 0$,则 $Z = \overline{Y} A \overline{X} = W$

由性质 3 可得 $\overline{X}$、$\overline{Y}$ 为最优解。

充分性证明:若 $\overline{X}$ 与 $\overline{Y}$ 分别为原问题和对偶问题的最优解,根据性质 4 可知

$$C\overline{X} = \overline{Y} A \overline{X} - Y_s \overline{X} = \overline{Y} A \overline{X} + \overline{Y} X_s = \overline{Y} b,$$

又由于 $\overline{X}$ 与 $\overline{Y}$ 为可行解,存在 $\overline{X}, X_s, \overline{Y}, Y_s \geqslant 0$

则必有 $\overline{Y} X_s \geqslant 0, Y_s \overline{X} \geqslant 0$

于是由上述目标函数的表达式知 $\overline{Y} X_s = 0$ 和 $Y_s \overline{X} = 0$。

【例5】 设有 LP 问题

$$\text{Max } Z = x_1 + 2x_2 + 3x_3 + 4x_4$$

$$\text{s. t.} \begin{cases} x_1 + 2x_2 + 2x_3 + 3x_4 \leqslant 20 \\ 2x_1 + x_2 + 3x_3 + 2x_4 \leqslant 20 \\ x_j \geqslant 0, \ j = 1, 2, 3, 4 \end{cases}$$

已知其对偶问题的最优解为：$y_1^* = 1.2$，$y_2^* = 0.2$，相应的目标函数值 $W^* = 28$，试用对偶理论求原问题的最优解。

解：由原问题可知其对偶问题为

$$\text{Min } W = 20y_1 + 20y_2$$

$$\text{s. t.} \begin{cases} y_1 + 2y_2 \geqslant 1 & \text{①} \\ 2y_1 + y_2 \geqslant 2 & \text{②} \\ 2y_1 + 3y_2 \geqslant 3 & \text{③} \\ 3y_1 + 2y_2 \geqslant 4 & \text{④} \\ y_i \geqslant 0, \ i = 1, 2 \end{cases}$$

由互补松弛性质可知，在最优性条件下，$v_j^* x_j^* = 0$ 和 $y_i^* u_i^* = 0$，这里 $u_i^* (i = 1, 2)$，$v_j^* (j = 1, 2, 3, 4)$ 分别为原问题的松弛变量及对偶问题的剩余变量。

将 $y_1^* = 1.2$，$y_2^* = 0.2$ 代入对偶问题的约束条件①、②、③、④，得到①式 $y_1^* + 2y_2^* = 1.6 > 1$，②式 $2y_1^* + y_2^* = 2.6 > 2$。由于①，②两式为严格不等式，所以 $v_1^* > 0$，$v_2^* > 0$，利用互补松弛定理 $v_1^* x_1^* = v_2^* x_2^* = 0$，得到 $x_1^* = x_2^* = 0$。

又因为 $y_1^* = 1.2 > 0$，$y_2^* = 0.2 > 0$，再利用一次互补松弛定理 $y_1^* u_1^* = y_2^* u_2^* = 0$，得到 $u_1^* = u_2^* = 0$，即原问题的两个约束条件为等式约束条件。

根据上述结果，原约束可以转化成二元一次线性方程组

$$\begin{cases} 2x_3^* + 3x_4^* = 20 \\ 3x_3^* + 2x_4^* = 20 \end{cases}$$

解方程组得 $x_3^* = x_4^* = 4$

综上所得，原问题的最优解为 $X^* = (0, 0, 4, 4)^{\mathrm{T}}$，相应的目标函数最优值为 $Z^* = W^* = 28$。

性质6 原问题的检验数对应于对偶问题的一个基本解。

证明:在性质 5 的证明中,已知原问题(LP)和对偶问题(DP)的标准形式,现设 Y_{S1}、Y_{S2} 和 Y 分别对应于原问题的基本变量、非基本变量和松弛变量检验数的相反数。

假设原问题找到了一个基本可行解 $X = (X_B, 0)^T$,对应的检验数为

$$\overline{C_j} = (0,\ C_N - C_B B^{-1} N,\ -C_B B^{-1})$$

分别令检验数的相反数为

$$Y_{S1} = 0,\ Y_{S2} = -(C_N - C_B B^{-1} N),\ Y = C_B B^{-1}$$

将其带入对偶问题约束条件式,满足

$$YA - Y_s = Y(B,\ N) - Y_s = C$$

则说明原问题检验数的相反数是其对偶问题的一个解,定理得证。

由性质 6 可知,在用单纯形法求解原问题的过程中,每迭代一次,得到原问题的一个基本可行解,其检验数的相反数则是对偶问题的一个基本解。当找到最优解时,对应的检验数都是非正的,其相反数 $C_B B^{-1} = Y^*$ 则是对偶问题的最优解,称为原问题约束条件的影子价格。关于影子价格的经济学意义将在后面详述。

【例 6】 仍以第二章第三节的例 6 为例,表 2-3、表 2-4、表 2-5 给出了单纯形法的迭代过程,试分别对这三个表指出其对偶问题的解。

解:由性质 6,原问题的检验数的相反数对应于对偶问题的基本解,可得到

表 2-3 对偶问题的基本解为(0　0　-30　-25);

表 2-4 对偶问题的基本解为(0　10　0　-5);

表 2-5 对偶问题的最优解为(15/8　35/4　0　0)。

性质 7(无界性)　若原问题(对偶问题)为无界解,则其对偶问题(原问题)为无可行解。

证明:若原问题为极大化问题,其解 X^* 为无界解,则目标函数

$$Z = CX^* \rightarrow +\infty$$

若对偶问题有可行解 Y^*,根据性质 2,$CX^* \leqslant Y^* b$,于是 CX^* 将有上界,与 CX^* 无界矛盾。

对于原问题为极小化问题,同样可以证明。

注意:本性质的逆命题不成立。当原问题(对偶问题)无可行解时,其对偶问题(原问题)可以没有可行解,也可以是无界解,但绝对没有最优解。

【例7】 原问题与对偶问题均无可行解

原(对偶)问题　　　　　　　　　　对偶(原)问题

$$\text{Max } Z = x_1 + x_2 \qquad\qquad \text{Min } W = -y_1 - y_2$$

$$\text{s.t.} \begin{cases} x_1 - x_2 \leqslant -1 \\ -x_1 + x_2 \leqslant -1 \\ x_1 \geqslant 0,\ x_2 \geqslant 0 \end{cases} \qquad \text{s.t.} \begin{cases} y_1 - y_2 \geqslant 1 \\ -y_1 + y_2 \geqslant 1 \\ y_1 \geqslant 0,\ y_2 \geqslant 0 \end{cases}$$

综上所述,互为对偶的线性规划的原问题与对偶问题,它们之间解的对应关系仅仅存在下面的3种可能:①两个问题都有可行解,则他们都存在最优解,且他们的最优解的目标函数值相等;②一个问题有无界可行解,而另一个问题无可行解;③两个问题均无可行解。

三、影子价格的经济学意义

一般情况下,我们称对偶问题的最优解为原问题约束条件的影子价格,即解 y_i 称为第 i 种资源(设备)的影子价格(shadow price)。

以例1为例,y_1、y_2 为出租甲、乙两台设备得到的单位租金收入,是制药厂根据本企业的具体生产过程,为使设备投入实现最大利润而得到的一种估计价格,它并不是某种设备资源在市场上的真实价格,为了与市场价格相区别,我们称它为影子价格。

一般来说,设对偶问题的最优解为 $Y^* = (y_1^*,\ y_2^*,\ \cdots,\ y_i^*,\ \cdots,\ y_m^*)$,则 Y^* 称为影子价格向量。

由性质4,原问题和对偶问题的目标函数值相等,目标函数的总收益可表示为

$$Z^* = W^* = Y^* b = y_1^* b_1 + y_2^* b_2 + \cdots + y_i^* b_i + \cdots + y_m^* b_m$$

设第 i 种资源投入量 b_i 的增加量为 Δb_i,相应目标函数增加量为 ΔZ^*,则目标函数总收益值变为

$$Z^* + \Delta Z^* = y_1^* b_1 + y_2^* b_2 + \cdots + y_i^* (b_i + \Delta b_i) + \cdots + y_m^* b_m$$

可得 $\dfrac{\Delta Z^*}{\Delta b_i} = y_i^* \qquad i = 1, 2, \cdots, m$

$\dfrac{\Delta Z^*}{\Delta b_i}$ 表示了在其他资源的投入量均不变的条件下,对第 i 种资源的投入量增加了1个单位时,收益所增加的单位数量 $\left(\dfrac{\Delta Z^*}{\Delta b_i} = y_i^* \text{ 的含义与} \dfrac{\partial Z^*}{\partial b_i} = y_i^* \right.$

的含义相同）。影子价格 y_i^* 是对厂家所拥有资源稀缺程度的一种度量,影子价格越大,说明这种资源越是相对紧缺;影子价格越小,说明这种资源相对不紧缺;如果最优生产计划下某种资源有剩余,由互补松弛定理可知这种资源的影子价格一定等于 0。

如果某种资源的影子价格 $y_i^* > 0$,则增加该种资源的供给量可获得更多的收益,那么从企业的经营角度来看是否应增加这种资源的供给呢? 此时要视获取该种资源的成本也即市场价格而定。设该资源的市场价格为 y_i^0,企业增加资源投入量 Δb_i 后利润的增加量 $\Delta \pi = \Delta b_i (y_i^* - y_i^0)$。所以影子价格提供了一个价格的标准,如果市场上某种资源的价格低于影子价格,当 $y_i^0 < y_i^*$ 时,利润增量 $\Delta \pi > 0$,那么应当购进这种资源,增加生产,提高利润;反之,当 $y_i^0 > y_i^*$ 时,利润增量 $\Delta \pi < 0$,则不宜去扩大生产,可适当出售或出租这种资源,求得更高的利润。

第三节　对偶单纯形法

对偶单纯形法是利用对偶原理求解原问题的一种方法。从理论上来讲,上一章介绍的单纯形法可求解任意的一个线性规划问题,但在有些情况下,用对偶单纯形法更简便一些。

一、对偶单纯形法的基本思想

每一个线性规划问题都有一个与之相伴而生的对偶问题,在用单纯形法迭代运算的每一个单纯形表中,在 b 列中得到的是原问题的基本可行解,而在检验数行 ($\overline{C_j} = c_j - Z_j$) 得到的是对偶问题基本解的相反数,即原问题可行,对偶问题不一定可行。通过逐步迭代,在最终单纯形表中,原问题和对偶问题都达到最优解。

能否换一个角度来思考? 在迭代运算的过程中,保持对偶问题为可行解（即 $\overline{C_j} = c_j - Z_j \leqslant 0$）,线性规划的原问题从非可行解开始,即对偶问题可行,原问题不一定可行。经过逐步换基迭代,使原问题和对偶问题都达到最优解（或判断无最优解）。这就是对偶单纯形法的基本思想。

事实上,对偶单纯形法并不是求解对偶问题的单纯形法,而是应用对偶原理来求解原问题最优解的一种方法。

二、对偶单纯形法的计算步骤

(1) 将目标函数为极大化的线性规划问题标准化,建立初始单纯形表。

检查 b 列元素,如果所有 $b_i \geqslant 0$,所有检验数 $\overline{C_j} = c_j - Z_j \leqslant 0$,则已得到最优解,结束。否则转入下一步。

(2)确定换出变量。选择 b 列最负的值对应的基本变量为换出变量,该换出变量所在行为枢行。

(3)确定换入变量。用枢行具有负值的系数分别去除同列的检验数,取最小商数对应的变量为换入变量,该换入变量所在列为枢列;如果换出变量那一行无负值的系数,则原问题无可行解。

(4)枢行与枢列交点处的元素为枢元,以枢元为中心作换基迭代运算,方法与单纯形法完全相同,先把枢行除以枢元位置的系数,使枢元位置的元素变为 1,然后进行行变换,使除枢元外的其他枢列位置元素变为 0。得到新的单纯形表。

(5)进行最优性检验,如果所得的基本解都是非负的,则此解即为最优解。如果基本解中还有负的数值,则返回步骤(2)继续迭代,直到所有基本变量变为非负的数值为止。

关于单纯形法与对偶单纯形法计算步骤的对应关系归纳如表 3 - 6 所示。

表 3 - 6　单纯形法与对偶单纯形法计算步骤的对比

项　　目	单纯形法(极大化)	对偶单纯形法(极大化)
前提条件	b 列所有元素 $b_i \geqslant 0$	所有检验数 $\overline{C_j} \leqslant 0$
最优性检验	所有检验数 $\overline{C_j} \leqslant 0$	b 列所有元素 $b_i \geqslant 0$
换入、换出 变量的确定	先确定换入变量 再确定换出变量	先确定换出变量 再确定换入变量
解的变化	可行→最优	非可行→最优

下面举例来说明对偶单纯形法。

【例 8】　用对偶单纯形法求解下列线性规划问题:

$$\text{Min } W = 1\,600x_1 + 2\,500x_2 + 400x_3$$

$$\text{s. t.} \begin{cases} 2x_1 + 5x_2 + x_3 \geqslant 4 \\ 2x_1 + 2.5x_2 \geqslant 3 \\ x_1,\ x_2,\ x_3 \geqslant 0 \end{cases}$$

先将原问题化为标准形式,为此引入剩余变量 x_4,x_5,令 $Z = -W$,得

$$\text{Max } Z = -1\,600x_1 - 2\,500x_2 - 400x_3$$

$$\text{s. t.} \begin{cases} 2x_1 + 5x_2 + x_3 - x_4 = 4 \\ 2x_1 + 2.5x_2 - x_5 = 3 \\ x_1,\ x_2,\ \cdots,\ x_5 \geqslant 0 \end{cases}$$

如果用大 M 法求解很麻烦,须在约束方程中引入人工变量 x_6 和 x_7,且记入目标函数中,并赋予一个极大的负系数,然后用大 M 法求解。变化如下:

$$\text{Max } Z = -1\,600x_1 - 2\,500x_2 - 400x_3 - Mx_6 - Mx_7$$

$$\text{s. t.} \begin{cases} 2x_1 + 5x_2 + x_3 - x_4 + x_6 = 4 \\ 2x_1 + 2.5x_2 - x_5 + x_7 = 3 \\ x_1,\ x_2,\ \cdots,\ x_7 \geqslant 0 \end{cases}$$

现在用对偶单纯形法求解,将标准形式约束条件等式的两边都乘以 (-1),得到

$$\text{Max } Z = -1\,600x_1 - 2\,500x_2 - 400x_3$$

$$\text{s. t.} \begin{cases} -2x_1 - 5x_2 - x_3 + x_4 = -4 \\ -2x_1 - 2.5x_2 + x_5 = -3 \\ x_1,\ x_2,\ \cdots,\ x_5 \geqslant 0 \end{cases}$$

建立这个问题的单纯形表并求解,具体求解过程见表 3 - 7 所示。

表 3 - 7　对偶单纯形法求解例 8

C_B	c_j $\diagdown$ x_j X_B	$-1\,600$ x_1	$-2\,500$ x_2	-400 x_3	0 x_4	0 x_5	b
0	x_4	-2	-5	$[-1]$	1	0	-4
0	x_5	-2	-2.5	0	0	1	-3
	$\overline{C_j}$	$-1\,600$	$-2\,500$	-400	0	0	$Z = 0$
	θ	800	500	400			
-400	x_3	2	5	1	-1	0	4
0	x_5	-2	$[-2.5]$	0	0	1	-3
	$\overline{C_j}$	-800	-500	0	-400	0	$Z = -1\,600$
	θ	400	200				
-400	x_3	$[-2]$	0	1	-1	2	-2
$-2\,500$	x_2	0.8	1	0	0	-0.4	1.2

（续表）

C_B	X_B ＼ x_i	c_j					b
		$-1\,600$	$-2\,500$	-400	0	0	
		x_1	x_2	x_3	x_4	x_5	
	$\overline{C_j}$	-400	0	0	-400	-200	$Z=-2\,200$
	θ	200			400		
$-1\,600$	x_1	1	0	-0.5	0.5	-1	1
$-2\,500$	x_2	0	1	0.4	-0.4	0.4	0.4
	$\overline{C_j}$	0	0	-200	-200	-600	$Z^{*}=-2\,600$

在表 3-7 运算最后 b 列数值全为非负，检验数 $\overline{C_j}$ 行全为非正，故原问题的最优解为 $X^{*}=(1\quad 0.4\quad 0\quad 0\quad 0)^{\mathrm{T}}$，最优值为 $W^{*}=2\,600$。

若对应两个约束条件的对偶变量分别为 y_1 和 y_2，则对偶问题的最优解为 $Y^{*}=(200\quad 600\quad 0\quad 0\quad 200)$，最优值为 $2\,600$。

三、对偶单纯形法的优点及用途

（1）当线性规划问题初始解是非可行解，且检验数满足最优性条件，适宜运用对偶单纯形法，这时可以避免加入人工变量，从而减少计算工作量，简化运算。

（2）对变量较少，约束条件很多的线性规划问题，可先将其转化为对偶问题，再用对偶单纯形法运算求解，简化计算。

（3）在灵敏度分析中，有时需要使用对偶单纯形法，可以使问题的处理简化。对偶单纯形法作为单纯形法的一种补充，扩大了单纯形法的应用范围。

第四节　灵敏度分析

在上述讨论线性规划及其求解时，假定模型中的系数值 a_{ij}，b_i，c_j 都是精确的数据，然而在大多数实际问题中，这些系数往往是估计值或者预测值，而且它们也会随着某些条件的变化而变化。因此很自然会想到，当这些系数中的一个或几个发生变化时，已求得的线性规划问题的最优解会发生什么变化？如果最优解发生了变化，怎样用最简便的方法找到新的最优解？如果保持最优解不变，或者最优解的基本变量保持不变，这些系数变化的允许范围是什么？这就是线性规划灵敏度分析的任务。

因此，灵敏度分析主要解决这样一些问题，当求解 LP 问题，且已获最优解之后，再假定原问题中的某参数如 b_i、c_j 或 a_{ij} 发生变化，或增加一个变量，或增加一个约束条件后，得到一个新的 LP 问题，这样一个新的 LP 问题对原 LP 问题的最优解和最优值产生什么样的影响（一般从原来的最终单纯形表出发，经少量运算而获得新问题的最终单纯形表）？或确定参数的变化范围，使原 LP 问题的最优解或最优基本变量保持不变。

一、目标函数价值系数 $\overline{C_j}$ 的变化分析

假设其他参数不变，仅目标函数中 x_j 的系数 c_j 变成 $c_j + \Delta c_j$，现求不改变最优解的情况下 Δc_j 的大小。根据表 3-4 迭代至表 3-5 的单纯形法矩阵表示式的讨论可以看出，系数 c_j 的改变仅影响到检验数 $C - C_B B^{-1} A$ 及最优值 $C_B B^{-1} b$，下面就 c_j 是基本变量和非基本变量系数的情况分别进行讨论。

（一）c_j 不是基本变量的系数

这种情形最为容易。由检验数的计算公式

$\overline{C_j} = c_j - C_B B^{-1} P_j$，$P_j$ 表示变量 x_j 在约束方程中的系数列向量。

若 c_j 变成 $c_j + \Delta c_j$，则 $\overline{C_j}$ 变为 $\overline{C_j'} = c_j + \Delta c_j - C_B B^{-1} P_j$，

若要满足 $c_j + \Delta c_j - C_B B^{-1} P_j \leqslant 0$，$1 \leqslant j \leqslant n$，

即 $\Delta c_j \leqslant -\overline{C_j}$，这就是保持原最优解不变下，$\Delta c_j$ 的允许变化范围。否则，须从原最终单纯形表出发继续迭代，至新的检验数 $\overline{C_j} \leqslant 0$。

（二）c_k 是基本变量的系数

这种情形较为复杂。同样，根据表 3-4、表 3-5 的讨论可以看出，当基本变量系数 C_B 中某个分量 c_k 发生变化时，则会影响到所有非基本变量的检验数 $\overline{C_j} = c_j - C_B B^{-1} P_j$，$1 \leqslant j \leqslant n$。

因 $c_k \in C_B$（设 c_k 为 C_B 的第 s 个分量），故当 c_k 变为 $c_k + \Delta c_k$ 时，C_B 将变为 $C_B + \Delta C_B$，c_k 变化后最终单纯形表中检验数那一行将变为

$$\begin{aligned}
\overline{C_j'} &= c_j - (C_B + \Delta C_B) B^{-1} P_j \\
&= c_j - C_B B^{-1} P_j - \Delta C_B B^{-1} P_j \\
&= \overline{C_j} - (0, \cdots, 0, \Delta c_k, 0, \cdots, 0) B^{-1} P_j \\
&= \overline{C_j} - \Delta c_k (a_{s1}, a_{s2}, \cdots, a_{sn})
\end{aligned}$$

$(a_{s1}, a_{s2}, \cdots, a_{sn})$ 为 c_k 变化前最终单纯形表中的第 s 行

即新的检验数行等于原来检验数行减去 Δc_k 乘以原来最终单纯形表的第 s 行(基本变量的检验数除外,应全为0)。如要保持原极大化问题的最优解不变,则检验数满足下列条件

$$\overline{C'_j} = \overline{C_j} - \Delta c_k B^{-1} P_j = \overline{C_j} - \Delta c_k P'_j \leqslant 0$$

【例9】 某制药公司在计划期内要安排生产 A_1、A_2、A_3 3 种药品,已知生产一盒药品所需消耗的 D、E 两种原材料的数量(单位为千克)以及单位药品的利润如表 3 - 8 所示。

表 3 - 8　药品生产的资源消耗、资源限制及利润

原　　料	产品的单位消耗(千克)			资源限量(千克)
	A_1	A_2	A_3	
D	1	1	1	12
E	1	2	2	20
单位利润(元/盒)	5	8	6	

问应如何安排生产使制药公司获利最多?

我们设 x_i 为 A_i 的产量($i=1,2,3$),建立该问题的线性规划模型如下

$$\text{Max } Z = 5x_1 + 8x_2 + 6x_3$$

$$\text{s. t.} \begin{cases} x_1 + x_2 + x_3 \leqslant 12 \\ x_1 + 2x_2 + 2x_3 \leqslant 20 \\ x_1, x_2, x_3 \geqslant 0 \end{cases}$$

求解该问题得到最终单纯形表(表 3 - 9)。

表 3 - 9　最终单纯形表

C_B	c_j / X_B \ x_j	5 x_1	8 x_2	6 x_3	0 x_4	0 x_5	b
5	x_1	1	0	0	2	−1	4
8	x_2	0	1	1	−1	1	8
	$\overline{C_j}$	0	0	−2	−2	−3	$Z^* = 84$

(1) 若第 3 种药品的单位利润 c_3 发生变化,那么 Δc_3 在什么范围内变化时,原问题的最优解不变?

（2）基本变量 x_1 的系数 $c_1 = 5$ 有改变量 Δc_1，那么 Δc_1 在什么范围内变化时，原问题的最优解不变？

解：（1）由于 x_3 为非基本变量，c_3 改变为 $c_3 + \Delta c_3$ 仅会影响到 x_3 所在列的检验数，改变后的检验数为 $\Delta c_3 - 2$，要使得问题的最优解不变，则只需使 $\Delta c_3 - 2 \leqslant 0$，即 $\Delta c_3 \leqslant 2$。

（2）若基本变量 x_1 的系数 $c_1 = 5$ 有改变，变化后的最终单纯形表如表 3-10 所示。

表 3-10　基本变量 x_1 的系数 $c_1 = 5$ 改变 Δc_1 对最优解影响

C_B	c_j / x_j / X_B	$5 + \Delta c_1$	8	6	0	0	b
		x_1	x_2	x_3	x_4	x_5	
$5 + \Delta c_1$	x_1	1	0	0	2	-1	4
8	x_2	0	1	-1	-1	1	8
	$\overline{C_j}$	0	0	-2	$-2 - 2\Delta c_1$	$-3 + \Delta c_1$	$Z^* = 84 + 4\Delta c_1$

要使得原问题的最优解不变，则需满足下列不等式

$$\begin{cases} -2 - 2\Delta c_1 \leqslant 0 \\ -3 + \Delta c_1 \leqslant 0 \end{cases} \Rightarrow \begin{cases} \Delta c_1 \geqslant -1 \\ \Delta c_1 \leqslant 3 \end{cases}$$

即 $-1 \leqslant \Delta c_1 \leqslant 3$

原问题的最优值变为 $Z^* = 84 + 4\Delta c_1$。

二、约束条件中资源数量 b_i 的变化分析

根据表 3-4 迭代至表 3-5 的单纯形法矩阵表示式的讨论，初始单纯形表中 b_i 的变化，只影响到最优表中的最优解 $B^{-1}b$ 和最优值 $C_B B^{-1}b$。假定 b_i 发生变化，设分量 b_i 获得增量 Δb_i 而变为 $b_i + \Delta b_i$，则 b 将获得增量 Δb，最优解的基本变量 X_B 将获得增量 $B^{-1}\Delta b$ 而变为 $B^{-1}b + B^{-1}\Delta b$。如要保持原最终单纯形表中基本变量不变，需满足 $B^{-1}b + B^{-1}\Delta b \geqslant 0$，则在最优表中只要用 $B^{-1}b + B^{-1}\Delta b$ 代替 $B^{-1}b$ 这一列，就可获得新的最终单纯形表；否则，需要利用对偶单纯形法继续计算以求得新的最优解。

【例 10】 以例 9 为例：

（1）若 $b_1 = 12$ 有改变 Δb_1，为使最优基本变量 x_1、x_2 地位不变，求 Δb_1 的变化范围。

(2) 若 b_1 的变化超出了所允许的范围,如 $\Delta b_1 = 9$,试求取新的最优解?

解:(1) 若 $b_1 = 12$ 有改变 Δb_1,由表 3 - 9 最后两列可知 $B^{-1} =$

$\begin{pmatrix} 2 & -1 \\ -1 & 1 \end{pmatrix}$,若使最优基本变量地位不变,则需使 $B^{-1}b + B^{-1}\Delta b = \begin{pmatrix} 4 \\ 8 \end{pmatrix} +$

$\begin{pmatrix} 2 & -1 \\ -1 & 1 \end{pmatrix} \begin{bmatrix} \Delta b_1 \\ 0 \end{bmatrix} \geqslant 0$,得到 $\begin{cases} 4 + 2\Delta b_1 \geqslant 0 \\ 8 - \Delta b_1 \geqslant 0 \end{cases} \Rightarrow \begin{cases} \Delta b_1 \geqslant -2 \\ \Delta b_1 \leqslant 8 \end{cases}$

即 $-2 \leqslant \Delta b_1 \leqslant 8$。

(2) 若 $b_1 = 12$ 有改变量 $\Delta b_1 = 9$,

$$B^{-1}b + B^{-1}\Delta b = \begin{pmatrix} 4 \\ 8 \end{pmatrix} + \begin{pmatrix} 2 & -1 \\ -1 & 1 \end{pmatrix} \begin{pmatrix} 9 \\ 0 \end{pmatrix} = \begin{pmatrix} 22 \\ -1 \end{pmatrix}$$

此时检验数不变,应用对偶单纯形法继续求解。最优表的变化及其新的最优解如表 3 - 11 所示。

表 3 - 11　b_1 改变量 $\Delta b_1 = 9$ 时对最优解影响

C_B	c_j / X_B	5 x_1	8 x_2	6 x_3	0 x_4	0 x_5	b
5	x_1	1	0	0	2	-1	22
8	x_2	0	1	1	[-1]	1	-1
	$\overline{C_j}$	0	0	-2	-2	-3	$Z = 102$
	θ				2		
5	x_1	1	2	2	0	1	20
0	x_4	0	-1	-1	1	-1	1
	$\overline{C_j}$	0	-2	-4	0	-5	$Z^* = 100$

故新的最优解为 $X^* = (20 \quad 0 \quad 0 \quad 1 \quad 0)$,最优值为 $Z^* = 100$。

三、技术系数 a_{ij} 的变化分析

在现实的经营管理活动中,设备、工艺、技术和管理水平等某一方面的改进和提高,都可能引起资源消耗量的改变,反映到线性规划模型中就是技术系数 a_{ij} 的改变,下面分 4 种情况加以讨论。

（一）非基本变量 x_j 的系数列向量 P_j 的改变

假设改变量为 ΔP_j,即 $P_j' = P_j + \Delta P_j$

由 $\overline{C_j} = c_j - C_B B^{-1} P_j$ 得知,P_j 的改变将影响到检验数的改变,即

$\overline{C_j}$ 变为 $\overline{C_j'} = c_j - C_B B^{-1}(P_j + \Delta P_j)$,

$$= c_j - C_B B^{-1} P_j - C_B B^{-1} \Delta P_j$$

$$= \overline{C_j} - C_B B^{-1} \Delta P_j$$

如要保持原极大化问题的最优解不变,则应有

$$\overline{C_j} - C_B B^{-1} \Delta P_j \leqslant 0$$

即 $\overline{C_j} \leqslant C_B B^{-1} \Delta P_j$,

否则,须从原最终单纯形表出发继续迭代,找出新的最优解。

(二)基本变量 x_j 的系数列向量 P_j 的改变

根据表 $3-4$、表 $3-5$ 的单纯形法矩阵表示式,基本变量的系数列向量的改变将影响到 B,B^{-1} 的改变,进而影响到单纯形表的每一列,这种情况下一般需重新迭代求解。读者可自己验证。

(三)决策变量增减的灵敏度分析

决策变量的增加或减少,相当于在原约束方程组中增加或减少一个列向量。如果新增一个决策变量 x_{n+1},则有相应的列向量 P_{n+1} 和目标函数系数 c_{n+1},计算出 $B^{-1} P_{n+1}$,检验数 $\overline{C_{n+1}} = c_{n+1} - C_B B^{-1} P_{n+1}$,填入最优单纯形表。

若 $\overline{C_{n+1}} \leqslant 0$,则最优解不变;否则继续用单纯形法求解。

(四)增加新的约束条件的灵敏度分析

增加一个约束条件之后,应把最优解代入新的约束,若满足则最优解不变,否则将该约束条件引入最优单纯形表,并通过矩阵行变换得到基本可行解或基本解,然后用单纯形法或对偶单纯形法继续求解。

【例 11】 以例 9 为例:

(1)除 A_1、A_2、A_3 外,还有一种新的药品 A_4 已研制成功。已知药品 A_4 每盒需消耗 D、E 原材料分别为 3 千克和 2 千克;每盒可获利 10 元。问该厂是否应生产该药品?

(2)由于制药公司受流动资金等其他因素的限制,使药品的生产用原料 F 受到限制。计划期内 F 的总量为 10 千克,而 A_1、A_2、A_3 单位产品消耗 F 的量分别为 2 千克、1 千克和 3 千克,问最优方案如何变化?

解:(1)设新药品的产量为 x_4(盒),其矩阵系数向量为 $P_4 = (3 \quad 2)^{\mathrm{T}}$。

建立此时该问题的模型

$$\text{Max } Z = 5x_1 + 8x_2 + 6x_3 + 10x_4$$

$$\text{s. t.} \begin{cases} x_1 + x_2 + x_3 + 3x_4 \leqslant 12 \\ x_1 + 2x_2 + 2x_3 + 2x_4 \leqslant 20 \\ x_1,\ x_2,\ x_3,\ x_4 \geqslant 0 \end{cases}$$

由原问题的最优单纯形表可知 $B^{-1} = \begin{pmatrix} 2 & -1 \\ -1 & 1 \end{pmatrix}$,变化后 x_4 列的检验数

为 $\overline{C_4} = c_4 - C_B B^{-1} P_4 = 10 - (5,\ 8) \times \begin{pmatrix} 2 & -1 \\ -1 & 1 \end{pmatrix} \times \begin{pmatrix} 3 \\ 2 \end{pmatrix} = -2 \leqslant 0$,则最优

解不变,故制药公司不应生产该新药品 A_4。

(2)增加了约束条件 $2x_1 + x_2 + 3x_3 \leqslant 10$ 后,建立新问题的模型如下

$$\text{Max } Z = 5x_1 + 8x_2 + 6x_3$$

$$\text{s. t.} \begin{cases} x_1 + x_2 + x_3 \leqslant 12 \\ x_1 + 2x_2 + 2x_3 \leqslant 20 \\ 2x_1 + x_2 + 3x_3 \leqslant 10 \\ x_1,\ x_2,\ x_3 \geqslant 0 \end{cases}$$

原最终单纯形表新增一行和一列,此时原最终单纯形表中的 x_1 和 x_2 的系数不再是单位向量了,所以继续进行行变换。在行变换后得到的新单纯形表中,检验数均小于等于零,但右端项出现负值,所以可用对偶单纯形法继续运算,变换及运算过程见表 3 - 12。

表 3 - 12　约束条件增加对最优解影响

C_B	c_j / x_j / X_B	5	8	6	0	0	0	b
		x_1	x_2	x_3	x_4	x_5	x_6	
5	x_1	1	0	0	2	−1	0	4
8	x_2	0	1	1	−1	1	0	8
0	x_6	2	1	3	0	0	1	10
	$\overline{C_j}$							$Z=$
5	x_1	1	0	0	2	−1	0	4
8	x_2	0	1	1	−1	1	0	8
0	x_6	0	0	2	[−3]	1	1	−6
	$\overline{C_j}$	0	0	−2	−2	−3	0	$Z = 84$

（续表）

C_B	c_j x_j X_B	5 x_1	8 x_2	6 x_3	0 x_4	0 x_5	0 x_6	b
	θ				2/3			
5	x_1	1	0	4/3	0	$-1/3$	2/3	0
8	x_2	0	1	1/3	0	2/3	$-1/3$	10
0	x_4	0	0	$-2/3$	1	$-1/3$	$-1/3$	2
	$\overline{C_j}$	0	0	$-10/3$	0	$-11/3$	$-2/3$	$Z^* = 80$

最后得最优解 $X^* = (0 \quad 10 \quad 0 \quad 2 \quad 0 \quad 0)^{\mathrm{T}}$，最优值 $Z^* = 80$。

综上所述，灵敏度分析的步骤可归纳如下：①将某些变化后的参数代入最优单纯形表；②检查修正后的最优单纯形表，主要考察最优解的两点变化，即解的可行性变化（检查表中基本变量值 $B^{-1}b$ 是否依旧非负）和解的最优性变化（检查表中所有检验数是否达到最优要求，对极大化问题应该均为非正值）；③若经检验未得到最优解，将修正后的最优表作为初始单纯形表，重新使用单纯形法（或对偶单纯形法）迭代求解。

第五节 应 用 举 例

A 医院放射科目前可以开展 X 线平片检查、CT 检查和磁共振检查业务。经过资料收集和信息处理，A 医院估计今后放射科如果开展此 3 项业务，在现有放射科医务人员力量和患者需求的情况下，每月此 3 项业务的最多提供量为 1 800 人次。平均每人次检查时间、每月机器实际可使用时间、平均每人次检查利润如表 3-13。

表 3-13 放射科 3 项检查资源需求、资源限制及利润

项 目	放射科业务		
	X 线平片检查	CT 检查	磁共振检查
平均每人次检查时间（小时/次）	0.1	0.25	0.5
每月机器实际可使用时间（小时）	300	120	120
平均每人次检查利润（元/次）	20	60	10

设每月 X 线平片检查、CT 检查和磁共振检查的业务量分别为 x_1、x_2 和

x_3 人次，则使 A 医院放射科此 3 项业务收入最多的线性规划模型如下

$$\text{Max } Z = 20x_1 + 60x_2 + 10x_3$$

$$\text{s. t.} \begin{cases} 0.1x_1 \leqslant 300 \\ 0.25x_2 \leqslant 120 \\ 0.5x_3 \leqslant 120 \\ x_1 + x_2 + x_3 \leqslant 1\,800 \\ x_1, \, x_2, \, x_3 \geqslant 0 \end{cases}$$

利用单纯形法可得最终单纯形表如表 3 - 14。

表 3 - 14　最终单纯形表

C_B	c_j / x_j X_B	20 x_1	60 x_2	10 x_3	0 x_4	0 x_5	0 x_6	0 x_7	b
0	x_4	0	0	-0.1	1	0.4	0	-0.1	168
60	x_2	0	1	0	0	4	0	0	480
0	x_6	0	0	0.5	0	0	1	0	120
20	x_1	1	0	1	0	-4	0	1	1 320
	$\overline{C_j}$	0	0	-10	0	-160	0	-20	$Z^* = 55\,200$

试回答下列问题（各问题条件相互独立）：

（1）A 医院从放射科收益的角度考虑，如何安排业务量？

（2）在最优业务安排的情况下，A 医院如何利用影子价格进行决策？

（3）由于患者的需求发生变化，X 线平片检查的单位利润可能改变，试求出保持最优业务安排不变的情况下，X 线平片检查的单位利润变化范围？

（4）由于设备老化等因素，X 线平片检查每月实际可使用时间降低至 130 小时，此时是否会影响最优业务安排？若影响，求该最优业务安排？

（5）医院管理层对不开展磁共振检查业务提出意见，为了满足患者需求，要求每月必须至少提供 100 人次，求此条件下最优业务安排？

解：（1）该线性规划模型的最优解 $X^* = (1\,320 \quad 480 \quad 0 \quad 168 \quad 0 \quad 120 \quad 0)^T$，最优值 $Z^* = 55\,200$。即 A 医院从放射科收益的角度考虑，在每月 X 线平片检查和 CT 检查业务量分别为 1 320 人次和 480 人次，且不开展磁共振检查业务时，放射科利润最大，达 55 200 元。

（2）由表 3 - 14 可得到该对偶规划的最优解为 $Y^* = (0 \quad 160 \quad 0 \quad 20)$，

即对应于原问题资源约束的影子价格。

在最优业务安排的情况下,资源 X 线机的影子价格 $y_1^* = 0$ 元/小时,该种资源有剩余,每月 X 线机仍有 168 小时未被实际利用。

资源 CT 机的影子价格 $y_2^* = 160$ 元/小时,每月 CT 机可使用的时间已完全利用。如果市场上能租到 CT 机的价格低于影子价格 160 元/小时,那么就应当租用 CT 机,增加 CT 检查业务,以求得更高的利润。

资源磁共振机的影子价格 $y_3^* = 0$ 元/小时,该种资源有剩余,每月磁共振机有 120 小时未被实际利用。

3 项业务供给量限制的影子价格 $y_4^* = 20$ 元/人次,在最优业务安排的情况下,每月 X 线平片检查和 CT 检查的服务量已达到现有医务人员提供和患者需求的最大量。A 医院如果想通过从人才市场上聘用医务人员以增加放射科的服务能力,并通过宣传扩大患者对其医院医疗服务(包括放射科业务)的需求,则只有当增加一个患者的服务量所需额外增加的人员招聘费和宣传费低于 20 元时,才是适宜的,可使放射科的利润更高。

(3) 因为 c_1 是基本变量 x_1 的成本或利润系数,故 c_1 的改变 Δc_1 不仅会影响到所有非基本变量检验数的变化,还会影响到最优目标函数值的变化。变化后的单纯形表如表 3-15 所示。

表 3-15　基本变量 x_1 的系数变化对最优解影响

C_B	c_j ＼ x_j ／ X_B	$20+\Delta c_1$	60	10	0	0	0	0	b
		x_1	x_2	x_3	x_4	x_5	x_6	x_7	
0	x_4	0	0	-0.1	1	0.4	0	-0.1	168
60	x_2	0	1	0	0	4	0	0	480
0	x_6	0	0	0.5	0	0	1	0	120
$20+\Delta c_1$	x_1	1	0	1	0	-4	0	1	1 320
	$\overline{C_j}$	0	0	$-10-\Delta c_1$	0	$-160+4\Delta c_1$	0	$-20-\Delta c_1$	$Z^*=55\,200+1\,320\Delta c_1$

要想使得最优解不变,则需满足下列不等式

$$\begin{cases} -10-\Delta c_1 \leqslant 0 \\ -160+4\Delta c_1 \leqslant 0 \\ -20-\Delta c_1 \leqslant 0 \end{cases} \Rightarrow \begin{cases} \Delta c_1 \geqslant -10 \\ \Delta c_1 \leqslant 40 \\ \Delta c_1 \geqslant -20 \end{cases}$$

即 $-10 \leqslant \Delta c_1 \leqslant 40$。

(4) X 线平片检查每月实际可使用时间降低至 130 小时，$\Delta b =$ $(-170 \quad 0 \quad 0 \quad 0)^{\mathrm{T}}$

$$B^{-1}b + B^{-1}\Delta b = \begin{pmatrix} 168 \\ 480 \\ 120 \\ 1\,320 \end{pmatrix} + \begin{pmatrix} 1 & 0.4 & 0 & -0.1 \\ 0 & 4 & 0 & 0 \\ 0 & 0 & 1 & 0 \\ 0 & -4 & 0 & 1 \end{pmatrix} \begin{pmatrix} -170 \\ 0 \\ 0 \\ 0 \end{pmatrix} = \begin{pmatrix} -2 \\ 480 \\ 120 \\ 1\,320 \end{pmatrix}$$

将此结果记入最终单纯形表，此时检验数不变，应用对偶单纯形法继续求解。最优解的变化及其新的最优解如表 3 - 16 所示。

表 3 - 16　b_1 改变至 130 小时对最优解影响

C_B	c_j X_B x_j	20 x_1	60 x_2	10 x_3	0 x_4	0 x_5	0 x_6	0 x_7	b
0	x_4	0	0	[-0.1]	1	0.4	0	-0.1	-2
60	x_2	0	1	0	0	4	0	0	480
0	x_6	0	0	0.5	0	0	1	0	120
20	x_1	1	0	1	0	-4	0	1	1\,320
	$\overline{C_j}$	0	0	-10	0	-160	0	-20	$Z = 55\,200$
	θ		100					200	
10	x_3	0	0	1	-10	-4	0	1	20
60	x_2	0	1	0	0	4	0	0	480
0	x_6	0	0	0	5	2	1	-0.5	110
20	x_1	1	0	0	10	0	0	0	1\,300
	$\overline{C_j}$	0	0	0	-100	-200	0	-10	$Z^* = 55\,000$

新的最优解 $X^* = (1\,300 \quad 480 \quad 20 \quad 0 \quad 0 \quad 110 \quad 0)^{\mathrm{T}}$，最优值 $Z^* = 55\,000$。

新的最优业务安排为：每月 X 线平片检查 1 300 人次，每月 CT 检查 480 人次，每月磁共振检查 20 人次。

(5) 为了满足患者需求，每月磁共振检查业务必须至少提供 100 人次，增加约束条件 $x_3 \geqslant 100$，引入剩余变量 x_8 和人工变量 x_9，将新的方程 $x_3 - x_8 + x_9 = 100$ 插入最优表中，此时应用大 M 法继续求解。最优解的变化及其新的最优解如表 3-17 所示。

表 3-17 增加约束方程对最优解影响

C_B	X_B	x_1	x_2	x_3	x_4	x_5	x_6	x_7	x_8	x_9	b	θ
	c_j	20	60	10	0	0	0	0	0	$-M$		
0	x_4	0	0	-0.1	1	0.4	0	-0.1	0	0	168	
60	x_2	0	1	0	0	4	0	0	0	0	480	
0	x_6	0	0	0.5	0	0	1	0	0	0	120	240
20	x_1	1	0	1	0	-4	0	1	0	0	1 320	1 320
$-M$	x_9	0	0	$[1]$	0	0	0	0	-1	1	100	100
	$\overline{C_j}$	0	0	$-10+M$	0	-160	0	0	$-M$	0	$Z^*=55\,200-100M$	
0	x_4	0	0	0	1	0.4	0	-0.1	-0.1	0.1	178	
60	x_2	0	1	0	0	4	0	0	0	0	480	
0	x_6	0	0	0	0	0	1	0.5	-0.5		70	
20	x_1	1	0	0	0	-4	0	1	1	-1	1 220	
10	x_3	0	0	1	0	0	0	0	-1	1	100	
	$\overline{C_j}$	0	0	0	0	-160	0	-20	-10	$-M+10$	$Z^*=54\,200$	

新的最优解 $X^* = (1\,220 \quad 480 \quad 100 \quad 178 \quad 0 \quad 70 \quad 0 \quad 0 \quad 0)^{\mathrm{T}}$,最优值 $Z^* = 54\,200$。

新的最优业务安排为:每月 X 线平片检查 1 220 人次,每月 CT 检查 480 人次,每月磁共振检查 100 人次。

习 题 二

1. 写出下列线性规划问题的对偶问题:

(1) Max $Z = 10x_1 + x_2 + 2x_3$

s. t. $\begin{cases} x_1 + x_2 + 2x_3 \leqslant 10 \\ 4x_1 + x_2 + x_3 \leqslant 20 \\ x_1, x_2, x_3 \geqslant 0 \end{cases}$

(2) $\text{Min } Z = 3x_1 + 2x_2 - 3x_3 + 4x_4$

$$\text{s. t.} \begin{cases} x_1 - 2x_2 + 3x_3 + 4x_4 \leqslant 3 \\ x_2 + 3x_3 + 4x_4 \geqslant -5 \\ 2x_1 - 3x_2 - 7x_3 - 4x_4 = 2 \\ x_1 \geqslant 0, \ x_4 \leqslant 0, \ x_2, \ x_3 \ \text{无约束} \end{cases}$$

(3) $\text{Min } Z = -5x_1 - 6x_2 - 7x_3$

$$\text{s. t.} \begin{cases} -x_1 + 5x_2 - 3x_3 \geqslant 15 \\ -5x_1 - 6x_2 + 10x_3 \leqslant 20 \\ x_1 - x_2 - x_3 = -5 \\ x_1 \leqslant 0, \ x_2 \geqslant 0, \ x_3 \ \text{无约束} \end{cases}$$

2. 已知线性规划问题用单纯形法计算时得到的初始单纯形表与最终单纯形表如表 3-18,请将表中空白处数字填上。

表 3-18　初始与最终单纯形表

C_B	c_j / x_j / X_B	2 x_1	−1 x_2	1 x_3	0 x_4	0 x_5	0 x_6	b
0	x_4	3	1	1	1	0	0	60
0	x_5	1	−1	2	0	1	0	10
0	x_6	1	1	−1	0	0	1	20
	$\overline{C_j}$	2	−1	1	0	0	0	$Z = 0$
0	x_4				1	−1	−2	
2	x_1				0	1/2	1/2	
−1	x_2				0	−1/2	1/2	
	$\overline{C_j}$							$Z^* =$

3. 有 LP 问题 $\text{Min } W = 2x_1 + 3x_2 + 5x_3 + 2x_4 + 3x_5$

$$\text{s. t.} \begin{cases} x_1 + x_2 + 2x_3 + x_4 + 3x_5 \geqslant 4 \\ 2x_1 - x_2 + 3x_3 + x_4 + x_5 \geqslant 3 \\ x_j \geqslant 0, \ 1 \leqslant j \leqslant 5 \end{cases}$$

已知其对偶问题的最优解为 $y_1^* = 4/5$，$y_2^* = 3/5$，最优值为 $Z^* = 5$，试用对偶理论求原问题的最优解。

4. 对偶单纯形法求解下列线性规划问题,并指出其对偶问题的最优解。

（1）Min $Z = 2x_1 + 3x_2 + 4x_3$

s. t. $\begin{cases} x_1 + 2x_2 + x_3 \geqslant 3 \\ 2x_1 - x_2 + 3x_3 \geqslant 4 \\ x_1,\ x_2,\ x_3 \geqslant 0 \end{cases}$

（2）Min $Z = 3x_1 + 2x_2 + x_3$

s. t. $\begin{cases} x_1 + x_2 + x_3 \leqslant 6 \\ x_1 - x_3 \geqslant 4 \\ x_2 - x_3 \geqslant 3 \\ x_1,\ x_2,\ x_3 \geqslant 0 \end{cases}$

5. 根据下列线性规划问题及其最终单纯形表（表 3 - 19）

$$\text{Max } Z = 6x_1 + 2x_2 + 12x_3$$

$$\text{s. t. } \begin{cases} 4x_1 + x_2 + 3x_3 \leqslant 24 \\ 2x_1 + 6x_2 + 3x_3 \leqslant 30 \\ x_1,\ x_2,\ x_3 \geqslant 0 \end{cases}$$

表 3 - 19　最终单纯形表

C_B	c_j / x_j / X_B	6 x_1	2 x_2	12 x_3	0 x_4	0 x_5	b
12	x_3	4/3	1/3	1	1/3	0	8
0	x_5	-2	5	0	-1	1	6
	$\overline{C_j}$	-10	-2	0	-4	0	$Z^* =$

（1）写出线性规划原问题的最优解、最优值、最优基 B 及其逆 B^{-1}。

（2）写出原问题的对偶问题，并从上表中直接求出对偶问题的最优解。

（3）试求出最优解不变时 c_3 的变化范围。

（4）试求出最优基本变量不变时 b_2 的变化范围。

（5）在原线性规划的约束条件上，增加下面的约束条件 $x_1 + 2x_2 + 2x_3 \leqslant 12$，其最优解是否变化？如变化，试求出最优解。

6. 某制药公司生产 A、B、C 3 种药品，若设 x、y、z 分别为 A、B、C 3 种药品的产量，为制定最优生产计划建立如下所示模型

$$\text{Max } Z = 4x + 2y + 3z$$

$$\text{s.t.}\begin{cases}2x+2y+4z\leqslant 100 & \rightarrow \text{原材料 1 约束}\\3x+y+6z\leqslant 100 & \rightarrow \text{原材料 2 约束}\\3x+y+2z\leqslant 120 & \rightarrow \text{原材料 3 约束}\\x,\ y,\ z\geqslant 0\end{cases}$$

引入松弛变量 s_1、s_2、s_3,利用单纯形法求解可得最终单纯形表如表 3-20 所示。

表 3-20　最终单纯形表

C_B	c_j / x_j / X_B	4	2	3	0	0	0	b
		x	y	z	s_1	s_2	s_3	
2	y	0	1	0	3/4	$-1/2$	0	25
4	x	1	0	2	$-1/4$	1/2	0	25
0	s_3	0	0	-4	0	-1	1	20
	$\overline{C_j}$	0	0	-5	$-1/2$	-1	0	$Z^*=150$

请分别就以下情况进行分析(各问题条件相互独立):

(1) 由于市场需求变化,药品 B 的单位利润可能改变,试求出保持最优生产计划不需改变的药品 B 单位利润的变化范围;若药品 B 单位利润由 2 变为 5,求相应最优生产计划。

(2) 由于原材料市场变化,原材料 1 的供应从 100 单位降低至 50 个单位,此时是否会影响最优生产计划? 若影响,求其最优生产计划。

(3) 由于生产技术改进,每生产 1 个单位的药品 C 需消耗原材料 1、原材料 2 和原材料 3 的量由原来的 4、6、2 个单位依次变为 2、2、1 个单位,求相应的最优生产计划。

参 考 文 献

1. 薛迪主编. 卫生管理运筹学. 上海:复旦大学出版社,2004
2. 牛映武主编. 运筹学. 第 2 版. 西安:西安交通大学出版社,2006
3. 牛映武主编. 运筹学. 西安:西安交通大学出版社,1994
4. 梁工谦主编. 运筹学典型题解析及自测习题. 西安:西北工业大学出版社,2000
5. 运筹学教材编写组. 运筹学. 第 3 版. 北京:清华大学出版社,2005
6. 徐玖平等主编. 运筹学. 第 2 版. 北京:科学出版社,2004
7. 胡清淮、魏一鸣主编. 线性规划及其应用. 北京:科学出版社,2004
8. 胡运权主编. 运筹学基础及应用. 第 3 版. 哈尔滨:哈尔滨工业大学出版社,1998

第四章 运 输 问 题

运输问题(transportation problem)是指一类具有特殊模型的线性规划问题。由于这类问题约束方程组的系数矩阵具有特殊的结构,因此可以找到比单纯形法更为简便的求解方法,从而节约时间和费用。运输问题之所以得名主要是因为它最初研究的许多问题都是有关如何以最优的方式运送物品的。但随着社会经济的不断进步以及研究的深入和发展,运输问题的应用范围和领域也不断拓展。目前,该方法已不仅仅解决涉及物品空间转移的问题,凡是具有"运输"特征的应用问题,都可以采用运输问题特有的方法加以解决。

第一节 运输问题的数学模型及特征

运输问题属于线性规划问题,但其特殊的模型结构使我们能够得到有关运输问题的特定结论,并进一步帮助我们很轻松地解决运输问题。因此,研究运输问题首先要研究它的数学模型及特征。

一、运输问题的提出

人们在日常活动中,不可避免地要进行将某些物品甚至人们自身从一些地方转移到另一些地方的运输工作,如某时期内将生产基地的煤、钢铁、粮食、药品等各种物资,分别运送到需要这些物资的地区。根据各地的供应量和需求量及各地之间的单位运输费用,制定一个使总的运输费用最小的运输方案,这样的问题称为运输问题。

【例 1】 某制药集团在全国不同地区设有 3 个黄芪种植加工基地,分别为 A_1、A_2、A_3;这 3 个基地的黄芪每月生产加工量分别为 9 吨、5 吨和 7 吨。该集团从这些种植加工基地每月将加工好的黄芪分别运往位于全国 4 个不同地区的该集团下属药厂 B_1、B_2、B_3 和 B_4;这 4 个药厂每月黄芪的需求量分别为 3 吨、8 吨、4 吨和 6 吨,以用于生产成药。已知从每个基地到各药厂每吨黄芪的运价如表 4 - 1 所示,问该制药集团应如何安排运输,使在满足各药厂需求的情况下,总的运费最少?

表 4 - 1　各种植基地到各药厂每吨黄芪的运费　　　（单位：百元）

种植基地	药　　　　　　厂			
	B_1	B_2	B_3	B_4
A_1	2	9	10	7
A_2	1	3	4	2
A_3	8	4	2	5

上述问题利用网络图来表示则更为直观，如图 4 - 1。

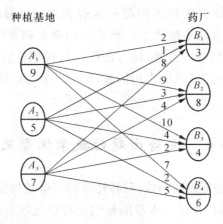

图 4 - 1　黄芪运输问题

设由基地 A_i 供给药厂 B_j 的黄芪数量为 $x_{ij}(i=1, 2, 3; j=1, 2, 3, 4)$ 吨，则从任一生产基地到任一药厂的运费与运量成正比，即两地之间的运费等于运量乘以运价，总运费 Z 等于各基地与各药厂之间的运费之和。因此总运费最小可表示为

$$\text{Min } Z = 2x_{11} + 9x_{12} + 10x_{13} + 7x_{14} + x_{21} + 3x_{22} + 4x_{23}$$
$$+ 2x_{24} + 8x_{31} + 4x_{32} + 2x_{33} + 5x_{34}$$

如果 3 个基地生产的药材全部供应给 4 个药厂，则有以下供给量与运出量的平衡方程

$$\begin{cases} x_{11} + x_{12} + x_{13} + x_{14} = 9 \\ x_{21} + x_{22} + x_{23} + x_{24} = 5 \\ x_{31} + x_{32} + x_{33} + x_{34} = 7 \end{cases}$$

而对于每个药厂也有如下需求量与供应量的平衡方程

$$\begin{cases} x_{11} + x_{21} + x_{31} = 3 \\ x_{12} + x_{22} + x_{32} = 8 \\ x_{13} + x_{23} + x_{33} = 4 \\ x_{14} + x_{24} + x_{34} = 6 \end{cases}$$

由于黄芪的运量应大于等于零(非负要求),因此有

$$x_{ij} \geqslant 0, \ i = 1, 2, 3; \ j = 1, 2, 3, 4$$

显然,这是一个线性规划问题。

二、运输问题的描述及其数学模型

(一)运输问题的数学模型

运输问题有其共同特征,可将其一般情况描述为:有某种物资需要调运,这种物资的计量单位可以是重量、包装单位或其他。已知有 m 个地点可以供应该种物资(通称产地或发点,用 A_i 表示,$i = 1, 2, \cdots, m$),有 n 个地点需要该种物资(通称销地或收点,用 B_j 表示,$j = 1, 2, \cdots, n$);又知这 m 个产地的供应量(以后通称产量)分别为 $a_1, a_2, \cdots, a_m$(可通写为 a_i),n 个销地的需要量(以后通称销量)分别为 $b_1, b_2, \cdots, b_n$(可通写为 b_j),从第 i 个产地到第 j 个销地的单位物资运价为 c_{ij}。问如何调运可使总运输费用最少?

在例 1 中我们注意到,3 个种植基地每月总的生产加工量与 4 个药厂每月的总需求量相等,均为 21 吨。在运输问题中,如果总产量等于总销量,即

$$\sum_{i=1}^{m} a_i = \sum_{j=1}^{n} b_j$$

则称该运输问题为"产销平衡"的运输问题;否则称为产销不平衡的运输问题。设 x_{ij} 代表从第 i 个产地调运给第 j 个销地的物资单位的数量,则产销平衡运输问题的数学模型可表示为如下形式

$$\text{Min } Z = \sum_{i=1}^{m} \sum_{j=1}^{n} c_{ij} x_{ij}$$

$$\begin{cases} \sum_{j=1}^{n} x_{ij} = a_i \quad i = 1, 2, \cdots, m \quad \text{(供应约束条件)} \\ \sum_{i=1}^{m} x_{ij} = b_j \quad j = 1, 2, \cdots, n \quad \text{(需求约束条件)} \\ x_{ij} \geqslant 0, \ i = 1, 2, \cdots, m; \ j = 1, 2, \cdots, n \end{cases} \quad (4-1)$$

【例 2】　某医药公司计划在下属的 3 个药厂生产 3 种药品,第 i 个药厂的生产任务为 $a_i(i=1,2,3)$ 箱,第 j 种药品的需求量为 $b_j(j=1,2,3)$ 箱,第 i 个药厂生产第 j 种药品所需的单位成本为 c_{ij}(百元),如表 4 - 2 所示。问如何安排生产任务使总的生产成本最少?

表 4 - 2　药品生产安排问题

药　厂	药　　品			生产任务
	B_1	B_2	B_3	
A_1	5	2	3	50
A_2	6	4	1	60
A_3	7	3	4	40
需求量	70	30	50	150

用 $x_{ij}(i=1,2,3;j=1,2,3)$ 代表第 i 个工厂生产第 j 种药品的数量(箱),该问题的数学模型为

$$\text{Min } Z = 5x_{11} + 2x_{12} + 3x_{13} + 6x_{21} + 4x_{22} + x_{23} + 7x_{31} + 3x_{32} + 4x_{33}$$

$$\begin{cases} x_{11} + x_{12} + x_{13} = 50 \\ x_{21} + x_{22} + x_{23} = 60 \\ x_{31} + x_{32} + x_{33} = 40 \\ x_{11} + x_{21} + x_{31} = 70 \\ x_{12} + x_{22} + x_{32} = 30 \\ x_{13} + x_{23} + x_{33} = 50 \\ x_{ij} \geqslant 0, i = 1,2,3; j = 1,2,3 \end{cases}$$

由例 2 可以看出,有些问题表面上与运输并无关系,但其模型的数学结构与运输问题模型形式相同,所以这类问题也属于运输问题。

(二)运输表

由于运输问题由产量、销量及单位运价而完全确定,所以可以在运输表中汇总有关数据(表 4 - 3)。运输表第 i 行、第 j 列的单元格(第 ij 单元格)对应于变量 x_{ij},其右上角为单位运价 c_{ij}。如果 x_{ij} 是基本变量,那么它的值(可以是 0,即退化解情况)将被放在第 ij 单元格的左下角,对应的单元格称为数字格;而非基本变量取值为零,可不必填写,对应的单元格称为空格。

表 4 - 3 运输表

产 地	销 地				产 量
	B_1	B_2	$\cdots$	B_n	
A_1	c_{11} x_{11}	c_{12} x_{12}		c_{1n} x_{1n}	a_1
A_2	c_{21} x_{21}	c_{22} x_{22}		c_{2n} x_{2n}	a_2
$\vdots$					$\vdots$
A_m	c_{m1} x_{m1}	c_{m2} x_{m2}		c_{mn} x_{mn}	a_m
销量	b_1	b_2	$\cdots$	b_n	

例如,例 1 的黄芪运输问题及其某一组基本可行解可以显示如表 4 - 4。在运输表中,第 i 行中的变量之和必须等于产量 a_i,第 j 列中的变量之和必须等于 b_j,因此运输表的格式隐含地表示了供应约束条件和需求约束条件,以及总产量等于总销量的平衡条件。

表 4 - 4 例 1 的运输表

产 地	销 地				产 量
	B_1	B_2	B_3	B_4	
A_1	2 5	9	10	7 4	9
A_2	1 3	3	4	2 2	5
A_3	8	4 3	2 4	5	7
销量	3	8	4	6	

三、运输问题的模型特征及有关结论

(一)运输问题的模型特征

由运输模型式(4-1)可知,一个有 m 个产地和 n 个销地的产销平衡运输

问题是一个有 $m+n$ 个等式约束条件的线性规划问题,其约束方程组的系数矩阵具有如下形式

$$A = \begin{bmatrix} x_{11}\,x_{12}\,\cdots\,x_{1n}\,x_{21}\,x_{22}\,\cdots\,x_{2n}\,\cdots\,x_{m1}\,x_{m2}\,\cdots\,x_{mn} \\ 1 \; 1 \; \cdots \; 1 \\ \qquad\qquad 1 \; 1 \; \cdots \; 1 \\ \qquad\qquad\qquad\qquad \ddots \\ \qquad\qquad\qquad\qquad\qquad 1 \; 1 \; \cdots \; 1 \\ 1 \qquad\qquad 1 \qquad\qquad 1 \\ \quad 1 \qquad\qquad 1 \qquad\qquad 1 \\ \quad\ddots \qquad\quad \ddots \qquad\quad \ddots \\ \qquad 1 \qquad\qquad 1 \qquad\qquad 1 \end{bmatrix} \begin{matrix} \\[3pt] \left.\vphantom{\begin{matrix}1\\1\\1\\1\end{matrix}}\right\}m\,\text{行} \\[10pt] \left.\vphantom{\begin{matrix}1\\1\\1\\1\end{matrix}}\right\}n\,\text{行} \end{matrix} \qquad (4-2)$$

其对应于变量 x_{ij} 的系数列向量 P_{ij} 的结构为

$$\underset{\displaystyle\downarrow}{\text{第 } i \text{ 个}} \qquad \underset{\displaystyle\downarrow}{\text{第 }(m+j)\text{ 个}}$$

$$P_{ij} = (0,\,\cdots,\,0,\,1,\,0,\,\cdots,\,0,\,1,\,0,\,\cdots,\,0)^{\mathrm{T}} \qquad (4-3)$$

可见,产销平衡运输问题的模型有如下特征:①运输问题有 $m+n$ 个约束条件,$m \times n$ 个变量;②约束条件系数矩阵中的元素等于 0 或 1;③约束条件系数矩阵的每一列有两个非 0 元,表明每个变量 x_{ij} 在前 m 个约束方程和后 n 个约束方程中各出现一次。

(二) 运输问题的有关结论

运输问题也是线性规划问题,故可用单纯形法求解。但运输模型中包含的 $m+n$ 个等式约束条件,又使得寻找基本可行解的工作变得很困难。幸运的是,平衡运输问题的特殊模型结构使我们能够得到下列有关运输问题的一般性结论,并进一步帮助我们很轻松地找到基本可行解。

结论 1 产销平衡的运输问题一定有可行解,并且存在有限最优解。

对产销平衡运输问题式(4-1),设

$$\sum_{i=1}^{m} a_i = \sum_{j=1}^{n} b_j = Q$$

并令变量

$$x_{ij} = \frac{a_i b_j}{Q} \quad i = 1,\, 2,\, \cdots,\, m;\, j = 1,\, 2,\, \cdots,\, n \qquad (4-4)$$

显然,式(4-4)就是式(4-1)的一个可行解;另一方面,式(4-1)的目标函数有下限,故该运输问题必存在有限最优解。

根据上述讨论及线性规划的有关结论,运输问题一定存在基本可行解和最优基本可行解。关于运输问题的解还有:

结论 2 如果全部产量和全部销量都是整数,则运输问题必有整数解。

结论 3 运输问题有 $m+n-1$ 个基本变量。

由式(4-2)可以看出,系数矩阵 A 的前 m 行之和与后 n 行之和相等,即 A 的行向量组是线性相关的。线性代数可以进一步证明运输问题有 $m+n-1$ 个基本变量。

但需注意的是,并非任意 $m+n-1$ 个变量都能构成运输问题的基本变量。以下引入闭回路的概念,以确定某个含 $m+n-1$ 个变量的组合是否构成基本变量。

观察变量序列 $\{x_{i_1 j_1}, x_{i_1 j_2}, x_{i_2 j_2}, x_{i_2 j_3}, \cdots, x_{i_s j_s}, x_{i_s j_1}\}$($i_1, i_2, \cdots, i_s$; $j_1, j_2, \cdots, j_s$ 互不相同)在运输表中的情形。显然有,序列中任何两个相邻变量处于同一行或者同一列,而任何 3 个相邻的变量不会处于同一行或同一列中;序列中的最后一个变量与第一个变量位于运输表的同一行或同一列。在运输表中,将序列中相邻的两个变量依次相连,并将最后一个变量与第一个变量相连,可形成一个闭合的回路,称为闭回路,序列中的变量称为闭回路的顶点,相邻两个变量的连线称为闭回路的边(图 4-2、图 4-3)。

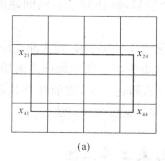

(a)

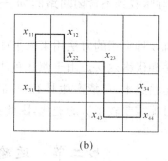

(b)

图 4-2 闭回路示例

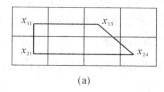

(a)

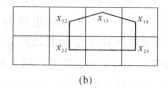

(b)

图 4-3 非闭回路示例

如果某组变量含有闭回路,不妨设该闭回路由图 4 - 2(b)所给出,变量序列为 $\{x_{11}, x_{12}, x_{22}, x_{23}, x_{43}, x_{44}, x_{34}, x_{31}\}$,则在约束系数矩阵中该变量序列的系数列向量有如下的线性关系。

$$P_{11} - P_{12} + P_{22} - \cdots - P_{31} = \begin{pmatrix} 1 \\ 0 \\ 0 \\ 0 \\ 1 \\ 0 \\ 0 \\ 0 \end{pmatrix} - \begin{pmatrix} 1 \\ 0 \\ 0 \\ 0 \\ 0 \\ 1 \\ 0 \\ 0 \end{pmatrix} + \begin{pmatrix} 0 \\ 1 \\ 0 \\ 0 \\ 0 \\ 1 \\ 0 \\ 0 \end{pmatrix} - \begin{pmatrix} 0 \\ 1 \\ 0 \\ 0 \\ 0 \\ 0 \\ 1 \\ 0 \end{pmatrix} + \begin{pmatrix} 0 \\ 0 \\ 0 \\ 1 \\ 0 \\ 0 \\ 1 \\ 0 \end{pmatrix} - \begin{pmatrix} 0 \\ 0 \\ 0 \\ 1 \\ 0 \\ 0 \\ 0 \\ 1 \end{pmatrix} + \begin{pmatrix} 0 \\ 0 \\ 1 \\ 0 \\ 0 \\ 0 \\ 0 \\ 1 \end{pmatrix} - \begin{pmatrix} 0 \\ 0 \\ 1 \\ 0 \\ 1 \\ 0 \\ 0 \\ 0 \end{pmatrix}$$
$$= O$$

即系数列向量线性相关。显然,这一结论在更一般的情况下也是成立的,即包含闭回路的变量组对应的系数列向量一定是线性相关的。由于基本变量所对应的列向量是线性无关的,所以 $m+n-1$ 个变量如含有闭回路则一定不构成基本变量。通过进一步的证明还可以得到如下结论。

结论 4　在 m 个产地和 n 个销地的平衡运输问题中,$m+n-1$ 个变量构成基本变量的充分必要条件是它不包含任何闭回路。

因此,找到不含闭回路的 $m+n-1$ 个变量,就找到了运输问题的基本变量。

有 3 种常用的方法用来求平衡运输问题的基本可行解,即西北角法、最小元素法和伏格尔法。由于西北角法是从运输表的左上角开始确定运量,没有考虑运输成本,可能产生具有很高运费的初始调运方案,进而在寻找最优方案时可能需要较多次的迭代,因此我们将详细讨论后两种方法。

第二节　运输问题的表上作业法

表上作业法是一种在运输表上求解平衡运输问题的方法,其解决问题的思路与单纯形法一致,因此也称为运输单纯形法。但迭代过程不涉及乘法运算,只涉及加法和减法运算,较一般单纯形法更为简便。其基本步骤为:

步骤一:确定初始调运方案(求初始基本可行解)。常用的方法有西北角法、最小元素法和伏格尔(Vogel)法。

步骤二:最优性检验,即求检验数并判断是否得到最优解。求检验数的常用方法有闭回路法和位势法,如为目标函数最小化,则当非基本变量的检验数 σ_{ij} 全部非负时,得到最优解;若存在检验数 $\sigma_{lk} < 0$,说明未达到最优,转步骤三。

步骤三:运输方案的调整(基变换)。选检验数 $\sigma_{lk} < 0$ 的基本变量作为换入变量,并选择换出变量,对原运量进行调整得到新的基本可行解,转步骤二。

一、确定初始调运方案(求初始基本可行解)

确定初始调运方案的方法很多,一般情况下,希望选择的方法简便易行,并能给出较好的方案,减少迭代的次数。

(一)最小元素法

最小元素法的思想是就近供应,即从运输表中单位运价最小的 c_{ij} 对应的变量 x_{ij} 开始优先赋值,令 $x_{ij} = \min\{a_i, b_j\}$,然后再在剩下的运价中取最小运价对应的变量赋值并满足约束,依此类推,直到给出最后一个初始基本可行解为止。以例1的黄芪运输问题作为说明,具体步骤是:

第一步:先根据表 4-1 及问题所给数据,画出一张包含单位运价及产销量的运输表(表 4-5),找出最小的单位运价为 $c_{21} = 1$(若有两个最小运价时任选其一),即基地 A_2 生产的黄芪应首先供应药厂 B_1 的需要。由于 A_2 的月产量为 5 吨,而 B_1 的需要量为 3 吨,即 A_2 每月生产的除满足 B_1 全部需求外,还剩余 2 吨。取 $x_{21} = \min\{a_2, b_1\} = \min\{5, 3\} = 3$,即在表 4-5 的单元格 $(2,1)$ 中填上数字 3,表示由 A_2 调运 3 吨黄芪给 B_1,再在表 4-5 中将 B_1 这一列的其他单元格打×,表示不需要再从其他产地供应黄芪给 B_1。最后,将 B_1 对应的销量数字改为 0,而 A_2 对应的产量数字改为 $5-3=2$,表示在完成这一调运后,B_1 的需求已满足,而 A_2 能供应的黄芪数量只剩下 2 吨。这样得到的结果见表 4-6。

表 4-5 例 1 的运输表

产 地	销 地				产 量
	B_1	B_2	B_3	B_4	
A_1	2	9	10	7	9
A_2	1	3	4	2	5
A_3	8	4	2	5	7
销量	3	8	4	6	

表 4-6　最小元素法(1)

产地	销 地				产量
	B_1	B_2	B_3	B_4	
A_1	2 ✕	9	10	7	9
A_2	1 3	3	4	2	5̲ 2
A_3	8 ✕	4	2	5	7
销量	3̲ 0	8	4	6	

第二步:从表4-6未填数字也未打✕的单元格中找出最小的运价2[有两个最小运价,可任选其一,例如选择单元格(2,4)对应的],即 A_2 每月剩余的黄芪应供应药厂 B_4。取 $x_{24} = \min\{a_2, b_4\} = \min\{2, 6\} = 2$,填入单元格(2,4),表示由 A_2 调运2吨给 B_4,但只能满足 B_4 的部分需求,其余 $6-2 = 4$ 吨由其他基地供。将 A_2 行的其余单元格打✕,并将其对应的产量数字改为0,B_4 列对应的销量改为4吨。所得结果见表4-7。

表 4-7　最小元素法(2)

产地	销 地				产量
	B_1	B_2	B_3	B_4	
A_1	2 ✕	9	10	7	9
A_2	1 3	3 ✕	4 ✕	2 2	5̲ 2̲ 0
A_3	8 ✕	4	2	5	7
销量	3̲ 0	8	4	6̲ 4	

第三步:再从表4-7中剩余的空白单元格中找出最小元素对应的单元格(3,3),填入数字 $x_{33} = \min\{a_3, b_3\} = \min\{7, 4\} = 4$,将 B_3 列其余空格打✕,并将对应的销量改为0,对应的产量改为3,结果见表4-8。

表 4 - 8 最小元素法(3)

产 地	销 地				产 量
	B_1	B_2	B_3	B_4	
A_1	2 ×	9	10 ×	7	9
A_2	1 3	3 ×	4 ×	2 2	5 2 0̸
A_3	8 ×	4	2 4	5	7̸ 3̸
销量	3̸ 0̸	8	4̸ 0̸	6̸ 4̸	

这样一步一步进行下去,直到只有一个单元格可以选择为止。由于是平衡运输问题,所以这个单元格对应的剩余产量和剩余销量相等,该单元格填入数字后,将相应的产销量均改为 0。这时,所有单元格均填入数字或打×,在运输表上就得到一个调运方案(表 4 - 9),单元格中填入的数字是基本可行解中基本变量的取值,基本变量个数为 $m+n-1=3+4-1=6$,即应有 6 个数字格。这个调运方案的运输费用为

$$9 \times 5 + 7 \times 4 + 1 \times 3 + 2 \times 2 + 4 \times 3 + 2 \times 4 = 100(百元)。$$

表 4 - 9 最小元素法(4)

产 地	销 地				产 量
	B_1	B_2	B_3	B_4	
A_1	2 ×	9 5	10 ×	7 4	9̸ 5̸ 0̸
A_2	1 3	3 ×	4 ×	2 2	5̸ 2̸ 0̸
A_3	8 ×	4 3	2 ×	5	7̸ 3̸ 0̸
销量	3̸ 0̸	8̸ 5̸ 0̸	4̸ 0̸	6̸ 4̸ 0̸	

注意,除最后一个变量之外,如果一个变量同时满足供应约束和需求约束条件,即对某个被选中的 c_{ij} 有 $a_i = b_j$,则填入变量取值后,只能将其中的一行或一列未填数字的单元格打×,而不能把它们都打×。否则,得到的数字

格个数少于 $m+n-1$ 个。

最小元素法给定的初始方案只是从局部考虑就近供应,很可能造成总体的不合理,有时为了节省某一处的运费,甚至可能导致很高的总运输费用。

（二）伏格尔（Vogel）法

也称元素差额法,是最小元素法经过改进而得到的。该法考虑到每个产地运出物品以及每个销地调入物品时的最小运价与次小运价之间的差额,如果差额很大,就选该最小运价处先调运,否则会增加总运费。例如以下两种调运方案（表 4-10、表 4-11）。

表 4-10　调运方案（1）

	10		7	10
10		×		
	3		2	20
5		15		
	15		15	

表 4-11　调运方案（2）

	10		7	10
×		10		
	3		2	20
15		5		
	15		15	

表 4-10 是按最小元素法得到的方案,其对应的总运费为：$Z_1=10\times10+3\times5+2\times15=145$,其中对应最高单位运价 c_{11} 的运量 $x_{11}=10$；表 4-11 的调运方案考虑到 c_{11} 与 c_{21} 之间的差额是 $10-3=7$,是所有差额中最大的,如果不先安排 x_{21},到后来就有可能 $x_{11}\neq0$,这样总的运费就会增加较大。因此,先安排 x_{21},其次是 x_{22},再次是 x_{12},这时总运费为：$Z_2=7\times10+3\times15+2\times5=125<Z_1$。

基于上述考虑,并以例 1 的黄芪运输问题作为说明,伏格尔法求初始基本可行解的步骤如下。

第一步：首先计算每一行和每一列中次小单位运价与最小单位运价之差,称之为行罚数和列罚数,并分别列于运输表右侧第一列和下边第一行相应的格子中,见表 4-12。

第二步：找出所有行罚数与列罚数之中最大值,设其对应的行或列的最小单位运价为 c_{ij},则其所在单元格优先调运,即令 $x_{ij}=\min\{a_i,b_j\}$,如出现两个最小罚数,可任选其一。本例中第一行罚数最大为 5,故选第一行中最小单位运价为 2 的单元格 $(1,1)$,并取 $x_{11}=\min\{9,3\}=3$,将 B_1 这一列的其他单元格打 $\times$,即第一列已经调运完毕（表 4-12）。

第三步：在剩下的行、列中继续找出最大罚数,进行第二次调运（表 4-13）,依次进行下去,直到最后全部调运完毕,得到一个初始调运方案

（表 4 - 14）。当某行只有一个空白单元格时，其行罚数为 0，列的情况类似。

本例初始调运方案对应的总运费为

$$2 \times 3 + 9 \times 5 + 7 \times 1 + 2 \times 5 + 4 \times 3 + 2 \times 4 = 88(百元)$$

表 4 - 12　伏格尔法（1）

产地	销　　地				产量	行 罚 数
	B_1	B_2	B_3	B_4		1
A_1	2 3	9	10	7	9 6	⑤
A_2	1 ×	3	4	2	5	1
A_3	8 ×	4	2	5	7	2
销量	3 0	8	4	6		
列罚数	1　1	1	1　2	3		

表 4 - 13　伏格尔法（2）

产地	销　　地				产量	行 罚 数	
	B_1	B_2	B_3	B_4		1	2
A_1	2 3	9	10	7	9 6	⑤	2
A_2	1 ×	3 ×	4 ×	2 5	5 0	1	1
A_3	8 ×	4	2	5	7	2	2
销量	3 0	8	4	6 1			
列罚数	1　1	1　1	1　2	3　2			
	2　1	1	2	③			

表 4 - 14　伏格尔法(3)

产地	销地				产量	行 罚 数				
	B_1	B_2	B_3	B_4		1	2	3	4	5
A_1	2　　3	9　　5	10　　×	7　　1	9 6 5 0	5	2	2	2	2
A_2	1　　×	3　　×	4　　×	2　　5	5 0	1	1			
A_3	8　　×	4　　3	2　　4	5　　×	7 3 0	2	2	2	1	
销量	3 0	8 5 0	4 0	6 1 0						

列罚数				
1	1	1	2	3
2		1	2	3
3		5	8	2
4		5		
5		0		0

可见利用伏格尔法得到的初始调运方案更接近最优方案。

二、最优性的检验

得到运输问题的初始调运方案后,与单纯形法一样,仍然要利用检验数来判断该方案是否为最优方案。记 x_{ij} 的检验数为 σ_{ij} ,由于某一非基本变量的检验数意味着该变量的取值由 0 变为 1 时目标函数的增加值,而运输问题为求最小值,因此其最优性的判别准则是:所有非基本变量的检验数均为非负时,对应的运输方案为最优方案,即最优解。利用运输表求检验数的方法有闭回路法和位势法两种,仍以例 1 加以说明,在利用最小元素法得到的初始基本可行解的基础上,继续求非基本变量的检验数,见表 4 - 15。

（一）闭回路法

例如求空格(1,1)的检验数时,如果非基本变量 x_{11} 的取值从 0 变化为 1,即由产地 A_1 向销地 B_1 提供一吨药材,则 A_2 运往 B_1 的药材就要减少 1 吨;而为了保持产销平衡,产地 A_2 运往 B_4 的药材又要增加 1 吨;最后,从 A_1 运往 B_4 的药材又必须减少 1 吨。这样一来,总运费将比原来增加

$$\sigma_{11} = c_{11} - c_{21} + c_{24} - c_{14} = 2 - 1 + 2 - 7 = -4$$

表 4 - 15　闭回路法求检验数(1)

产 地	销 地				产 量
	B_1	B_2	B_3	B_4	
A_1	+ 2 (−4)	9 5	10	− 7 4	9
A_2	− 1 3	3	4	+ 2 2	5
A_3	8	4 3	2 4	5	7
销量	3	8	4	6	

即检验数 $\sigma_{11} = -4$，将其以括号括起填入空格，以示与数字格中基本变量取值的区别，见表 4 - 15。

因此，在运输表中求某一非基本变量检验数的方法是，以该非基本变量为起点，以基本变量为其他顶点，找一条闭回路，可以证明，这样的闭回路是存在且唯一的，见表 4 - 15。由起点开始，分别在顶点上交替标上符号＋、−、＋、−、⋯、−，以这些符号分别乘以相应的运价，其代数和就是这个非基本变量的检验数。

类似可计算空格(1，3)的检验数(表 4 - 16)

$$\sigma_{13} = c_{13} - c_{33} + c_{32} - c_{12} = 10 - 2 + 4 - 9 = 3$$

表 4 - 16　闭回路法求检验数(2)

产 地	销 地				产 量
	B_1	B_2	B_3	B_4	
A_1	2 (−4)	− 9 5	+ 10 (3)	7 4	9
A_2	1 3	3	4	2 2	5
A_3	8	+ 4 3	2 4	5	7
销量	3	8	4	6	

进一步利用闭回路法求出所有空格的检验数，见表 4 - 17。在求检验数

的过程中,为了避免表格过于混乱,可以不必将闭回路和代数符号画在表中。

表 4 - 17　闭回路法求检验数(3)

产　地	销　　地				产　量
	B_1	B_2	B_3	B_4	
A_1	2 (-4)	9 5	10 (3)	7 4	9
A_2	1 3	3 (-1)	4 (2)	2 2	5
A_3	8 (7)	4 3	2 4	5 (3)	7
销量	3	8	4	6	

　　由于非基本变量 x_{ij} 的检验数为 σ_{ij} 表示当 x_{ij} 增加一个单位时总费用的改变量,因此,当所有非基本变量的检验数全部大于零时,说明不能增加任何非基本变量的值,即不能将非基本变量换入变成基本变量,否则总费用将增加,此时的基本可行解就是最优解,其对应的总费用最小。当某一非基本变量 x_{lk} 的检验数 $\sigma_{lk} < 0$ 时,说明可以增加 x_{lk} 的值,即将 x_{lk} 由非基本变量换成基本变量,使总费用下降,这时的基本可行解不是最优解,需要对运输方案进行调整。

　　(二) 位势法

　　利用闭回路法判断一个方案是否为最优,需要通过每一个空格寻找闭回路,以及根据闭回路求出每个空格的检验数。当一个运输问题的产地和销地数很多时,用这个方法计算检验数的工作量会十分繁重。下面介绍一种比较简便的求检验数的方法——位势法,位势法是根据对偶理论推导出来的一种方法。

　　设产销平衡运输问题为

$$\text{Min } Z = \sum_{i=1}^{m} \sum_{j=1}^{n} c_{ij} x_{ij}$$

$$\begin{cases} \sum_{j=1}^{n} x_{ij} = a_i, \ i = 1, 2, \cdots, m \\ \sum_{i=1}^{m} x_{ij} = b_j, \ j = 1, 2, \cdots, n \\ x_{ij} \geqslant 0, \ i = 1, 2, \cdots, m; \ j = 1, 2, \cdots, n \end{cases}$$

设前 m 个约束对应的对偶变量为 $u_i(i = 1, 2, \cdots, m)$,后 n 个约束对应的对偶变量为 $v_j(j = 1, 2, \cdots, n)$,则运输问题的对偶问题为

$$\text{Max } W = \sum_{i=1}^{m} a_i u_i + \sum_{j=1}^{n} b_j v_j$$

$$u_i + v_j \leqslant c_{ij}, \ i = 1, 2, \cdots, m; \ j = 1, 2, \cdots, n$$

加入松弛变量 σ_{ij},并将约束化为等式

$$u_i + v_j + \sigma_{ij} = c_{ij}$$

根据对偶的有关性质,原问题 x_{ij} 的检验数是对偶问题的松弛变量 σ_{ij},而当 x_{ij} 为基本变量时,其检验数 σ_{ij} 为 0,于是当 x_{ij} 为基本变量时有

$$u_i + v_j = c_{ij} \tag{4-5}$$

而当 x_{ij} 为非基本变量时有

$$\sigma_{ij} = c_{ij} - (u_i + v_j) \tag{4-6}$$

式(4-5)有 $m+n-1$ 个方程,$m+n$ 个未知量 u_i 和 v_j,其中有一个自由未知量,一般地令 $u_1 = 0$ 就可得到 u_i 及 v_j 的一组解,再由式(4-6)得到非基本变量的检验数。例如根据表 4-9 中初始调运方案(初始基本可行解),可得

$$\begin{cases} u_1 + v_2 = 9 \\ u_1 + v_4 = 7 \\ u_2 + v_1 = 1 \\ u_2 + v_4 = 2 \\ u_3 + v_2 = 4 \\ u_3 + v_3 = 2 \end{cases}$$

令 $u_1 = 0$,解得 $\begin{cases} u_1 = 0 \\ u_2 = -5 \\ u_3 = -5 \\ v_1 = 6 \\ v_2 = 9 \\ v_3 = 7 \\ v_4 = 7 \end{cases}$

于是有

$$\sigma_{11} = c_{11} - (u_1 + v_1) = 2 - (0 + 6) = -4$$

$$\sigma_{13} = c_{13} - (u_1 + v_3) = 10 - (0 + 7) = 3$$

$$\sigma_{22} = c_{22} - (u_2 + v_2) = 3 - (-5 + 9) = -1$$

$$\sigma_{23} = c_{23} - (u_2 + v_3) = 4 - (-5 + 7) = 2$$

$$\sigma_{31} = c_{31} - (u_3 + v_1) = 8 - (-5 + 6) = 7$$

$$\sigma_{34} = c_{34} - (u_3 + v_4) = 5 - (-5 + 7) = 3$$

这一过程在表上进行会更为方便,见表 4-18、表 4-19。

表 4-18　位势法求检验数(1)

产　地	销　　地				行位势
	B_1	B_2	B_3	B_4	
A_1	2	9	10	7	$u_1 = 0$
		5		4	
A_2	1	3	4	2	
	3			2	
A_3	8	4	2	5	
		3	4		
列位势		$v_2 = 9$		$v_4 = 7$	

表 4-19　位势法求检验数(2)

产　地	销　　地				行位势
	B_1	B_2	B_3	B_4	
A_1	2	9	10	7	$u_1 = 0$
		5		4	
A_2	1	3	4	2	$u_2 = -5$
	3			2	
A_3	8	4	2	5	$u_3 = -5$
		3	4		
列位势	$v_1 = 6$	$v_2 = 9$	$v_3 = 7$	$v_4 = 7$	

(1) 将行位势与列位势分别写在运输表的最右侧列与最下行,先令 $u_1 =$

0 并写在行位势列的第一格内,由第一行的两个基本变量 x_{12} 和 x_{14} 可以得到 $v_2 = 9$ 及 $v_4 = 7$ 写在列位势行的相应格内(表 4 - 18);再由基本变量 x_{32} 和 x_{24} 得到 $u_3 = -5$ 和 $u_2 = -5$;依次进行下去直到求出全部的行位势与列位势 (表 4 - 19)。

（2）利用公式 $\sigma_{ij} = c_{ij} - (u_i + v_j)$ 计算各空格的检验数,见表 4 - 20。

表 4 - 20　位势法求检验数(3)

产　地	销　　地				行位势
	B_1	B_2	B_3	B_4	
A_1	2 (−4)	9 5	10 (3)	7 4	$u_1 = 0$
A_2	1 3	3 (−1)	4 (2)	2 2	$u_2 = -5$
A_3	8 (7)	4 3	2 4	5 (3)	$u_3 = -5$
列位势	$v_1 = 6$	$v_2 = 9$	$v_3 = 7$	$v_4 = 7$	

三、方案的调整

在表 4 - 20 中,由于空格中出现小于零的检验数,说明这一调运方案需要进一步改进。改进的方法是从检验数为负值的空格出发(当有两个以上负检验数时,从绝对值最大的负检验数格出发),构造一条以数字格为顶点的闭回路,对闭回路顶点的数字进行调整,称为闭回路法。

本例中,从空格(1，1)出发构造闭回路(表 4 - 21),在这条闭回路上对运量作调整,使闭回路起点的非基本变量取值尽可能大(这样可使运费尽量降低):从起点开始,分别在顶点上交替标上符号＋、－、＋、－,在所有标负号的数字格中找出最小的基本变量值作为调整量,即令 $\theta = \min\{x_{14}, x_{21}\} = \min\{4, 3\} = 3$,$\theta$ 为调整量,也是经调整后变量 x_{11} 的取值。调整的过程是对于标有"＋"号的顶点对应的变量值均增加 θ,而标有"－"号的顶点对应的变量值均减少 θ。对于调整的过程可以这样解释,从表 4 - 21 看出,在这条闭回路上,为了把 A_1 的药材尽量调运给 B_1(尽量增加 x_{11} 的值),需要相应减少 A_1 调运到 B_4 的药材量(x_{14})和 A_2 调运到 B_1 的药材量(x_{21}),而显然减少的最大量为两者中的最小值,同时又由于从 A_1 到 B_4 以及从 A_2 到 B_1 的供应量减少了,为达到新的平衡就必须相应增加由 A_2 到 B_4 的供应量(x_{24}),由此得到一个新的调运方案,见表 4-22。

表 4-21 运输方案的调整(1)

产　地	销　地				行位势
	B_1	B_2	B_3	B_4	
A_1	＋ ⌐2 (−4)	9 5	10 (3)	− 7 4	$u_1 = 0$
A_2	− 1 3	3 (−1)	4 (2)	＋ 2 2	$u_2 = -5$
A_3	8 (7)	4 3	2 4	5 (3)	$u_3 = -5$
列位势	$v_1 = 6$	$v_2 = 9$	$v_3 = 7$	$v_4 = 7$	

表 4-22 运输方案的调整(2)

产　地	销　地				行位势
	B_1	B_2	B_3	B_4	
A_1	2 3	9 5	10 (3)	7 1	$u_1 = 0$
A_2	1 (4)	3 (−1)	4 (2)	2 5	$u_2 = -5$
A_3	8 (11)	4 3	2 4	5 (3)	$u_3 = -5$
列位势	$v_1 = 2$	$v_2 = 9$	$v_3 = 7$	$v_4 = 7$	

在新的调运方案中,x_{11}由非基本变量换入为基本变量,而调整后取值变为零的 x_{21} 可作为出基变量,经计算新方案的运费为 8 800 元。新方案是否为最优方案需要重新计算检验数,如采用位势法还需要重新计算行位势与列位势,重新计算的位势值与检验数结果见表 4-22。显然,由于检验数中仍存在负值,需要对该方案继续调整。

本例经再次调整后计算的检验数全部非负(表 4-23),说明该方案已达到最优,该最优方案为 $x_{11} = 3$,$x_{14} = 6$,$x_{22} = 5$,$x_{32} = 3$,$x_{33} = 4$,相应的最小运费为 8 300 元。

表 4 – 23　运输方案的调整（3）

产　地	销　地				行位势
	B_1	B_2	B_3	B_4	
A_1	2 3	9 0	10 (3)	7 6	$u_1 = 0$
A_2	1 (5)	3 5	4 (3)	2 (1)	$u_2 = -6$
A_3	8 (11)	4 3	2 4	5 (3)	$u_3 = -5$
列位势	$v_1 = 2$	$v_2 = 9$	$v_3 = 7$	$v_4 = 7$	

四、特殊情况的处理

（一）退化情况

在基本可行解中出现基本变量取值为零的情况称为基本可行解的退化。利用表上作业法求解平衡运输问题时，在确定初始方案及方案的改进过程中都有可能出现退化的情况。

1. 初始方案的确定　运输问题中基本变量的个数一般为 $m + n - 1$ 个。用最小元素法给出初始方案时，一般调运方案中每填一个数，划去单位运价表中的一行或一列。但往往出现下述情况，当选定最小元素后，发现该元素所在行的产地产量等于所在列的销地销量，这时在产销平衡表上填一个数，运价表上就要同时划去一行和一列。为了使调运方案中有数字的格仍为 $m + n - 1$ 个，需要在同时划去的该行或该列的任一空格位置补填一个"0"。如表 4 – 24 所表示的运输问题。

表 4 – 24　运输问题基本可行解的退化

产　地	销　地				产　量
	B_1	B_2	B_3	B_4	
A_1	3 ×	11 ×	4	5	7
A_2	7 ×	7 ×	3	8	4
A_3	1 3	2 6	10 ×	6 0	9 6 0
销量	3 0	6 0	5	6	

第一次划去第一列,剩下最小元素为2,其对应的销地 B_2 需要量为6,而对应的产地 A_3 未分配的产量也是6。这时在单元格(3,2)中填6,同时划去运输表中的第二列和第三行,但为了使数字格的数目不致减少,可以在空格(1,2)、(2,2)、(3,3)、(3,4)中任选一格填写一个"0"。这个填写"0"的格被当作数字格看待,即基本变量取值为零的退化情况。

2. 运输方案的调整 用闭回路法对运输方案进行调整时,在标有"-"号的顶点数字中选择最小者作为调整量 θ,该最小数字对应的变量也作为换出变量经调整后变成非基本变量。而当标"-"号的顶点数字中最小值有两个或更多时,调整时减去 θ 后会出现两个或两个以上取值为零的变量。为了保证基本变量的个数不减少,只能任选其一出基变为空格,而其他则作为取值为零的数字格,见表 4-22 和表 4-23 所示情况,即出现退化。

(二)多重最优解的情况

由于非基本变量的检验数表明当该变量取值增加1个单位时,运输费用增加的数量。因此,当所有空格的检验数均为非负时,说明该运输方案是最优的。但此时,如果某一空格的检验数恰好为"0",则说明增加该变量的值,总运费不会增加。于是,以该空格为起点作闭回路并进行运量的调整,会得到一个新的调运方案,且新方案的总运费与原方案相同,两者均为最优方案。而如果运输的物资是可以拆散与分割的话,就存在无穷多个最优的调运方案。

五、表上作业法小结

表上作业法是单纯形法在求解产销平衡运输问题时的一种简化方法,其计算步骤、过程与单纯形法相同,但具体计算时不必画出单纯形表,而只需在产销平衡表上进行,其求解步骤可用图 4-4 表示。

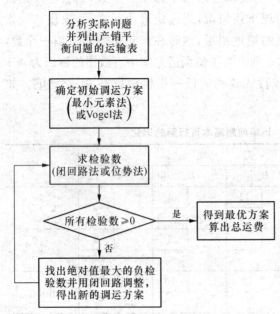

图 4-4 表上作业法计算步骤

第三节　产销不平衡的运输问题及其求解方法

以上讨论的表上作业法的计算和理论,其前提是假定总产量和总销量相等,即 $\sum\limits_{i=1}^{m} a_i = \sum\limits_{j=1}^{n} b_j$。但实际问题中往往出现 $\sum\limits_{i=1}^{m} a_i \neq \sum\limits_{j=1}^{n} b_j$ 的情况,这种问题称为不平衡的运输问题。不平衡运输问题包括产大于销 $\left(\sum\limits_{i=1}^{m} a_i > \sum\limits_{j=1}^{n} b_j\right)$ 和销大于产 $\left(\sum\limits_{i=1}^{m} a_i < \sum\limits_{j=1}^{n} b_j\right)$ 两种情况,为了应用表上作业法计算,就需要将产销不平衡的问题化为产销平衡的问题。

当产大于销时,运输问题的数学模型可写成

$$\text{Min } Z = \sum_{i=1}^{m} \sum_{j=1}^{n} c_{ij} x_{ij}$$

$$\begin{cases} \sum\limits_{j=1}^{n} x_{ij} \leqslant a_i, \ i = 1, 2, \cdots, m \\ \sum\limits_{i=1}^{m} x_{ij} = b_j, \ j = 1, 2, \cdots, n \\ x_{ij} \geqslant 0, \ i = 1, 2, \cdots, m; \ j = 1, 2, \cdots, n \end{cases}$$

由于总的产量大于总的销量,需要考虑将各产地多余的物资就地存储的问题。设 $x_{i, n+1}$ 是产地 A_i 的库存量,于是有

$$\sum_{j=1}^{n} x_{ij} + x_{i, n+1} = a_i, \ i = 1, 2, \cdots, m$$

$$\sum_{i=1}^{m} x_{ij} = b_j, \ j = 1, 2, \cdots, n$$

令 $\sum\limits_{i=1}^{m} a_i - \sum\limits_{j=1}^{n} b_j = b_{n+1}$,显然 $b_{n+1} = \sum\limits_{i=1}^{m} x_{i, n+1}$。

这相当于在原问题的基础上增加了一个虚拟的销地 B_{n+1}(实际上是库存),其销量为 b_{n+1}, $x_{i, n+1}$ 是产地 A_i 运往销地 B_{n+1} 的运量。而由 A_i 到 B_{n+1} 的运输实际上并没有发生,故可令单位运价 $c_{i, n+1}$ 等于零,于是原问题的模型转化为如下数学模型

$$\text{Min } Z = \sum_{i=1}^{m} \sum_{j=1}^{n+1} c_{ij} x_{ij}$$

$$\begin{cases} \sum_{j=1}^{n+1} x_{ij} = a_i, & i = 1, 2, \cdots, m \\ \sum_{i=1}^{m} x_{ij} = b_j, & j = 1, 2, \cdots, n+1 \\ x_{ij} \geqslant 0, & i = 1, 2, \cdots, m; \ j = 1, 2, \cdots, n+1 \end{cases}$$

模型中，$\sum_{i=1}^{m} a_i = \sum_{j=1}^{n} b_j + b_{n+1} = \sum_{j=1}^{n+1} b_j$，也即通过增设一个虚拟销地，将原问题转化为一个产销平衡的运输问题，可以用表上作业法求解，只需要在运输表中增加表示虚拟销地的一列。

类似地，当总销量大于总产量时，可以在运输表中增加一行表示虚拟的产地 A_{m+1}，该产地的产量为 $\sum_{j=1}^{n} b_j - \sum_{i=1}^{m} a_i$，并令表中从该虚拟产地到各销地的单位运价 $c_{m+1,j}$ 等于零，同样可以转化成一个产销平衡的运输问题。

$$\text{Min } Z = \sum_{i=1}^{m+1} \sum_{j=1}^{n} c_{ij} x_{ij}$$

$$\begin{cases} \sum_{j=1}^{n} x_{ij} = a_i, & i = 1, 2, \cdots, m+1 \\ \sum_{i=1}^{m+1} x_{ij} = b_j, & j = 1, 2, \cdots, n \\ x_{ij} \geqslant 0, & i = 1, 2, \cdots, m+1; \ j = 1, 2, \cdots, n \end{cases}$$

【例3】　假设有3个社区医院，医生数分别为14人、10人和16人，在为附近的4个居民区的居民进行体检时，所需的医生数分别为6人、12人、8人和4人，从各医院到各居民区每名医生的平均劳动成本见表4-25，问如何分配医生可以使总的劳动成本最低？

表4-25　每名医生的平均劳务成本　　　　　　　　（单位:元/人）

医　　院	居　民　区			
	B_1	B_2	B_3	B_4
A_1	40	60	20	80
A_2	—	30	40	60
A_3	70	90	60	40

注:"—"表示不可能进行的运输。

分析:本例中总供给量是40人，总需求量为30人，这是一个总产量大于总销量的运输问题。为将其转化为平衡运输问题并利用表上作业法求解,需增加一个虚拟的居民区 B_5,其需求量为 10 人,且由于每所医院到虚拟居民区 B_5 的医生未真正对居民提供体检服务,故平均劳动成本为 0。另外,由于某种原因 A_2 的医生不能为 B_1 的居民提供体检服务,在运输表中可将成本设为一个很大的正数 M。于是,该问题可转化为如表 4-26 所示的产销平衡运输问题。

表 4-26　例 3 的运输表

医　院	居　民　区					提供量
	B_1	B_2	B_3	B_4	B_5	
A_1	40 x_{11}	60 x_{12}	20 x_{13}	80 x_{14}	0 x_{15}	14
A_2	M x_{21}	30 x_{22}	40 x_{23}	60 x_{24}	0 x_{25}	10
A_3	70 x_{31}	90 x_{32}	60 x_{33}	40 x_{34}	0 x_{35}	16
需求量	6	12	8	4	10	

【例 4】　某制药公司在全国设有 4 个药厂,其中某种药品的日产量为:药厂 A_1 600 箱,药厂 A_2 400 箱,药厂 A_3 300 箱,药厂 A_4 500 箱。这些药厂每天将这些药分别运往 4 个地区的经销部门,各经销部门每天的需求量为:B_1 为 200~600 箱,B_2 为 500~700 箱,B_3 和 B_4 分别为 350 箱和 450 箱。从各药厂到各经销部门每箱药品的单位运价如表 4-27 所示,问该制药公司应如何调运,使在满足销售的同时总运费最少?

表 4-27　药品的单位运价　　　　　　　　　(单位:元/箱)

药　厂	经　销　部　门			
	B_1	B_2	B_3	B_4
A_1	5	9	2	3
A_2	10	4	7	8
A_3	3	6	4	2
A_4	4	8	10	11

分析:

(1) 各药厂该药品的总产量为 1 800 箱,而经销部门 B_1、B_2、B_3、B_4 的最低需求量为 1 500 箱(200＋500＋350＋450＝1 500),这时属于产大于销。

（2）B_1、B_2、B_3、B_4 的最高需求量是 2 100 箱（600＋700＋350＋450＝2 100），这时属于销大于产。

（3）虚设一个产地 A_5，产量是 2 100－1 800＝300，由于 B_3、B_4 的需求必须满足，故 A_5 的产量只能供应 B_1 或 B_2。

（4）将 B_1 与 B_2 各分成两部分，B_{11}、B_{12} 及 B_{21}、B_{22}，B_{11} 和 B_{21} 需求量分别是 200 和 400（最低需求），而 B_{12} 和 B_{22} 需求量分别是 500 和 200（超出最低需求的部分），最低需求量不能由虚拟产地来满足，故 B_{11} 和 B_{21} 必须由 A_1、A_2、A_3、A_4 供应，而 B_{12} 和 B_{22} 可以由 A_1、A_2、A_3、A_4 和 A_5 共同供应。

（5）不能由 A_5 供应某部门时，单位运价以 M 表示，其余情况单位运价为零。由上述分析得到平衡运输表 4 - 28。

表 4 - 28　例 4 的运输表

药　厂	经　销　部						供应量
	B_{11}	B_{12}	B_{21}	B_{22}	B_3	B_4	
A_1	5　x_{11}	5　x_{12}	9　x_{13}	9　x_{14}	2　x_{15}	3　x_{16}	60
A_2	10　x_{21}	10　x_{22}	4　x_{23}	4　x_{24}	7　x_{25}	8　x_{26}	40
A_3	3　x_{31}	3　x_{32}	6　x_{33}	6　x_{34}	4　x_{35}	2　x_{36}	30
A_4	4　x_{41}	4　x_{42}	8　x_{43}	8　x_{44}	10　x_{45}	11　x_{46}	50
A_5	M　x_{51}	0　x_{52}	M　x_{53}	0　x_{54}	M　x_{55}	M　x_{56}	30
需求量	20	40	50	20	35	45	

第四节　运输问题的应用举例

运输问题的应用不仅仅限于解决涉及物品空间转移的问题，凡是具有"运输"特征的应用问题，都可以采用运输问题特有的方法加以解决。以下是运输问题实际应用的几个例子。

一、中药材种植土地的分配问题

【例5】 新华药材集团在陕西、甘肃和宁夏分别拥有面积为 18 万亩、16 万亩和 15 万亩的中药种植基地,主要用来种植当归、党参及红、黄芪 3 种药材 及一些小品种药材。假设在 3 省区的种植基地中,3 种主要药材同一品种的 亩产量相等,分别为亩产干药 200 千克、140 千克和 480 千克,而药材公司每 年对这 3 种药材的需求量分别为 3.2 万吨、2.1 万吨和 7.2 万吨。在这 3 个 地区种植不同药材的成本是不同的,药材的种植成本主要包括种子、化肥、农 药和人工等。据测算,在 3 个省区当归的种植成本分别为每亩 1 250 元、1 200 元和 1 100 元;党参的种植成本分别为每亩 630 元、720 元和 680 元;红、黄芪 的种植成本分别为每亩 960 元、930 元和 1 000 元。集团现在需要考虑的问题 是:在下一年安排药材生产时,如何分配 3 个主要品种在 3 个不同省区的种植 面积,将 3 种药材的总种植成本控制在最低水平?

分析:可以将该问题作为一个运输问题来考虑。在这个运输问题中,3 个 省区作为产地,其拥有的种植面积相当于产地的产量,分别为 18 万亩、16 万 亩和 15 万亩;而 3 种药材被当作销地,各种药材的总种植面积为销量,根据每 种药材的需求量及亩产量计算出,当归、党参及红、黄芪 3 种药材的总种植面 积分别为 16 万亩、15 万亩和 15 万亩(例如,当归的总种植面积＝3.2/0.2＝ 16 万亩),显然不是平衡运输问题,总产量大于总销量;不同地区种植不同品 种药材的单位成本相当于运输问题中的单位运价,该问题为极小化运输问题。

首先通过增加一个虚拟的药材品种 A,将问题转化为产销平衡的问题,药 材 A 在 3 个地区的单位种植成本均为 0,总种植面积为 (18＋16＋15)－(16＋ 15＋15) ＝ 3 万亩。我们可以得到如表 4-29 所示的产销平衡运输表。

表 4-29　例 5 的产销平衡运输表

种植地区	药材品种				拥有的种植面积(万亩)
	当归	党参	红、黄芪	药材 A	
陕　西	1 250 x_{11}	630 x_{12}	960 x_{13}	0 x_{14}	18
甘　肃	1 200 x_{21}	720 x_{22}	930 x_{23}	0 x_{24}	16
宁　夏	1 100 x_{31}	680 x_{32}	1 000 x_{33}	0 x_{34}	15
实际种植面积(万亩)	16	15	15	3	

本问题的最佳种植面积分配方案见表 4 - 30。

表 4 - 30　最佳种植面积分配方案

种植地区	药 材 品 种		
	当归	党参	红、黄芪
陕　西	0	15	0
甘　肃	1	0	15
宁　夏	15	0	0

即在陕西安排 15 万亩党参,甘肃安排 1 万亩当归和 15 万亩红、黄芪,宁夏安排 15 万亩当归。

二、药品生产与存储问题

【例 6】　健康生物制品公司以 7 -氨基头孢烷酸(7 - ACA)为主要产品,其生产能力为 60 吨/月,该产品作为生产头孢类抗生素的中间原料供应给多家药厂。由于储存条件限制,各药厂在采购 7 - ACA 产品时,须根据每月生产计划需要,分次定量采购。根据订货合同,健康公司在今后四个季度末的供货量分别为 100 吨、120 吨、200 吨和 150 吨,公司必须确保按合同供货。目前该产品的市场价格为 80 万元/吨,由于货源紧张,根据市场预测,该产品的市场价格会不断上涨,每季度约上涨 2 万元/吨。此外,由于原料及技术等原因,生产 7 - ACA 产品的成本在今后前两个季度内约为 60 万元/吨,后两个季度约为 61 万元/吨。如果该公司某季度的产品数量在完成当期供货量后仍有剩余,则可用于以后各期的供货,但每季度增加的存贮成本为 1 万元/吨。请问健康生物制品公司应如何安排今后 4 个季度的生产才能使总的利润最大?

分析:将该问题看作一个运输问题,生产季度与各季度生产能力可作为产地及其产量;销售季度与各季度需求量则可作为销地及其销量。由于不同季度生产但同一季度交货的产品其利润不同,在安排生产时用 x_{ij} 表示第 i 季度生产第 j 季度交货的产品数量;第 i 季度生产第 j 季度交货的产品的单位利润形成运输问题的单位运价表。由于我们期望得到的是总利润最大的生产安排,因此该问题是一个求极大值的运输问题。

根据每季度生产能力为 180 吨,需要满足下列条件:

$$\begin{cases} x_{11} + x_{12} + x_{13} + x_{14} \leqslant 180 \\ x_{22} + x_{23} + x_{24} \leqslant 180 \\ x_{33} + x_{34} \leqslant 180 \\ x_{44} \leqslant 180 \end{cases}$$

又根据合同规定的每季度交货数量,需满足下列条件:

$$\begin{cases} x_{11} = 100 \\ x_{12} + x_{22} = 120 \\ x_{13} + x_{23} + x_{33} = 200 \\ x_{14} + x_{24} + x_{34} + x_{44} = 150 \end{cases}$$

进一步计算出各种安排下的单位利润情况,单位利润等于销售价格减去单位成本,而单位成本实际上是单位生产成本加上单位贮存费用。用 p_{ij} 表示第 i 季度生产第 j 季度交货的产品的单位利润,由于后面生产出的产品不能满足以前的供货,所以必须保证当 $i > j$ 时,x_{ij} 等于 0。为此,可设 p_{ij} 为一个相当大的负数 $-M$,单位利润如表 4-31 所示。

表 4-31　单位利润表

生产季度	供 货 季 度			
	一	二	三	四
一	22	23	24	25
二	$-M$	24	25	26
三	$-M$	$-M$	25	26
四	$-M$	$-M$	$-M$	27

例如,一季度生产满足第一季度供货量的单位利润为 $p_{11} = 80 + 2 - 60 = 22$ 万元/吨,一季度生产满足第二季度供货量的单位利润为 $p_{12} = 80 + 2 \times 2 - 60 - 1 = 23$ 万元/吨,二季度生产满足第四季度供货量的单位利润为 $p_{24} = 80 + 2 \times 4 - 60 - 2 = 26$ 万元/吨,三季度生产满足第四季度供货量的单位利润为 $p_{34} = 80 + 2 \times 4 - 61 - 1 = 26$ 万元/吨。

由于这是一个求极大值的运输问题,可先将其转化为极小化问题后再求解。在表 4-31 中,用一个大于所有元素的较大的数(例如,可用数 28)减去每一个 p_{ij},得到一个新的表 4-32,作为极小化问题的运价表,其中每一个元素 $c_{ij} = 28 - p_{ij}$。例如,$c_{11} = 28 - 22 = 6$;$c_{21} = 28 - (-M) = 28 + M$。由于 M 是一个非常大的正数,它与一个常数的和仍是一个非常大的正数,故表中所有 $i > j$ 的 c_{ij} 仍可用 M 表示。

表 4 - 32 单位运价表

生产季度	供货季度			
	一	二	三	四
一	6	5	4	3
二	M	4	3	2
三	M	M	3	2
四	M	M	M	1

此外,这还是一个产量大于销量的不平衡运输问题,所以我们还要在运输表中加上一个假想的供货季度五,经过这些处理,我们可以得到一个产销平衡的运输表 4 - 33。

表 4 - 33 例 6 的产销平衡运输表

生产季度	供货季度					生产量
	一	二	三	四	五	
一	6 x_{11}	5 x_{12}	4 x_{13}	3 x_{14}	0 x_{15}	180
二	M x_{21}	4 x_{22}	3 x_{23}	2 x_{24}	0 x_{25}	180
三	M x_{31}	M x_{32}	3 x_{33}	2 x_{34}	0 x_{35}	180
四	M x_{41}	M x_{42}	M x_{43}	1 x_{44}	0 x_{45}	180
供货量	100	120	200	150	150	

经计算得最佳生产与供货方案之一如表 4 - 34 所示,对应的最大总利润为 14 130 万元。

表 4 - 34 最佳生产与供货方案

生产季度	供货季度			
	一	二	三	四
一	100	0	0	0
二	0	120	60	0
三	0	0	140	0
四	0	0	0	150

三、社区卫生服务范围的划定问题

【例7】 某市将其在城东区原有的3所医院改建为社区卫生服务中心，由于该区新建了许多新的居民小区，主管部门要为每个中心重新划定其在该区内的服务范围。主管部门在划定服务范围时主要考虑居民能够就近获得卫生保健服务，即社区居民步行到社区卫生服务中心的总平均时间最少。同时为使卫生资源能够充分合理地使用，对每个中心规定了其覆盖的最小人口与最大人口数量。在初步的规划中，主管部门首先将该区划分为15个人口数量大致相同的居住区，表4-35给出了每个居民区到每个社区卫生服务中心的平均步行时间，该表的最右一列给出了每个居民区大致的人口数量，最下面一行表示了每一中心所能覆盖的最小与最大人口数量。

表4-35 社区卫生服务中心问题数据

居 民 区	距离社区卫生服务中心的平均步行时间(分钟)			人口数量(万人)
	A	B	C	
1	32	25	45	2.0
2	18	15	23	1.7
3	8	23	15	1.8
4	17	5	24	1.6
5	15	12	17	1.9
6	18	23	10	1.9
7	37	15	22	2.0
8	25	20	16	1.8
9	43	26	15	2.0
10	33	46	24	1.8
11	16	19	24	1.9
12	20	32	40	1.7
13	30	15	20	1.8
14	28	38	30	1.6
15	25	18	35	1.9
最小覆盖人口(万人)	8	9	7	
最大覆盖人口(万人)	10	12	9	

分析:居民到社区卫生服务中心的平均步行时间最少，即每个居民步行的时间总和最小，因此，这也是一个极小化的运输问题。各居民区与各社区卫生服务中心分别相当于产地和销地，各区人口数量相当于产量，社区总人

口为 27.4 万人;各社区卫生服务中心的最小和最大覆盖人口相当于最小及最大需求量,社区卫生服务中心覆盖人口的最小值和最大值分别是 24 万人和 31 万人。由于最大覆盖人口总数超过了该区的总人口数,这是一个销量大于产量的不平衡运输问题,需要通过增加一个虚拟产地(居民区 16)而使之达到平衡,该虚拟居民区人口为 $31-27.4=3.6$(万人)。由于每个中心的最小覆盖人口数量是必须满足的,类似于第三节例 4 的情况,可将每一中心分为两个部分:第一部分的需求量为最小覆盖人口数;第二部分的需求量为最大覆盖人口数;并设由居民区 16 到各中心第一及第二部分的平均步行时间分别为 M 和 0,其产销平衡运输表如表 4-36 所示。

表 4-36　社区卫生服务中心问题的产销平衡运输表

居民区	社区卫生服务中心						人口数 (万人)
	A_1	A_2	B_1	B_2	C_1	C_2	
1	32 x_{11}	32 x_{12}	25 x_{13}	25 x_{14}	45 x_{15}	45 x_{16}	2
2	18 x_{21}	18 x_{22}	15 x_{23}	15 x_{24}	23 x_{25}	23 x_{26}	1.7
3	8 x_{31}	8 x_{32}	23 x_{33}	23 x_{34}	15 x_{35}	15 x_{36}	1.8
4	17 x_{41}	17 x_{42}	5 x_{43}	5 x_{44}	24 x_{45}	24 x_{46}	1.6
5	15 x_{51}	15 x_{52}	12 x_{53}	12 x_{54}	17 x_{55}	17 x_{56}	1.9
6	18 x_{61}	18 x_{62}	23 x_{63}	23 x_{64}	10 x_{65}	10 x_{66}	1.9
7	37 x_{71}	37 x_{72}	15 x_{73}	15 x_{74}	22 x_{75}	22 x_{76}	2
8	25 x_{81}	25 x_{82}	20 x_{83}	20 x_{84}	16 x_{85}	16 x_{86}	1.8
9	43 x_{91}	43 x_{92}	26 x_{93}	26 x_{94}	15 x_{95}	15 x_{96}	2

（续表）

居民区	社区卫生服务中心						人口数（万人）
	A_1	A_2	B_1	B_2	C_1	C_2	
10	33 x_{101}	33 x_{102}	46 x_{103}	46 x_{104}	24 x_{105}	24 x_{106}	1.8
11	16 x_{111}	16 x_{112}	19 x_{113}	19 x_{114}	24 x_{115}	24 x_{116}	1.9
12	20 x_{121}	20 x_{122}	32 x_{123}	32 x_{124}	40 x_{125}	40 x_{126}	1.7
13	30 x_{131}	30 x_{132}	15 x_{133}	15 x_{134}	20 x_{135}	20 x_{136}	1.8
14	28 x_{141}	28 x_{142}	38 x_{143}	38 x_{144}	30 x_{145}	30 x_{146}	1.6
15	25 x_{151}	25 x_{152}	18 x_{153}	18 x_{154}	35 x_{155}	35 x_{156}	1.9
16	M x_{161}	0 x_{162}	M x_{163}	0 x_{164}	M x_{165}	0 x_{166}	3.6
覆盖人口数（万人）	8	2	9	3	7	2	

根据产销平衡表计算得到的最佳服务范围划分方案见表 4 - 37。

表 4 - 37 最佳服务范围划分方案

居民区	社区卫生服务中心					
	A_1	A_2	B_1	B_2	C_1	C_2
1	0	0	0.9	1.1	0	0
2	1	0	0.7	0	0	0
3	1.8	0	0	0	0	0
4	0	0	1.6	0	0	0
5	0	0	1.9	0	0	0
6	0	0	0	0	1.4	0.5
7	0	0	2	0	0	0
8	0	0	0	0	1.8	0
9	0	0	0	0	2	0

（续表）

居民区	社区卫生服务中心					
	A_1	A_2	B_1	B_2	C_1	C_2
10	0	0	0	0	1.8	0
11	1.9	0	0	0	0	0
12	1.7	0	0	0	0	0
13	0	0	0	1.8	0	0
14	1.6	0	0	0	0	0
15	0	0	1.9	0	0	0
16	0	2	0	0.1	0	1.5

四、卫生材料的转运问题

【例8】 益康公司在其下属的两家卫生材料厂生产一次性卫生耗材,两家工厂分别位于 A 城和 B 城,A 城的工厂每月最多生产150 万件卫生耗材,B 城的工厂每月最多生产200 万件卫生耗材。这些耗材可通过公路直接运送给位于 E 城和 F 城的批发商,每个城市的批发商每月需要 130 万件卫生耗材。出于节省运费的考虑,益康公司认为比较便宜的方法是首先把一些卫生耗材通过铁路运输到 C 城和 D 城,再通过公路运往 E 城和 F 城。图 4-5 和表 4-38分别给出了该问题中可能的运输路线和运输成本的情况。无论选择何种方式及路线运输,最小的运输单位均为 1 万件,并且益康公司希望将其产品运往目的地的总费用最小。

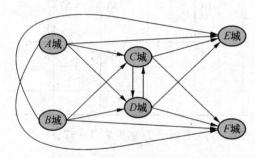

图 4-5 可能的运输路线示意

表 4-38 各城市之间的单位运输成本 （单位:百元）

出 发 地	到 达 地			
	C	D	E	F
A	8	13	25	28
B	15	12	26	25
C	0	6	10	11
D	6	0	8	10

分析:一般的运输问题只允许把货物从供应点直接运往需求点,但在很多情况下,货物可能从供应点通过一些中间点再到达需求点,这些中间点称为转运点,具有这样特点的运输问题称为转运问题。在本问题中 A 城和 B 城是供应点,每月的供应量分别是 150 万件和 200 万件卫生耗材;C 城和 D 城是转运点,运入的材料与运出的材料数量相等;E 城和 F 城是需求点,每月需求的卫生耗材数量均为 130 万件。由于总供应量超过总需求量,我们可以通过增加一个虚拟需求点 G,建立一个平衡运输问题。G 点的需求量等于该问题的多余供应量 90 万件,并且由各供应点和转运点到该点的单位运输成本均设为 0。

现在考虑转运问题的线性规划模型,以 A_i 代表供应点,A_k 代表转运点,A_j 代表需求点,但转运点既可能作为需求点(有货物输入),也可能作为供应点(有货物输出),只是其总的输入量等于总的输出量,因此,对于转运问题可以建立如下的线性规划模型

$$\text{Min } Z = \sum_{(i, j)} c_{ij} x_{ij}$$

$$\begin{cases} \sum_{j=m+1}^{m+r+n} x_{ij} = a_i & i = 1, 2, \cdots, m & (4-7a) \\ \sum_{j=m+r+1}^{m+r+n} x_{kj} = \sum_{i=1}^{m} x_{ik} & k = m+1, \cdots, m+r & (4-7b) \\ \sum_{i=1}^{m+r} x_{ij} = b_j & j = m+r+1, \cdots, m+r+n & (4-7c) \\ x_{ij} \geqslant 0, & i = 1, 2, \cdots, m+r; \ j = m+1, \cdots, m+r+n \end{cases}$$

式(4-7a)表示某个供应点的供应量等于其到所有转运点及需求点的运量之和;式(4-7b)表示从某转运点到各需求点的运量之和与各供应点到该转运点的运量之和相等;式(4-7c)表示某需求点的需求量等于由各供应点和转运点到该点的运量之和。本问题中,对 A 城到 G 城分别编号为 1 至 7,则其线性规划模型可以表示为

$$\begin{aligned} \text{Min } Z = \ & 8x_{13} + 13x_{14} + 25x_{15} + 28x_{16} + 15x_{23} \\ & + 12x_{24} + 26x_{25} + 25x_{26} + 6x_{34} + 10x_{35} \\ & + 11x_{36} + 6x_{43} + 8x_{45} + 10x_{46} \end{aligned}$$

$$\begin{cases} x_{13} + x_{14} + x_{15} + x_{16} + x_{17} = 150 \\ x_{23} + x_{24} + x_{25} + x_{26} + x_{27} = 200 \\ x_{34} + x_{35} + x_{36} + x_{37} = x_{13} + x_{23} + x_{43} \\ x_{43} + x_{45} + x_{46} + x_{47} = x_{14} + x_{24} + x_{34} \\ x_{15} + x_{25} + x_{35} + x_{45} = 130 \\ x_{16} + x_{26} + x_{36} + x_{46} = 130 \\ x_{17} + x_{27} + x_{37} + x_{47} = 90 \\ x_{ij} \geqslant 0 \quad i = 1, 2, 3, 4; j = 3, 4, 5, 6, 7 \end{cases}$$

也可以利用表上作业法求解转运问题。考虑到转运点兼具供应点与需求点的特征,运输表的行与列均应包含转运点,且表中每个转运点到自身的单位运输成本可确定为0。但通过每个转运点实际运输的材料数量我们无法确定,即转运点的实际输入与输出量是未知的,但可以确定的是这个实际运输量不会超过总供应量。本问题中总供应量为350件,因此我们将每个转运点的供应量与需求量均设定为350,得到产销平衡的运输表4-39。

表4-39　转运问题的产销平衡运输表

产 地	销　　　地					供应量
	C	D	E	F	G	
A	8 x_{13}	13 x_{14}	25 x_{15}	28 x_{16}	0 x_{17}	150
B	15 x_{23}	12 x_{24}	26 x_{25}	25 x_{26}	0 x_{27}	200
C	0 x_{33}	6 x_{34}	10 x_{35}	11 x_{36}	0 x_{37}	350
D	6 x_{43}	0 x_{44}	8 x_{45}	10 x_{46}	0 x_{47}	350
需求量	350	350	130	130	90	

最后本问题的最佳运输方案如表4-40。即将产地 A 城和 B 城的产量150万件和110万件分别运往转运点 C 城和 D 城,再由 C 城和 D 城分别运20万件和110万件到 E 城,由 C 城运130万件到 F 城。

表 4 - 40 转运问题的最佳运输方案

出发地	到 达 地				
	C	D	E	F	G
A	150	0	0	0	0
B	0	110	0	0	90
C	200	0	20	130	0
D	0	240	110	0	0

以上的转运问题中,供应点只能向另一个点发运货物,而不能从其他任何点接收货物。类似地,需求点可以从其他点接收货物,但不能向其他任何点发运货物。只有转运点既可以从其他点接收货物,也可以向其他点发运货物。但一些更为复杂的转运问题也允许在供应点之间或需求点之间进行运输,读者可以参考其他运筹学教材中给出的转运问题的数学模型。

习 题 三

1. 已知极小化运输问题的产销平衡及单位运价表如表 4 - 41 至表 4 - 43 所示,用最小元素法求各问题的初始调运方案并用表上作业法求最优解,同时用伏格尔法求各问题的近似最优解。

表 4 - 41 运输表(1)

产 地	销 地				产 量
	B_1	B_2	B_3	B_4	
A_1	10	2	20	11	15
A_2	12	7	9	20	25
A_3	2	14	16	18	5
销 量	5	15	15	10	

表 4 - 42 运输表(2)

产 地	销 地				产 量
	B_1	B_2	B_3	B_4	
A_1	9	8	12	13	18
A_2	10	10	12	14	24
A_3	8	9	11	12	6
A_4	10	10	11	12	12
销 量	6	14	35	5	

表 4 – 43　运输表（3）

产　地	销　地				产　量
	B_1	B_2	B_3	B_4	
A_1	8	4	1	2	7
A_2	6	9	4	7	25
A_3	5	3	4	3	26
销　量	10	10	20	15	

2. 某药品公司在 3 个不同的地区分别设有药厂，生产同一种药品，其产量分别为 300 箱、400 箱和 500 箱。该药厂需要在 4 个地区供应该种药品，这4 个地区该种药品的需求量均为 300 箱。3 个药厂到 4 个销地的单位运价如表 4 – 44 所示。

表 4 – 44　药厂到销地的单位运价

产　地	销　地			
	甲	乙	丙	丁
药厂 1	21	17	23	25
药厂 2	10	15	30	19
药厂 3	23	21	20	0

（1）应如何安排运输方案，使得总运费最小？

（2）如果药厂 2 的产量从 400 箱提高到 600 箱，那么应如何安排运输方案，使得总运费为最小？

（3）如果销地甲的需求从 300 箱提高到 450 箱，那么该如何安排运输方案，使得运费为最小？

3. 已知运输问题的运输表及最优运输方案如表 4 – 45 所示。

表 4 – 45　运输表及最优运输方案

产　地	销　地				产　量
	B_1	B_2	B_3	B_4	
A_1	10	1　　5	20	11　　10	15
A_2	12　　0	7　　10	9　　15	20	25

（续表）

产　地	销　地				产　量
	B_1	B_2	B_3	B_4	
A_3	2 5	14	16	18	5
销　量	5	15	15	10	

试分析：

(1) 单位运价 c_{22} 在什么范围变化时，上述最优调运方案不变；

(2) 单位运价 c_{24} 变为何值时，将有多重最优调运方案。

4. 格林公司有甲、乙、丙 3 个分厂生产同一种产品，产量分别为 200 吨、400 吨和 300 吨，供应Ⅰ、Ⅱ、Ⅲ、Ⅳ 4 个地区的需要，各地区的需要量分别为 300 吨、250 吨、350 吨和 200 吨。由于原料、工艺、技术的差别，各厂每千克产品的成本分别为 1.3 元、1.4 元、1.5 元。又由于行情不同，各地区销售价分别为每千克 2.0、2.2、1.9、2.1 元。已知从各分厂运往各销售地区的运价如表 4-46 所示。

表 4-46　各分厂到各销地的单位运价（单位：元/千克）

产　地	销　地			
	Ⅰ	Ⅱ	Ⅲ	Ⅳ
甲分厂	0.4	0.5	0.3	0.4
乙分厂	0.3	0.7	0.9	0.5
丙分厂	0.6	0.8	0.4	0.7

由于产品供不应求，各地的需求不可能完全充分满足，因此要求第Ⅰ和第Ⅱ销地至少供应 150 吨；第Ⅳ销地必须全部满足。请确定一个运输方案，使该公司获利最多。

5. 大洋发动机厂按合同规定需于每个季度末分别完成 10、15、25、20 台同一规格发动机。已知该厂各季度生产能力及生产每台发动机成本如表 4-47 所示。如果生产出来的发动机当季不交货，每台每积压一个季度需储存、维护费用 0.15 万元。要求在完成合同的条件下，制订使该厂全年生产、存贮和维护费用为最小的决策方案。

表 4 - 47　大洋发动机厂各季度生产能力及生产每台发动机成本

季　　度	生产能力(台)	单台成本(万元)
1	25	10.8
2	35	11.1
3	30	11.0
4	10	11.3

6. 南方飞机制造公司在制造过程的最后一步是生产喷气发动机并把它们安装到已经完成的飞机框架之中去。公司根据订单为未来 4 个月喷气发动机的生产制订计划。根据订单要求,1 月至 4 月要安装的发动机数量分别是 10 台、15 台、25 台和 20 台。而在此期间,根据其他产品制造、保养以及维修工作安排的不同,这种发动机的生产能力及生产成本也有所不同(表 4 - 48)。此外,如果当月生产的发动机不在当月安装,其储存成本为每台 30 万元/月。

表 4 - 48　发动机的生产能力及生产成本

月份	最大产量		单位生产成本(百万元)	
	正常时间	加班时间	正常时间	加班时间
1	20	10	5.40	5.50
2	30	15	5.55	5.60
3	25	10	5.50	5.55
4	5	10	5.65	5.75

生产管理人员需要制订出一个每月生产多少发动机的计划,使制造和存储的总成本达到最小。

参 考 文 献

1. 胡运权.运筹学基础及应用.第 4 版.北京:高等教育出版社,2004
2. 薛迪主编.卫生管理运筹学.上海:复旦大学出版社,2004
3. 熊伟.运筹学.北京:机械工业出版社,2005
4. 韩伯棠.管理运筹学.北京:高等教育出版社,2000
5. 〔美〕希利尔著,任建标译.数据、模型与决策:运用 Excel 电子表格建模与案例研究.北京:中国财政经济出版社,2001
6. 〔美〕温斯顿著,杨振凯等译.运筹学:应用范例与解法.第 4 版.北京:清华大学出版社,2006

第五章 整 数 规 划

在规划问题中,限制其中的全部或部分变量为整数的数学规划称为整数规划(integer programming, IP)。当这个规划问题是线性规划问题时,称为整数线性规划。在整数规划中,如果所有变量都限制为(非负)整数,则称为纯整数规划;如果仅一部分变量限制为(非负)整数,则称为混合整数规划。整数规划的一种特殊情形是 0 - 1 规划,它的变量仅取 0 或 1。本章只讨论整数线性规划问题(后简称为整数规划问题)。

第一节 整数规划问题及其数学模型

整数规划作为一类特殊的线性规划,应用非常广泛,但一般却不能直接用解线性规划的方法如单纯形法求其最优解。本节通过一个具体例子介绍其实际背景并给出其数学模型。

一、问题的提出

整数规划是为了解决实际问题而提出来的。例如我们在做决策时,对决策变量是人数、机器台数、医院的病床数等情况,若忽略整数条件,用一般的线性规划方法解,得到的最优解很可能是小数或分数而不符合整数要求。当然,有些整数规划问题的变量值很大,而成本或利润系数又较小,通过对相应线性规划最优解的舍入取整,得到的解是可以接受的。但大多数情况,这种舍入取整的方法是不可行的,此时得到的整数解不一定最优,甚至可能不是整数规划问题的可行解,因而有必要讨论整数规划的求解问题。

【例 1】 某医院有资金 45 万元可用于购置甲、乙两种仪器。已知甲、乙仪器的每台价格分别为 9 万元和 5 万元,由于场地限制,购置的两种仪器总数不能超过 6 台。若一台甲仪器每年可增加收入 8 万元,一台乙仪器每年可增加收入 5 万元,问购置甲、乙两种仪器各多少台,可使每年增加的收入最大?

解:设 x_1、x_2 分别为购置的甲、乙两种仪器数,则 x_1、x_2 应为非负整数,这是一个纯整数规划问题,其数学模型为

$$\text{Max } Z = 8x_1 + 5x_2$$

$$\text{s. t.} \begin{cases} x_1 + x_2 \leqslant 6 \\ 9x_1 + 5x_2 \leqslant 45 \\ x_1, x_2 \geqslant 0 \\ x_1, x_2 \text{ 均为整数} \end{cases}$$

它与线性规划的不同之处仅在于增加了最后一个约束条件。现暂不考虑整数约束,用图解法可求得相应线性规划问题的最优解为 $x_1 = 3.75$,$x_2 = 2.25$,Max $Z = 41.25$(图 5-1)。

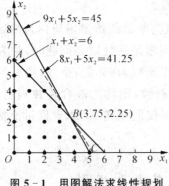

图 5-1　用图解法求线性规划问题的最优解

显然这个解不符合整数要求。若用舍入取整的方法,可得 (x_1, x_2) 取值的 4 对整数组合:(4,2)、(4,3)、(3,2)、(3,3),经验证前两对由于不同时满足所有约束条件而不可行,即根本不是问题的可行解;后两对虽然满足所有约束条件,是问题的可行解,但计算知,(3,2)对应的目标函数值 $Z = 8 \times 3 + 5 \times 2 = 34$,(3,3)对应的目标函数值 $Z = 8 \times 3 + 5 \times 3 = 39$,而我们可在可行域另找一点 (5,0),算得其相应的目标函数值 $Z = 8 \times 5 + 5 \times 0 = 40 > 39$,从而知(3,2)、(3,3)不是最优解。事实上,我们可以从图 5-1 看出,整数规划问题的可行域应是相应线性规划问题的可行域 $OABC$ 内(包括边界)所有的整数坐标点,这样的点共有 25 个,点(4,2)、(4,3)不在其内,比较这 25 个点上的目标函数值知,(5,0)为最优解,或者将目标函数的等值线从 B 点向原点方向平行移动,首先遇到的整数点为 $C(5, 0)$ 点,故 C 点为最优整数点,即医院的最优方案是购置 5 台甲种仪器,相应的年收入为 40 万元。

二、整数规划问题的数学模型

由线性规划加上变量的整数约束便得整数规划,其数学模型的一般形式为

$$\text{Max(或Min)} Z = \sum_{j=1}^{n} c_j x_j$$

$$\text{s. t.} \begin{cases} \sum\limits_{j=1}^{n} a_{ij} x_j \leqslant (\text{或} \geqslant; \text{或} =) b_i & (i = 1, 2, \cdots, m) \\ x_j \geqslant 0, \text{且部分或全部为整数} & (j = 1, 2, \cdots, n) \end{cases}$$

若称该整数规划问题为原问题,则对应的去掉整数条件约束的线性规划称为原问题对应的松弛问题。

关于整数规划,我们有下面的结论:①全部变量限制为整数的纯整数规划的可行解的个数是可数的,特别若变量有界,则可行解的个数有限;②整数规划的可行域是对应松弛问题的可行域的子域,但一般不能通过对松弛问题的最优解舍入取整而得到整数规划的最优解。

根据结论①,在求解决策变量有界的纯整数规划时,我们可以将所有的可行解列出来,然后通过比较其对应的目标函数值找出最优解,这种方法称为完全枚举法(complete enumeration)。如在例 1 中,我们比较了 25 个可行解的目标函数值以后,得到问题的最优解。但完全枚举法只适合于变量个数少,可行解数量不多的情况。一般复杂的整数规划模型,完全枚举法是很费时甚至是不可能的。

根据结论②,整数规划的松弛问题的最优解对应的目标函数值优于原问题最优解对应的目标函数值,即对求目标函数极大化的整数规划,松弛问题的最优值是原问题最优值的一个上界,对求目标函数极小化的整数规划,松弛问题的最优值是原问题最优值的一个下界。利用这个特点,20 世纪 60 年代 Doing 和 Dakin 提出了一种部分枚举的方法:分枝定界法,分枝定界法既适合解纯整数规划也适合解混合整数规划,而且便于计算机求解,是迄今为止最有效的解整数规划问题的方法之一。另一种解整数规划的有效方法是割平面法,由于篇幅限制不作详细介绍,有兴趣的读者可参看有关书籍。

第二节 分枝定界法

分枝定界法是在有限的可行域中作系统的搜索、逐步迭代以求得最优解的一种技术,技巧性很强,其搜索效率的高低在于分枝的选择和定界,下面先介绍分枝定界法的基本思路。

一、分枝定界法的基本思路

解整数规划最典型的做法是逐步生成一个相关的问题,称为原问题的衍生问题。对每个衍生问题又伴随着一个比它更易于求解的松弛问题,衍生问题称为松弛问题的源问题。通过松弛问题的解来确定它的源问题的归宿,即源问题应被舍弃,还是再生成一个或多个它本身的衍生问题来替代它。随即,再选择一个尚未被舍弃的或替代的原问题的衍生问题,重复以上步骤直至不再剩有未解决的衍生问题为止。分枝定界法和割平面法都是在上述框架下形成的。

分枝定界法的核心是"分枝"和"定界"。其基本思路是:设极大化的整数规划问题为 IP,相应的不含整数约束的线性规划即松弛问题为 LP。若 LP 的最优解不符合 IP 的整数条件,那么 LP 的最优目标函数值必为 IP 的最优目标函数值 Z^* 的一个上界,记作 $\overline{Z}$;而 IP 的任意可行解的目标函数值将是 Z^* 的一个下界,记作 $\underline{Z}$。对 LP 的非整数解的相邻整数作附加条件,从而形成两个分枝,即两个子问题,两个子问题的可行域中包含原整数规划问题的所有可行解。不断分枝,逐步减小 $\overline{Z}$,增大 $\underline{Z}$,最终求得 Z^*。

二、分枝定界法求解

下面我们通过一个具体例子,介绍分枝定界法的求解步骤。

【例 2】　用分枝定界法求解例 1 中的整数规划 IP

$$\text{Max } Z = 8x_1 + 5x_2$$

$$\text{s. t.} \begin{cases} x_1 + x_2 \leqslant 6 \\ 9x_1 + 5x_2 \leqslant 45 \\ x_1, \ x_2 \geqslant 0 \\ x_1, \ x_2 \ \text{均为整数} \end{cases}$$

解:用分枝定界法求解的步骤如下:

第 1 步　先不考虑整数约束,求解 IP 的松弛问题 LP。

$$\text{Max } Z = 8x_1 + 5x_2$$

$$\text{s. t.} \begin{cases} x_1 + x_2 \leqslant 6 \\ 9x_1 + 5x_2 \leqslant 45 \\ x_1, \ x_2 \geqslant 0 \end{cases}$$

这时 LP 可能会得到下列情况之一:①LP 没有可行解,此时可下结论,原问题 IP 没有可行解,计算停止;②LP 有最优解,并符合 IP 的整数条件,则 LP 的最优解即为 IP 的最优解,计算停止;③LP 有最优解,其最优值为 $Z^{(0)}$,但解不符合 IP 的整数条件,转入第二步。

本例通过图解法,求得 LP 的最优解为 $x_1 = 3.75$,$x_2 = 2.25$,最优值为 $Z^{(0)} = 41.25$(图 5-1),不符合整数条件,属于情况③。

第 2 步　定界。设 IP 的目标函数最优值为 Z^*,则 $Z^* \leqslant Z^{(0)}$,即 $Z^{(0)}$ 为 Z^* 的一个上界,记为 $\overline{Z} = Z^{(0)}$。用观察法任找 IP 问题的一个可行解,其对应

的目标函数值记为 $\underline{Z}$,则 $\underline{Z}$ 为 Z^* 的一个下界,若 IP 问题的可行解不易看出,也可直接取 $\underline{Z} = -\infty$,于是我们有 $\underline{Z} \leqslant Z^* \leqslant \overline{Z}$。

对本例,我们取 $\underline{Z} = -\infty$,则 $-\infty = \underline{Z} \leqslant Z^* \leqslant \overline{Z} = 41.25$。

第 3 步 分枝。在 LP 的最优解中任选一个不符合整数条件的变量 x_i,其值为 b_i,记 $[b_i]$ 为 b_i 的整数部分,构造两个约束条件: $x_i \leqslant [b_i]$ 和 $x_i \geqslant [b_i] + 1$,把这两个条件分别加入 LP,从而将 LP 分为两枝:LP1 和 LP2,求解线性规划 LP1 和 LP2 后进入下一步。

本例对 $x_1 = 3.75$,构造约束条件 $x_1 \leqslant 3$ 和 $x_1 \geqslant 4$,得

$$\text{LP1:Max } Z = 8x_1 + 5x_2 \qquad\qquad \text{LP2:Max } Z = 8x_1 + 5x_2$$

$$\text{s. t.}\begin{cases} x_1 + x_2 \leqslant 6 \\ 9x_1 + 5x_2 \leqslant 45 \\ x_1,\ x_2 \geqslant 0 \\ x_1 \leqslant 3 \end{cases} \qquad \text{s. t.}\begin{cases} x_1 + x_2 \leqslant 6 \\ 9x_1 + 5x_2 \leqslant 45 \\ x_1,\ x_2 \geqslant 0 \\ x_1 \geqslant 4 \end{cases}$$

这样实际上将 LP 的可行域 D 缩小成了 LP1 的可行域 D_1 和 LP2 的可行域 D_2,而 D 中不包含整数解的一部分($3 < x_1 < 4$)被去掉了(图 5-2),且保证 LP 的最优解不会重复出现。

本例中 LP1 的最优解为 $x_1 = 3$, $x_2 = 3$,最优值为 $Z^{(1)} = 39$;LP2 的最优解为 $x_1 = 4$, $x_2 = 1.8$,最优值为 $Z^{(2)} = 41$。

第 4 步 修改上、下界。按照以下两点规则进行:①在各分枝问题中,找出目标函数值最大者作为新的上界 $\overline{Z}$;②从已符合整数条件的分枝中,找出目标函数值最大者作为新的下界 $\underline{Z}$。

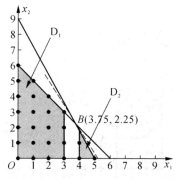

图 5-2 整数规划求解示意图(1)

按照上面的两个规则,本例中的上界修改成 $\overline{Z} = Z^{(2)} = 41$ (LP1 和 LP2 中最优目标函数值最大者),下界 $\underline{Z} = Z^{(1)} = 39$。

注意从各分枝中找出的目标函数值最大者一定不会大于分枝前(即加入构造的约束条件前)LP 的目标函数值,因而在求解过程中,Z^* 的上界 $\overline{Z}$ 的值将不断减小。而从新下界的选取规则和下一步的剪枝规则知,Z^* 的下界 $\underline{Z}$ 将不断增大。

第 5 步 剪枝与比较。对每一分枝,求解时可能出现 3 种情形:①无可行解;②得到整数最优解;③得到非整数最优解,其最优值为 Z。

对于情形①、②,分枝的情况已探明,无需再继续往下分,计算停止,称为

剪枝。对于情形③,需将 Z 与已求得的下界 $\underline{Z}$ 比较,若 $Z<\underline{Z}$,亦应剪枝,因为继续分枝所得的目标函数最优值不会大于 $\underline{Z}$,从而不会出现目标函数值不小于 $\underline{Z}$ 的整数解;若 $Z>\underline{Z}$,则返回第三步,继续分枝,然后重复第四、第五步,直到每一分枝的情况均已探清楚,无需再分枝,此时必可得到 $Z^*=\underline{Z}=\overline{Z}$。

本例 LP1 的最优解 $(x_1=3,x_2=3)$ 为整数解,这一枝不用再分,剪掉。

LP2 的最优解为 $x_1=4$,$x_2=1.8$,最优值为 $Z^{(2)}=41>\underline{Z}=39$,因此在其可行域 D_2 内可能存在目标函数值大于或等于 39 的整数解,继续分枝。对 $x_2=1.8$,构造约束条件 $x_2\leqslant1$ 和 $x_2\geqslant2$,得

$$\text{LP3:Max } Z=8x_1+5x_2 \qquad\qquad \text{LP4:Max } Z=8x_1+5x_2$$

$$\text{s. t.}\begin{cases}x_1+x_2\leqslant6\\9x_1+5x_2\leqslant45\\x_1,x_2\geqslant0\\x_1\geqslant4\\x_2\leqslant1\end{cases} \qquad \text{s. t.}\begin{cases}x_1+x_2\leqslant6\\9x_1+5x_2\leqslant45\\x_1,x_2\geqslant0\\x_1\geqslant4\\x_2\geqslant2\end{cases}$$

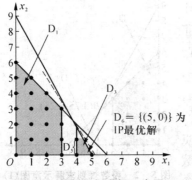

图 5－3　整数规划求解示意图(2)

解线性规划 LP3 和 LP4。分枝 LP4 无可行解,剪去。

分枝 LP3 的可行域为 D_3(图 5－3),最优解为 $x_1=40/9$,$x_2=1$,最优值为 $Z^{(3)}=365/9$。在分枝 LP1、LP3、LP4 中 $Z^{(3)}$ 为目标函数值中的最大者,于是新的上界修改为 $\overline{Z}=365/9$。即此时有

$$39=\underline{Z}\leqslant Z^*\leqslant\overline{Z}=365/9。$$

由于 LP3 的最优解不是整数,最优值为 $Z^{(3)}=365/9>\underline{Z}=39$,继续分枝为

$$\text{LP5:Max } Z=8x_1+5x_2 \qquad\qquad \text{LP6:Max } Z=8x_1+5x_2$$

$$\text{s. t.}\begin{cases}x_1+x_2\leqslant6\\9x_1+5x_2\leqslant45\\x_1,x_2\geqslant0\\x_1\geqslant4\\x_2\leqslant1\\x_1\leqslant4\end{cases} \qquad \text{s. t.}\begin{cases}x_1+x_2\leqslant6\\9x_1+5x_2\leqslant45\\x_1,x_2\geqslant0\\x_1\geqslant4\\x_2\leqslant1\\x_1\geqslant5\end{cases}$$

分枝 LP5 的可行域为 D_5(图 5 - 3),最优解为 $x_1 = 4$,$x_2 = 1$,是整数,最优值为 $Z^{(4)} = 37 < \underline{Z} = 39$,剪去。

分枝 LP6 的可行域为 D_6 只含一个点(5,0)(图 5 - 3),最优解为 $x_1 = 5$,$x_2 = 0$,是整数,最优值为 $Z^{(5)} = 40 > \underline{Z} = 39$,修改新的下界:$\underline{Z} = Z^{(5)} = 40$。而 $Z^{(5)}$ 又是在分枝 LP1、LP4、LP5、LP6 中目标函数值的最大者(即到现在为止所有未被分枝问题的目标函数值中的最大者),于是新的上界修改为 $\overline{Z} = Z^{(5)} = 40$。

至此已出现 $\underline{Z} = \overline{Z} = 40$,所以 $Z^* = 40$,最优解为 $x_1 = 5$,$x_2 = 0$。

利用树图可将以上的解题过程形象清楚地表示出来(图 5 - 4)。对目标函数极小化的整数规划注意定界和剪枝规则的不同。下面是一求极小化问题的例子。

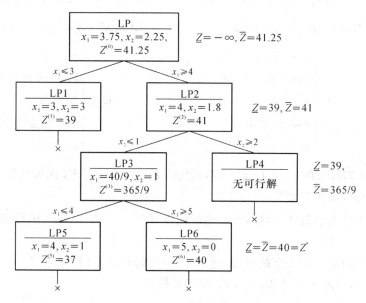

图 5 - 4　例 2 分枝定界法求解树形图

(注:×代表剪枝)

【**例 3**】　用分枝定界法求解整数规划 IP

$$\text{Min } Z = -x_1 - 5x_2$$

$$\text{s. t.} \begin{cases} x_1 - x_2 \geqslant -2 \\ 5x_1 + 6x_2 \leqslant 30 \\ x_1 \leqslant 4 \\ x_1,\ x_2 \geqslant 0,\text{且均为整数} \end{cases}$$

解:IP 的松弛问题 LP 为

$$Z = -x_1 - 5x_2$$

$$\text{s. t.}\begin{cases} x_1 - x_2 \geqslant -2 \\ 5x_1 + 6x_2 \leqslant 30 \\ x_1 \leqslant 4 \\ x_1, \ x_2 \geqslant 0 \end{cases}$$

其最优解为 $x_1 = 18/11$，$x_2 = 40/11$，最优值 $Z^{(0)} = -218/11(\approx -19.8)$，于是得 IP 的初始下界 $\underline{Z} = -218/11$，观察知 $x_1 = x_2 = 0$ 为其可行解，对应的目标函数值为 0，故初始上界 $\overline{Z}$ 取为 0。

对 $x_1 = 18/11$，构造约束条件 $x_1 \leqslant 1$ 和 $x_1 \geqslant 2$，将 LP 分为两枝：

LP1：Min $Z = -x_1 - 5x_2$

$$\text{s. t.}\begin{cases} x_1 - x_2 \geqslant -2 \\ 5x_1 + 6x_2 \leqslant 30 \\ x_1 \leqslant 4 \\ x_1, \ x_2 \geqslant 0 \\ x_1 \leqslant 1 \end{cases}$$

LP2：Min $Z = -x_1 - 5x_2$

$$\text{s. t.}\begin{cases} x_1 - x_2 \geqslant -2 \\ 5x_1 + 6x_2 \leqslant 30 \\ x_1 \leqslant 4 \\ x_1, \ x_2 \geqslant 0 \\ x_1 \geqslant 2 \end{cases}$$

LP1 的最优解 $x_1 = 1$，$x_2 = 3$，最优值 $Z^{(1)} = -16$；LP2 的最优解 $x_1 = 2$，$x_2 = 10/3$，最优值 $Z^{(2)} = -56/3$。

LP1 已得整数解，剪枝，对应的最优值 $Z^{(1)} = -16 < \overline{Z} = 0$，取为新的上界，即 $\overline{Z} = -16$。

LP2 的最优解不全是整数，而 $Z^{(2)} = -56/3(\approx -18.7) < \overline{Z} = -16$ 取为新的下界，即 $\underline{Z} = -56/3$。对 LP2 继续分枝：

LP3：Min $Z = -x_1 - 5x_2$

$$\text{s. t.}\begin{cases} x_1 - x_2 \geqslant -2 \\ 5x_1 + 6x_2 \leqslant 30 \\ x_1 \leqslant 4 \\ x_1, \ x_2 \geqslant 0 \\ x_1 \geqslant 2 \\ x_2 \leqslant 3 \end{cases}$$

LP4：Min $Z = -x_1 - 5x_2$

$$\text{s. t.}\begin{cases} x_1 - x_2 \geqslant -2 \\ 5x_1 + 6x_2 \leqslant 30 \\ x_1 \leqslant 4 \\ x_1, \ x_2 \geqslant 0 \\ x_1 \geqslant 2 \\ x_2 \geqslant 4 \end{cases}$$

LP3 的最优解 $x_1 = 12/5$，$x_2 = 3$，最优值 $Z^{(3)} = -87/5$；LP4 无可行解，剪枝。

因为 $Z^{(3)} = -87/5(\approx -17.4) < \overline{Z} = -16$，继续分枝。下界改为 $\underline{Z} = Z^{(3)} = -87/5$。

LP3 分枝为

LP5：$\text{Min } Z = -x_1 - 5x_2$

$$\text{s. t.} \begin{cases} x_1 - x_2 \geqslant -2 \\ 5x_1 + 6x_2 \leqslant 30 \\ x_1 \leqslant 4 \\ x_1, x_2 \geqslant 0 \\ x_1 \geqslant 2 \\ x_2 \leqslant 3 \\ x_1 \leqslant 2 \end{cases}$$

LP6：$\text{Min } Z = -x_1 - 5x_2$

$$\text{s. t.} \begin{cases} x_1 - x_2 \geqslant -2 \\ 5x_1 + 6x_2 \leqslant 30 \\ x_1 \leqslant 4 \\ x_1, x_2 \geqslant 0 \\ x_1 \geqslant 2 \\ x_2 \leqslant 3 \\ x_1 \geqslant 3 \end{cases}$$

LP5 的最优解为整数解 $x_1 = 2$，$x_2 = 3$，最优值 $Z^{(5)} = -17$；LP6 的最优解 $x_1 = 3$，$x_2 = 2.5$，最优值 $Z^{(6)} = -15.5$。

由于 LP5 的整数解对应最优目标函数值 $Z^{(5)} = -17 < \overline{Z} = -16$，变为新的上界 $\overline{Z} = Z^{(5)} = -17$，而 $Z^{(6)} = -15.5 > -17$，所以剪掉 LP6 这一枝。至此所有分枝情况已明，$Z^{(5)} = -17$ 既是上界又是新的下界，故所求整数规划的最优解为 $x_1 = 2$，$x_2 = 3$，最优值为 -17。例 3 求解过程的树图见图 5-5。

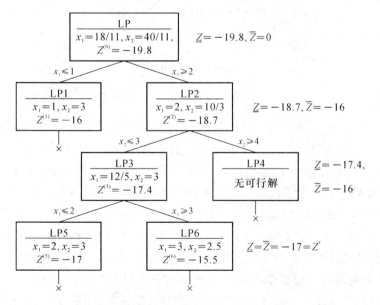

图 5-5　例 3 分枝定界法求解树形图

(注：×代表剪枝)

从上面的解题过程中,我们可以了解到:分枝定界法实际上是通过缩小可行域,不断搜索迭代逼近最优整数解。"分枝"为整数规划最优解的出现创造条件,"定界"则提高了搜索的效率,而优先选择哪个变量进行分枝,分枝后是同时求解两分枝还是将其中一分枝求解到底(即可能需要继续分枝,直到情况探明可以剪枝为止)再考虑另一枝,都会影响上界减小和下界增大的速度,从而关系到搜索的效率。有时,尽量选择目标函数系数绝对值较大的、不符合整数要求的变量进行分枝,并在可能的情况下,根据对实际问题的了解,事先选择一个合理的"界限",可以更快找到最优整数解。

第三节　0－1整数规划

0－1整数规划是一类应用非常广的数学规划模型,它的解法也很多。本节介绍其模型的一般形式及比较常用的一种解法——过滤法。

一、0－1整数规划模型

0－1整数规划是整数规划的特殊情形,它的变量 x_j 仅取值 0 或 1。这时 x_j 称为 0－1 变量,或称二进制变量。其数学模型的一般形式为

$$\text{Max(或Min)} Z = \sum_{j=1}^{n} c_j x_j$$

$$\text{s. t.} \begin{cases} \sum_{j=1}^{n} a_{ij} x_j \leqslant (\text{或} \geqslant; \text{或} =) b_i & (i = 1, 2, \cdots, m) \\ x_j = 0 \text{ 或 } 1 & (j = 1, 2, \cdots, n) \end{cases}$$

著名的背包问题是 0－1 规划模型在实际生活中的典型应用,它描述的是旅行者在可背负的重量有限的情况下,如何选择放入背包中的物品,使旅行者期望的某个指标(如物品总价值、物品的重要性系数之和等)达最优。

【例4】 某同学在假期欲徒步旅行。除必带装备外,他的背包还可装1.5千克的物品,而他想带的东西有书籍、望远镜、防晒用品、照相机和收音机,其重量分别为 0.5、0.6、0.2、0.3 和 0.4 千克,显然 5 件物品全部带上是不行的,于是他给 5 件物品分别定了重要性系数为 8、6、3、9、7。试问:若该同学想使装入物品的总重要性系数最大,应选择哪几件物品?

解:用数字 1、2、3、4、5 分别表示书籍、望远镜、防晒用品、照相机和收音机。引入 0－1 型变量 x_j, $x_j = 1$ 表示选择物品 j, $x_j = 0$ 表示不选择物品

j，设 Z 为选择物品的总重要性系数，则问题的数学模型为

$$\text{Max } Z = 8x_1 + 6x_2 + 3x_3 + 9x_4 + 7x_5$$

$$\text{s. t.} \begin{cases} 0.5x_1 + 0.6x_2 + 0.2x_3 + 0.3x_4 + 0.4x_5 \leqslant 1.5 \\ x_j = 0 \text{ 或 } 1 (j = 1, 2, 3, 4, 5) \end{cases}$$

这是一个 0-1 规划问题。

0-1 规划在整数规划中占有重要地位。从上面的背包问题可以看出，0-1 变量可以数量化地描述诸如取与弃、开与关、有与无、是与否等现象所反映的离散变量间的关系。因此，除背包问题外，许多实际问题，例如指派问题、选址问题、送货问题都可用 0-1 规划来处理。实际上，任何有界变量的整数规划都与 0-1 规划等价，因为非负有界变量可利用二进制的记数法将它用若干个 0-1 变量来代替。用 0-1 规划方法还可以把多种非线性规划问题表示成整数规划问题，所以不少人致力于这个方向的研究。

二、0-1 整数规划的隐枚举法求解

与一般整数规划的情形一样，解 0-1 整数规划最容易想到的方法，就是完全枚举法，即从变量取值为 0 或 1 的所有组合中，找出满足全部约束条件的组合，比较相应的目标函数值以求得最优解。若变量个数为 n，则需检查的变量取值组合个数是 2^n，对于 n 较大（例如 $n > 10$），这几乎是不可能的。因此人们希望设计一些方法，通过检查变量取值组合的一部分，就能求到问题的最优解，这样的方法称为隐枚举法（implicit enumeration）。实际上求解整数规划的分枝定界法就是隐枚举法的一种，也适合于解 0-1 规划。

下面举例说明另一种解 0-1 整数规划的隐枚举法——过滤法的求解思路。

【例 5】 求解 0-1 规划问题

$$\text{Max } Z = 4x_1 + 3x_2 + 2x_3$$

$$\text{s. t.} \begin{cases} 2x_1 - 5x_2 + 3x_3 \leqslant 4 \\ 4x_1 + x_2 + 3x_3 \geqslant 3 \\ x_1 + x_3 \geqslant 1 \\ x_1, x_2, x_3 = 0 \text{ 或 } 1 \end{cases}$$

解：(1) 先试探性求一个可行解。易看出 $X = (1 \quad 0 \quad 0)^{\text{T}}$ 满足约束条件，故为一个可行解，且相应的目标函数值为 $Z = Z_0 = 4$。

（2）增加过滤条件。因为是求极大值问题，故求最优解时，凡是目标函数值 $Z<4$ 的解不必检验是否满足约束条件即可删除，因它肯定不是最优解。于是应增加一个约束条件 $Z \geqslant Z_0$（目标函数值下界），即：$4x_1 + 3x_2 + 2x_3 \geqslant 4$，称该条件为过滤条件（filtering constraint）。从而原问题等价于

$$\text{Max } Z = 4x_1 + 3x_2 + 2x_3$$

$$\text{s. t.} \begin{cases} 4x_1 + 3x_2 + 2x_3 \geqslant 4 & ① \\ 2x_1 - 5x_2 + 3x_3 \leqslant 4 & ② \\ 4x_1 + x_2 + 3x_3 \geqslant 3 & ③ \\ x_1 + x_3 \geqslant 1 & ④ \\ x_1, x_2, x_3 = 0 \text{ 或 } 1 \end{cases}$$

（3）求解上面增加了过滤条件①的 0-1 规划。用枚举的方法，3 个变量共有 8 种可能的组合，我们将这 8 种组合依次检验它是否满足条件①—④，对某个组合，若它不满足①，即不满足过滤条件，则②—④即可行性条件不必再检验；若它满足①—④且相应的目标函数值 $Z_1 > 4$，则过滤条件改进为 $Z \geqslant Z_1$。

通常，过滤条件是所有约束条件中最关键的一个，若自变量组合对应的目标函数值不满足过滤条件，则不用检查其他的约束条件便知这个组合不可能是最优解，即这个组合被隐枚举了，这样便减少了计算工作量，这就是隐枚举法的含义。改进过滤条件可抬高过滤门槛，使更多的自变量组合被隐枚举。

按上述思路与方法，例 5 的求解过程可由表 5-1 来表示（其中"√"表示满足条件，"×"表示不满足条件）。

表 5-1　隐枚举法计算表

X	Z 值	过滤条件	②	③	④
		$4x_1 + 3x_2 + 2x_3 \geqslant 4$			
$(0\ 0\ 0)^T$	0	×			
$(1\ 0\ 0)^T$	4	√	√	√	√
$(0\ 0\ 1)^T$	2	×			
$(0\ 1\ 0)^T$	3	×			
$(1\ 1\ 0)^T$	7	√	√	√	√
		$4x_1 + 3x_2 + 2x_3 \geqslant 7$			
$(1\ 0\ 1)^T$	6	×			
$(0\ 1\ 1)^T$	5	×			
$(1\ 1\ 1)^T$	9	√	√	√	√

从而得最优解 $X^* = (1\ \ 1\ \ 1\ \ 1)^T$，最优值 $Z = 9$。

对例 4，取可行解 $X = (1\ \ 1\ \ 1\ \ 0\ \ 0)^T$ 对应的目标函数值 17 为初始下界，即将初始过滤条件：$8x_1 + 6x_2 + 3x_3 + 9x_4 + 7x_5 \geqslant 17$ 加入约束条件方程组，用隐枚举法可求得最优解为 $X^* = (1\ \ 0\ \ 1\ \ 1\ \ 1)^T$，最优值为 27（具体求解过程请同学自己完成），即该同学选择携带书籍、防晒用品、照相机和收音机能使装入物品的总重要性系数最大。

第四节　指　派　问　题

在线性规划中有一类重要的问题称为指派问题（assignment problem）或分派问题，它属于 0 - 1 整数规划，也可归纳为前一章介绍的运输问题，由于模型的特殊性，它有自己更有效的特殊解法。

一、指派问题数学模型

在管理工作中我们经常会遇到这样的问题：有 n 项不同的任务，需要 n 个人分别完成其中的一项，但由于任务的性质和各人的专长不同，因此各人去完成不同任务的效率（或花费的时间、费用）也就不同。于是产生了一个问题，应指派哪个人去完成哪项任务，使完成 n 项任务的总效率最高（或所需时间、费用最少），这类问题就是指派问题。

典型的指派问题需满足以下假设：①被指派者的数量与任务的数量相同；②每一项任务只能由一个人来完成；③每一个指派者只能完成一项任务；④每一个指派者和每一项任务的组合都会有一个相关的成本（收益）；⑤目标是确定怎样的指派能使总成本达最小（或总效率最高）。

【例 6】　某医院有 A、B、C、D 4 项任务要求甲、乙、丙、丁 4 个医生去完成，每人完成每项任务所需的时间见表 5 - 2，应指派何人去完成哪项任务，才能使他们完成任务的总时间最少？

表 5 - 2　完成任务所需时间　　　　　　　（单位：小时）

医　　生	任　　　　务			
	A	B	C	D
甲	10	5	9	8
乙	8	10	12	9
丙	6	5	6	12
丁	6	6	11	10

这是一个典型的指派问题。若令 $i = 1$、2、3、4 分别表示医生甲、乙、丙、丁，$j = 1$、2、3、4 分别表示 A、B、C、D 4 项任务，引入 0 - 1 变量 x_{ij}，定义

$$x_{ij} = \begin{cases} 1 & \text{指派第 } i \text{ 个医生去完成第 } j \text{ 项任务} \\ 0 & \text{不派第 } i \text{ 个医生去完成第 } j \text{ 项任务} \end{cases} (i, j = 1, 2, 3, 4),$$

用 Z 表示医生完成任务的总时间，则问题的数学模型为

$$\text{Min } Z = \sum_{i=1}^{4} \sum_{j=1}^{4} c_{ij} x_{ij}$$

$$\text{s. t.} \begin{cases} \sum_{i=1}^{4} x_{ij} = 1 & (j = 1, 2, 3, 4) \\ \sum_{j=1}^{4} x_{ij} = 1 & (i = 1, 2, 3, 4) \\ x_{ij} = 0 \text{ 或 } 1 & (i, j = 1, 2, 3, 4) \end{cases}$$

其中，$c_{ij} = \begin{bmatrix} 10 & 5 & 9 & 8 \\ 8 & 10 & 12 & 9 \\ 6 & 5 & 6 & 12 \\ 6 & 6 & 11 & 10 \end{bmatrix}$

由于目标函数是求 Z 的最小值，所以本例也称为极小化指派问题。

一般地，极小化指派问题的数学模型是

$$\text{Min } Z = \sum_{i=1}^{n} \sum_{j=1}^{n} c_{ij} x_{ij} (c_{ij} \geqslant 0)$$

$$\text{s. t.} \begin{cases} \sum_{i=1}^{n} x_{ij} = 1 & (j = 1, 2, \cdots, n) \\ \sum_{j=1}^{n} x_{ij} = 1 & (i = 1, 2, \cdots, n) \\ x_{ij} = 0 \text{ 或 } 1 & (i, j = 1, 2, \cdots, n) \end{cases}$$

其中，$c_{ij} = \begin{bmatrix} c_{11} & c_{12} & \cdots & c_{1n} \\ c_{21} & c_{22} & \cdots & c_{2n} \\ \vdots & \vdots & \cdots & \vdots \\ c_{n1} & c_{n2} & \cdots & c_{nn} \end{bmatrix}$ 称为成本矩阵。

约束条件中的第 1 和第 2 组等式表示的是典型指派问题的假设②和假设

③,即每一项任务只能由一个人来完成,而每一个指派者只能完成一项任务。指派问题的可行解可以用一矩阵表示,称为解矩阵(或指派矩阵)。如例 6 的一个可行解为

$$X = \begin{pmatrix} 0 & 1 & 0 & 0 \\ 1 & 0 & 0 & 0 \\ 0 & 0 & 1 & 0 \\ 0 & 0 & 0 & 1 \end{pmatrix}$$

二、极小化指派模型的匈牙利算法

指派问题的匈牙利算法因匈牙利数学家科尼格(Koing)证明了这个方法的主要定理而得名。

从极小化指派模型可以看出,解决极小化指派问题,实际上就是要从成本矩阵 c_{ij} 中,找出 n 个位于不同行不同列的元素,使其和最小(在解矩阵中,与这些元素对应的决策变量取 1,其余的取零),此最小值就是目标函数的最优值。试想,若有一 n 阶成本矩阵,有 n 个位于不同行不同列的零元素(称为独立的零元素),那么它们的和为零,必为最小。匈牙利法的原理就是利用成本矩阵的性质,通过对成本矩阵的行或列施行加减常数的变换,使变换后的矩阵尽可能多地出现零元素,直到最后能找到 n 个独立的零元素。

成本矩阵有两个基本性质。

性质 1 从成本矩阵 c_{ij} 的某一行(或一列)的各个元素中都减去同一常数 k (k 可正可负),得到新的成本矩阵 c'_{ij},则以 c'_{ij} 为成本矩阵的新指派问题与原指派问题的最优解相同,但其最优值比原最优值减少 k。

证:设将成本矩阵 c_{ij} 的第 h 行各元素减去 k,记新指派问题的目标函数为 Z',则

$$Z' = \sum_{i=1}^{n} \sum_{j=1}^{n} c'_{ij} x_{ij} = \sum_{\substack{i=1 \\ i \neq h}}^{n} \sum_{j=1}^{n} c'_{ij} x_{ij} + \sum_{j=1}^{n} c'_{hj} x_{hj} = \sum_{\substack{i=1 \\ i \neq h}}^{n} \sum_{j=1}^{n} c_{ij} x_{ij}$$

$$+ \sum_{j=1}^{n} (c_{hj} - k) x_{hj} = \sum_{i=1}^{n} \sum_{j=1}^{n} c_{ij} x_{ij} - \sum_{j=1}^{n} k x_{hj}$$

$$= \sum_{i=1}^{n} \sum_{j=1}^{n} c_{ij} x_{ij} - k \sum_{j=1}^{n} x_{hj} = \sum_{i=1}^{n} \sum_{j=1}^{n} c_{ij} x_{ij} - k \cdot 1 = Z - k$$

这里用到约束条件 $\sum_{j=1}^{n} x_{hj} = 1$。因此有

$$\text{Min} \, Z' = \text{Min}(Z - k) = \text{Min} \, Z - k$$

而新指派问题的约束方程同原指派问题,故其最优解必相同,最优值差一常数 k。

性质 2 成本矩阵中独立零元素的最多个数等于能覆盖所有零元素的最少直线数(证明略)。

反复利用性质1,我们总可以将一个成本矩阵变换为一个每行每列都至少有一个零元素的矩阵,其方法是将成本矩阵的每一行都减去该行的最小元素后,再将所得矩阵的每一列减去该列的最小元素。

下面通过解例 6 介绍匈牙利法的具体求解步骤。

第 1 步 变换成本矩阵,使每行每列都至少出现一个零元素。方法如上所述。

$$
c_{ij} =
\begin{pmatrix}
10 & 5 & 9 & 8 \\
8 & 10 & 12 & 9 \\
6 & 5 & 6 & 12 \\
6 & 6 & 11 & 10
\end{pmatrix}
\begin{matrix} -5 \\ -8 \\ -5 \\ -6 \end{matrix}
\longrightarrow
\begin{pmatrix}
5 & 0 & 4 & 3 \\
0 & 2 & 4 & 1 \\
1 & 0 & 1 & 7 \\
0 & 0 & 5 & 4
\end{pmatrix}
\longrightarrow
\begin{pmatrix}
5 & 0 & 3 & 2 \\
0 & 2 & 3 & 0 \\
1 & 0 & 0 & 6 \\
0 & 0 & 4 & 3
\end{pmatrix}
$$

$$-1-1$$

第 2 步 进行试指派,寻求最优解。

这一步的目的是找出一组最多个数的独立零元素。方法是:①从有零元素最少的行(列)开始,圈出一个零元素,用⓪表示,然后划去同行同列的其他零元素,用∅表示。若最少零元素行(列)同时有几行(列),则圈出这几行(列)中零元素最少的那列(行)上的零元素,若所在列的零元素个数相同,则任圈一个;②在将⓪和∅看作是非零元的情况下,重复①;逐次下去,直到所有的零元素都被圈出或划掉为止。

若矩阵中⓪的个数等于矩阵的阶数,则对应的指派方案就是最优方案。

$$
\begin{pmatrix}
5 & 0 & 3 & 2 \\
0 & 2 & 3 & 0 \\
1 & 0 & 0 & 6 \\
0 & 0 & 4 & 3
\end{pmatrix}
\longrightarrow
\begin{pmatrix}
5 & ⓪ & 3 & 2 \\
∅ & 2 & 3 & ⓪ \\
1 & ∅ & ⓪ & 6 \\
⓪ & ∅ & 4 & 3
\end{pmatrix}
\longrightarrow 最优解 \; X^* =
\begin{pmatrix}
0 & 1 & 0 & 0 \\
0 & 0 & 0 & 1 \\
0 & 0 & 1 & 0 \\
1 & 0 & 0 & 0
\end{pmatrix}
$$

对例 6,在变换后的成本矩阵中,我们已得 4 个位于不同行、不同列的⓪。至此,指派问题的最优解已求出,即指派甲、乙、丙、丁分别接受任务 B、D、C、A 可使他们完成任务的总时间最少。

若矩阵中⓪的个数小于矩阵的阶数,则进行第 2 步。

第 3 步 作最少的直线覆盖零元素。能覆盖所有零元素的最少直线数等于最多独立零元素的个数(即◎的个数)。作覆盖零元素的最少直线,可按以下步骤进行:①对没有◎的行打✓号;②对已打✓号行上的所有∅元素所在的列打✓号;③再对已打✓号的列上有◎的行打✓号;④重复②、③直到得不出新的打✓号的行列为止;⑤对没有打✓号的行画横线,所有打✓号的列画纵线,这就是能覆盖所有零元素的最少直线集合。

例如,将例6的成本矩阵改动一下,则需进行第3步工作:

$$c_{ij} = \begin{pmatrix} 10 & 5 & 9 & 8 \\ 8 & 10 & 8 & 9 \\ 6 & 5 & 6 & 12 \\ 6 & 6 & 11 & 10 \end{pmatrix} \begin{matrix} -5 \\ -8 \\ -5 \\ -6 \end{matrix} \longrightarrow \begin{pmatrix} 5 & 0 & 4 & 3 \\ 0 & 2 & 0 & 1 \\ 1 & 0 & 1 & 7 \\ 0 & 0 & 5 & 4 \end{pmatrix} \longrightarrow \begin{pmatrix} 5 & 0 & 4 & 2 \\ 0 & 2 & 0 & 0 \\ 1 & 0 & 1 & 6 \\ 0 & 0 & 5 & 3 \end{pmatrix}$$
$$-1$$

$$\longrightarrow \begin{pmatrix} 5 & ◎ & 4 & 2 \\ ∅ & 2 & ◎ & ∅ \\ 1 & ∅ & 1 & 6 \\ ◎ & 0 & 5 & 3 \end{pmatrix} \longrightarrow \begin{pmatrix} 5 & ◎ & 4 & 2 \\ ∅ & 2 & ◎ & ∅ \\ 1 & ∅ & 1 & 6 \\ ◎ & ∅ & 5 & 3 \end{pmatrix} \begin{matrix} ✓ \\ \\ ✓ \\ \\ \end{matrix}$$

第4步　继续变换成本矩阵。将◎和∅依然改回为0后,在没有被直线覆盖的部分元素中找出最小元素,对没有画直线的行的各元素都减去这个最小元素,对已画直线的列的各元素都加上这个最小元素,回到第2步。直到最后矩阵中◎的个数等于矩阵的阶数,求得最优解。

$$\begin{pmatrix} 5 & 0 & 4 & 2 \\ 0 & 2 & 0 & 0 \\ 1 & 0 & 1 & 6 \\ 0 & 0 & 5 & 3 \end{pmatrix} \begin{matrix} -1 \\ \\ -1 \\ \\ \end{matrix} \longrightarrow \begin{pmatrix} 4 & 0 & 3 & 1 \\ 0 & 3 & 0 & 0 \\ 0 & 0 & 0 & 5 \\ 0 & 1 & 5 & 3 \end{pmatrix} \longrightarrow \begin{pmatrix} 4 & ◎ & 3 & 1 \\ ∅ & 3 & ∅ & ◎ \\ ∅ & ∅ & ◎ & 5 \\ ◎ & 1 & 5 & 3 \end{pmatrix}$$
$$+1$$

$$\text{最优解 } X^* = \begin{pmatrix} 0 & 1 & 0 & 0 \\ 0 & 0 & 0 & 1 \\ 0 & 0 & 1 & 0 \\ 1 & 0 & 0 & 0 \end{pmatrix}$$

三、其他类型指派模型的求解

(一)极大化指派问题

指派问题中若要求的是目标函数最大,则为极大化指派问题。匈牙利法给出的是极小化指派问题的解法,对于极大化指派问题,自然的想法是化为极小化问题解决,但这里不能用通常所使用的方法:改 $\text{Max } Z = \sum\limits_{i=1}^{n}\sum\limits_{j=1}^{n} c_{ij}x_{ij}$ 为 $\text{Min}(-Z) = \sum\limits_{i=1}^{n}\sum\limits_{j=1}^{n}(-c_{ij})x_{ij}$ 来解,因为匈牙利法要求每个元素都非负。

解决的方法是找出成本矩阵 c_{ij} 中的最大元素 M,令 $b_{ij} = M - c_{ij}$ (称 b_{ij} 为 c_{ij} 的缩减矩阵),于是

$$Z = \sum_{i=1}^{n}\sum_{j=1}^{n}c_{ij}x_{ij} = \sum_{i=1}^{n}\sum_{j=1}^{n}(M - b_{ij})x_{ij}$$

$$= M\sum_{i=1}^{n}\sum_{j=1}^{n}x_{ij} - \sum_{i=1}^{n}\sum_{j=1}^{n}b_{ij}x_{ij}$$

$$= nM - \sum_{i=1}^{n}\sum_{j=1}^{n}b_{ij}x_{ij}$$

其中,n 为成本矩阵 c_{ij} 的阶数,等式利用了约束条件 $\sum\limits_{j=1}^{n}x_{ij} = 1$,$\sum\limits_{i=1}^{n}x_{ij} = 1$。

这样求 Z 的极大化问题就转化成了求 $Z' = \sum\limits_{i=1}^{n}\sum\limits_{j=1}^{n}b_{ij}x_{ij}$ 的极小化问题。

【例 7】 若有一极大化问题的成本矩阵为

$$c_{ij} = \begin{bmatrix} 12 & 10 & 11 & 2 \\ 3 & 11 & 5 & 15 \\ 5 & 8 & 5 & 12 \\ 8 & 1 & 10 & 11 \end{bmatrix}$$

则 c_{ij} 的缩减矩阵为

$$b_{ij} = \begin{bmatrix} 15 & 15 & 15 & 15 \\ 15 & 15 & 15 & 15 \\ 15 & 15 & 15 & 15 \\ 15 & 15 & 15 & 15 \end{bmatrix} - \begin{bmatrix} 12 & 10 & 11 & 2 \\ 3 & 11 & 5 & 15 \\ 5 & 8 & 5 & 12 \\ 8 & 1 & 10 & 11 \end{bmatrix} = \begin{bmatrix} 3 & 5 & 4 & 13 \\ 12 & 4 & 10 & 0 \\ 10 & 7 & 10 & 3 \\ 7 & 14 & 5 & 4 \end{bmatrix}$$

用匈牙利法求 b_{ij} 的最优解

$$b_{ij} = \begin{bmatrix} 3 & 5 & 4 & 13 \\ 12 & 4 & 10 & 0 \\ 10 & 7 & 10 & 3 \\ 7 & 14 & 5 & 4 \end{bmatrix} \begin{array}{l} -3 \\ \\ -3 \\ -4 \end{array} \longrightarrow \begin{bmatrix} 0 & 2 & 1 & 10 \\ 12 & 4 & 10 & 0 \\ 7 & 4 & 7 & 0 \\ 3 & 10 & 1 & 0 \end{bmatrix} \longrightarrow \begin{bmatrix} 0 & 0 & 0 & 10 \\ 12 & 2 & 9 & 0 \\ 7 & 2 & 6 & 0 \\ 3 & 8 & 0 & 0 \end{bmatrix}$$
$$\qquad\qquad\qquad\qquad\qquad\qquad\qquad -2 \quad -1$$

$$\rightarrow \begin{pmatrix} ⓪ & Ø & Ø & 1Ø \\ 12 & 2 & 9 & ⓪ \\ 7 & 2 & 6 & Ø \\ 3 & 8 & ⓪ & Ø \end{pmatrix} \rightarrow \begin{pmatrix} 0 & 0 & 0 & 10 \\ 12 & 2 & 9 & 0 \\ 7 & 2 & 6 & 0 \\ 3 & 8 & 0 & 0 \end{pmatrix} \begin{matrix} \\ -2 \\ -2 \\ \ \end{matrix} \rightarrow \begin{pmatrix} 0 & 0 & 0 & 12 \\ 10 & 0 & 7 & 0 \\ 5 & 0 & 4 & 0 \\ 3 & 8 & 0 & 2 \end{pmatrix}$$

$$+2$$

$$\rightarrow \begin{pmatrix} ⓪ & Ø & Ø & 12 \\ 10 & ⓪ & 7 & Ø \\ 5 & Ø & 4 & ⓪ \\ 3 & 8 & ⓪ & 2 \end{pmatrix} \ 或 \ \begin{pmatrix} ⓪ & Ø & Ø & 12 \\ 10 & Ø & 7 & ⓪ \\ 5 & ⓪ & 4 & Ø \\ 3 & 8 & ⓪ & 2 \end{pmatrix}$$

$$故 \ X^* = \begin{pmatrix} 1 & 0 & 0 & 0 \\ 0 & 1 & 0 & 0 \\ 0 & 0 & 0 & 1 \\ 0 & 0 & 1 & 0 \end{pmatrix} \ 或 \ X^* = \begin{pmatrix} 1 & 0 & 0 & 0 \\ 0 & 0 & 0 & 1 \\ 0 & 1 & 0 & 0 \\ 0 & 0 & 1 & 0 \end{pmatrix}$$

上述 X^* 是 b_{ij} 对应的指派问题也是原指派问题的最优解。

（二）非典型指派问题的转化

前面我们求解的都是典型指派问题,满足被指派者的数量与任务的数量相同的条件。而在实际工作中,人少任务多或人多任务少的情况难以避免。对于这类非典型指派问题或者说不平衡分配问题,我们可以和运输问题的处理方法一样,通过虚设人员或者任务,转化为典型指派问题。

【例8】 若在例6中,增加两项任务 E、F。完成任务所需时间见表5-3,而医生仍然每人只能完成一项任务,问应如何指派任务才能使他们完成任务的总时间最少?

表 5-3　完成任务所需时间　　　　　　　　（单位:小时）

医　生	任　　务					
	A	B	C	D	E	F
甲	10	5	9	8	7	10
乙	8	10	12	9	8	6
丙	6	5	6	12	4	11
丁	6	6	11	10	8	7

解:虚设两人,使被指派者的数量与任务的数量相同。由于虚设的人不可能完成任务,故设他们完成各项任务所需的时间均为充分大的数 M,从而得下面的成本矩阵,可用匈牙利法求解。

$$c_{ij} = \begin{pmatrix} 10 & 5 & 9 & 8 & 7 & 10 \\ 8 & 10 & 12 & 9 & 8 & 6 \\ 6 & 5 & 6 & 12 & 4 & 11 \\ 6 & 6 & 11 & 10 & 8 & 7 \\ M & M & M & M & M & M \\ M & M & M & M & M & M \end{pmatrix} \begin{matrix} -5 \\ -6 \\ -4 \\ -6 \\ -M \\ -M \end{matrix} \longrightarrow \begin{pmatrix} 5 & 0 & 4 & 3 & 2 & 5 \\ 2 & 4 & 6 & 3 & 2 & 0 \\ 2 & 1 & 2 & 8 & 0 & 7 \\ 0 & 0 & 5 & 4 & 2 & 1 \\ 0 & 0 & 0 & 0 & 0 & 0 \\ 0 & 0 & 0 & 0 & 0 & 0 \end{pmatrix} \longrightarrow$$

$$\begin{pmatrix} 5 & ⓪ & 4 & 3 & 2 & 5 \\ 2 & 4 & 6 & 3 & 2 & ⓪ \\ 2 & 1 & 2 & 8 & ⓪ & 7 \\ ⓪ & ⌀ & 5 & 4 & 2 & 1 \\ ⌀ & ⌀ & ⓪ & ⌀ & ⌀ & ⌀ \\ ⌀ & ⌀ & ⓪ & ⌀ & ⌀ & ⌀ \end{pmatrix} \text{或} \begin{pmatrix} 5 & ⓪ & 4 & 3 & 2 & 5 \\ 2 & 4 & 6 & 3 & 2 & ⓪ \\ 2 & 1 & 2 & 8 & ⓪ & 7 \\ ⓪ & ⌀ & 5 & 4 & 2 & 1 \\ ⌀ & ⌀ & ⓪ & ⌀ & ⌀ & ⌀ \\ ⌀ & ⌀ & ⓪ & ⌀ & ⌀ & ⌀ \end{pmatrix}$$

由变换后的成本矩阵知,指派甲、乙、丙、丁分别接受任务 B、F、E、A 可使他们完成任务的总时间最少。

若指派问题中碰到一人可以做 m 件工作(或某人不能做某件工作)的情况,则将该人化为 m 个相同的人(或将某人做某件工作的费用取为充分大的数 M),再转化为典型指派问题。

第五节　应　用　举　例

一、投资问题

【例 9】　某医科大学根据社会需求,欲用不超过 30 万元的投资,对口腔和眼科两所附属专科医院进行小规模扩建,增设病床数。经论证,口腔医院平均每增加一个床位需投资 7 000 元,配备工作人员 0.5 人;眼科医院平均每增加一个床位需投资 6 000 元,配备工作人员 0.7 人;学校可分配给两所医院的工作人员最多只有 30 人。预计口腔医院每个床位的年收益为 4 万元,眼科医院每个床位的年收益为 5 万元。问怎样的投资方案可使两医院增设病床数后增加的总收益最大?

解:设口腔和眼科医院增设的病床数分别为 x_1 和 x_2,则问题的数学模型为

$$\text{Max } Z = 4x_1 + 5x_2$$

$$\text{s. t.} \begin{cases} 0.7x_1 + 0.6x_2 \leqslant 30 \\ 0.5x_1 + 0.7x_2 \leqslant 30 \\ x_1, \; x_2 \geqslant 0, \text{且为整数} \end{cases}$$

用分枝定界法可求得最优解 $x_1 = 15$，$x_2 = 32$，最优值 $Z = 220$。

最优投资方案为：口腔医院增设病床 15 张，眼科医院增设病床 32 张，可得年最大收益为 220 万元。

二、选址问题

【例 10】　某药品销售公司计划在市东、西、南 3 区建立销售门市部，拟议中有 7 个位置 $A_i (i=1, 2, 3, \cdots, 7)$ 可供选择，不同位置所需的投资额及预期年利润如表 5－4。考虑到各区居民的居住密集度，规定：东区中的 A_1、A_2、A_3 3 个点至多选 2 个；西区中的 A_4、A_5 2 个点至少选 1 个；南区中的 A_6、A_7 2 个点中至少选 1 个。若总投资额不超过 120 万元，问如何选址可使预期总年利润达最大？

表 5－4　不同位置的投资额、利润表　　　　　（单位：万元）

门市部	A_1	A_2	A_3	A_4	A_5	A_6	A_7
投资额	15	40	20	25	30	35	45
年利润	6	12	8	10	15	20	25

解：设

$$x_i = \begin{cases} 1 & \text{在 } A_i \text{ 设门市部} \\ 0 & \text{不在 } A_i \text{ 设门市部} \end{cases} \quad (i = 1, 2, \cdots, 7)$$

则问题的数学模型为

$$\text{Max } Z = 6x_1 + 12x_2 + 8x_3 + 10x_4 + 15x_5 + 20x_6 + 25x_7$$

$$\text{s. t.} \begin{cases} 15x_1 + 40x_2 + 20x_3 + 25x_4 + 30x_5 + 35x_6 + 45x_7 \leqslant 120 \\ x_1 + x_2 + x_3 \leqslant 2 \\ x_4 + x_5 \geqslant 1 \\ x_6 + x_7 \geqslant 1 \\ x_i = 0 \text{ 或 } 1 \ (i = 1, 2, \cdots, 7) \end{cases}$$

这是 0－1 规划模型，用隐枚举法或第十五章介绍的软件可解得最优解 $X^* = (1 \ 0 \ 0 \ 1 \ 0 \ 1 \ 1)^T$，即在 A_1、A_4、A_6、A_7 各设一个门市部，可使年总利润最大，其最大值为 61 万元。

三、指派问题

【例 11】　某医院欲安排甲、乙、丙、丁 4 位医生去患者 A、B、C、D 家随访,每位医生到各患者家需走的路程见表 5－5。

表 5－5 医生到患者家需走的路程表 （单位:千米）

医 生	病 人			
	A	B	C	D
甲	9	10	12	5
乙	5	6	8	9
丙	6	4	11	7
丁	7	11	8	4

（1）若每位医生必去不同的患者家随访,问应如何安排任务,才能使 4 位医生所走的总路程最短? 其最短路程为多少?

（2）若医生丁因参加学术会议而不能去随访,而每位医生只能去一个患者家,这时只能搁下 4 个患者中某一家的随访计划,问应搁下谁家,能使甲、乙、丙 3 位医生所走的总路程最短?

（3）由于某种原因,患者 D 的随访计划被取消,这时该如何指派 3 位医生去 A、B、C 家随访,使他们所走的总路程最短?

解:（1）该问题为典型的最小化指派问题,其成本矩阵

$$C_1 = \begin{bmatrix} 9 & 10 & 12 & 5 \\ 5 & 6 & 8 & 9 \\ 6 & 4 & 11 & 7 \\ 7 & 11 & 8 & 4 \end{bmatrix}$$

用匈牙利法求解

$$C_1 = \begin{bmatrix} 9 & 10 & 12 & 5 \\ 5 & 6 & 8 & 9 \\ 6 & 4 & 11 & 7 \\ 7 & 11 & 8 & 4 \end{bmatrix} \begin{matrix} -5 \\ -5 \\ -4 \\ -4 \end{matrix} \rightarrow \begin{bmatrix} 4 & 5 & 4 & 0 \\ 0 & 1 & 0 & 4 \\ 2 & 0 & 4 & 3 \\ 3 & 7 & 1 & 0 \end{bmatrix} \rightarrow \begin{bmatrix} 4 & 5 & 4 & ⓪ \\ ⓪ & 1 & 0 & 4 \\ 2 & ⓪ & 4 & 3 \\ 3 & 7 & 1 & 0 \end{bmatrix} \begin{matrix} -1 \\ \\ \\ -1 \end{matrix}$$

$$-3 \qquad\qquad\qquad\qquad\qquad +1$$

$$\rightarrow \begin{bmatrix} 3 & 4 & 3 & 0 \\ 0 & 1 & 0 & 5 \\ 2 & 0 & 4 & 4 \\ 2 & 6 & 0 & 0 \end{bmatrix} \rightarrow \begin{bmatrix} 3 & 4 & 3 & ⓪ \\ ⓪ & 1 & 0 & 5 \\ 2 & ⓪ & 4 & 4 \\ 2 & 6 & ⓪ & 0 \end{bmatrix} \rightarrow 最优解\ X^* = \begin{bmatrix} 0 & 0 & 0 & 1 \\ 1 & 0 & 0 & 0 \\ 0 & 1 & 0 & 0 \\ 0 & 0 & 1 & 0 \end{bmatrix}$$

故应安排甲、乙、丙、丁 4 位医生去患者 D、A、B、C 家随访,他们所走的

总路程最短,其最短路程为 22 千米(5+5+4+8)。

(2) 此问题为人少任务多的情况。在成本矩阵中,设医生丁对应的路程为充分大的数 M,则仍可用匈牙利法求解。

$$C_2 = \begin{pmatrix} 9 & 10 & 12 & 5 \\ 5 & 6 & 8 & 9 \\ 6 & 4 & 11 & 7 \\ M & M & M & M \end{pmatrix} \begin{matrix} -5 \\ -5 \\ -4 \\ -M \end{matrix} \longrightarrow \begin{pmatrix} 4 & 5 & 7 & 0 \\ 0 & 1 & 3 & 4 \\ 2 & 0 & 7 & 3 \\ 0 & 0 & 0 & 0 \end{pmatrix} \longrightarrow 最优解 X^*$$

$$= \begin{pmatrix} 0 & 0 & 0 & 1 \\ 1 & 0 & 0 & 0 \\ 0 & 1 & 0 & 0 \\ 0 & 0 & 1 & 0 \end{pmatrix}$$

从而最优指派为安排甲、乙、丙 3 位医生去患者 D、A、B 家随访,而搁下患者 C 家,能使甲、乙、丙 3 位医生所走的总路程最短,为 14 千米。

(3) 此问题为人多任务少的情况。可设 4 位医生到患者 D 家的路程为充分大的数 M,使成本矩阵依然为方阵。

$$C_3 = \begin{pmatrix} 9 & 10 & 12 & M \\ 5 & 6 & 8 & M \\ 6 & 4 & 11 & M \\ 7 & 11 & 8 & M \end{pmatrix} \longrightarrow \begin{pmatrix} 4 & 6 & 4 & 0 \\ 0 & 2 & 0 & 0 \\ 1 & 0 & 3 & 0 \\ 2 & 7 & 0 & 0 \end{pmatrix} \longrightarrow 最优解 X^*$$

$$\begin{matrix} -5 & -4 & -8 & -M \end{matrix}$$

$$= \begin{pmatrix} 0 & 0 & 0 & 1 \\ 1 & 0 & 0 & 0 \\ 0 & 1 & 0 & 0 \\ 0 & 0 & 1 & 0 \end{pmatrix}$$

由此得最优指派为医生乙、丙、丁分别去患者 A、B、C 家随访,他们所走的总路程最短,最短路程为 17 千米。

习 题 四

1. 判断下列说法是否正确:

(1) 整数规划问题解的目标函数值一般优于其相应的松弛问题解的目标函数值。

(2) 用分枝定界法求解一个极大化的整数规划问题时,任何一个可行解的目标函数值是该问题目标函数值的一个下界。

(3) 用分枝定界法求解一个极大化的整数规划问题时,当得到多于一个可行解时,通常可任取其中一个作为下界值,经比较后确定是否再进行分枝。

(4) 指派问题成本矩阵的每个元素乘上同一常数 k,将不影响最优指派方案。

2. 用分枝定界法求解下列整数规划问题:

(1) Max $Z = 3x_1 + 2x_2$

$$\text{s. t.} \begin{cases} 2x_1 + 3x_2 \leqslant 14 \\ 2x_1 + x_2 \leqslant 9 \\ x_1, x_2 \geqslant 0, \text{且为整数} \end{cases}$$

(2) Max $Z = x_1 + x_2$

$$\text{s. t.} \begin{cases} 14x_1 + 9x_2 \leqslant 51 \\ -6x_1 + 3x_2 \leqslant 1 \\ x_1, x_2 \geqslant 0, \text{且为整数} \end{cases}$$

(3) Min $Z = 4x_1 + 5x_2$

$$\text{s. t.} \begin{cases} 3x_1 + 2x_2 \geqslant 7 \\ x_1 + 4x_2 \geqslant 5 \\ 3x_1 + x_2 \geqslant 2 \\ x_1, x_2 \geqslant 0, \text{且为整数} \end{cases}$$

3. 用隐枚举法求解下列 0 - 1 规划:

(1) Max $Z = 3x_1 - 2x_2 + 5x_3$

$$\text{s. t.} \begin{cases} x_1 + 2x_2 - x_3 \leqslant 2 \\ x_1 + 4x_2 + x_3 \leqslant 4 \\ x_1 + x_2 \leqslant 3 \\ 4x_2 + x_3 \leqslant 6 \\ x_1, x_2, x_3 = 0 \text{ 或 } 1 \end{cases}$$

(2) Min $Z = 5x_1 + 6x_2 + 7x_3 + 8x_4 + 9x_5$

$$\text{s. t.} \begin{cases} 3x_1 - x_2 + x_3 + x_4 - 2x_5 \geqslant 2 \\ x_1 + 3x_2 - x_3 - 2x_4 + x_5 \geqslant 0 \\ -x_1 - x_2 + 3x_3 + x_4 + x_5 \geqslant 1 \\ x_1, x_2, x_3, x_4, x_5 = 0 \text{ 或 } 1 \end{cases}$$

4. 一个旅行者要在其背包里装一些最有用的旅行物品。背包容积为 a，携带物品的总重量最多为 b。现有物品 m 种，第 i 件物品的体积为 a_i、重量为 $b_i (i=1, 2, \cdots, m)$。为了比较物品的有用程度，假设第 i 件物品的价值为 c_i $(i=1, 2, \cdots, m)$。问旅行者应携带哪几件物品，才能使携带物品的总价值最大（给出数学模型）？

5. 某城市急救中心考虑为 6 个区设点配置救护车，6 个区中均可设点。从成本和服务社会两方面着想，急救中心希望设置的点尽量少，但必须满足在任何地区有呼救，救护车都能在 15 分钟内赶到。各区之间救护车的行驶时间见表 5 - 6。请帮助急救中心制定一个设点最少的计划。

表 5 - 6　车在各区之间的行驶时间　　　　　（单位：分钟）

区　号	1	2	3	4	5	6
1	0	10	16	28	27	20
2	10	0	24	32	17	10
3	16	24	0	12	27	21
4	28	32	12	0	15	25
5	27	17	27	15	0	14
6	20	10	21	25	14	0

6. 用匈牙利法求解下列指派问题：

(1) $\text{Min } Z = \sum\limits_{i=1}^{4} \sum\limits_{j=1}^{4} c_{ij} x_{ij}$

$$\text{s. t.} \begin{cases} \sum\limits_{i=1}^{4} x_{ij} = 1 \\ \sum\limits_{j=1}^{4} x_{ij} = 1 \\ x_{ij} = 0, 1\ (i, j = 1, 2, 3, 4) \end{cases} \qquad \text{成本矩阵为：} c_{ij} = \begin{bmatrix} 8 & 12 & 11 & 13 \\ 12 & 13 & 15 & 16 \\ 13 & 17 & 12 & 13 \\ 10 & 13 & 14 & 15 \end{bmatrix}$$

(2) $\text{Max } Z = \sum\limits_{i=1}^{4} \sum\limits_{j=1}^{4} b_{ij} x_{ij}$

$$\text{s. t.} \begin{cases} \sum\limits_{i=1}^{4} x_{ij} = 1 \\ \sum\limits_{j=1}^{4} x_{ij} = 1 \\ x_{ij} = 0, 1\ (i, j = 1, 2, 3, 4) \end{cases} \qquad \text{成本矩阵为：} b_{ij} = \begin{bmatrix} 10 & 12 & 4 & 1 \\ 7 & 3 & 4 & 8 \\ 1 & 10 & 11 & 8 \\ 9 & 7 & 5 & 11 \end{bmatrix}$$

7. 学生小强、小明、小林组成了一个课程竞赛代表队,他们各门课的成绩如表5-7。竞赛同时进行,每人只能参加一项。问如何参赛才能使他们的总分最高?

表 5-7　课程成绩表

学　生	课　　　程		
	英　语	数　学	基础医学
小　强	85	92	80
小　明	87	94	85
小　林	88	97	78

8. 某医院 6 名检验师担当 4 项检验项目需用的时间矩阵如下,问应如何指派 4 名检验师去担当这 4 项检验任务,使总检验时间最少?

$$c_{ij} = \begin{bmatrix} 3 & 6 & 2 & 6 \\ 7 & 1 & 4 & 4 \\ 3 & 8 & 5 & 8 \\ 6 & 4 & 3 & 7 \\ 5 & 2 & 4 & 3 \\ 5 & 7 & 6 & 2 \end{bmatrix}$$

参 考 文 献

1. 秦侠主编. 卫生管理运筹学. 北京:人民卫生出版社,2005
2. 薛迪主编. 卫生管理运筹学. 上海:复旦大学出版社,2004
3. 龙子泉,陆菊春编著. 管理运筹学. 武汉:武汉大学出版社,2002
4. 邓成梁主编. 运筹学的原理和方法. 第2版. 武汉:华中理工大学出版社,1999
5. 汤代焱主编. 管理运筹学. 长沙:湖南大学出版社,1997

第六章　网　络　计　划

网络计划是目前比较盛行的一种现代生产管理的科学方法。它是运筹学的一个重要分支,是现代管理技术中的重要组成部分,在组织生产和进行计划管理中得到了广泛的应用和发展。

从 20 世纪 50 年代起,美国就开展了这方面的研究工作。1956 年,美国杜邦公司研究设计了一种运用网络图制订计划的方法,并将其用于筹划建造化工厂。这种方法不仅能表示出各项任务和所需的时间,而且还表明了它们之间的相互关系,被取名为"关键线路法"(critical path method),简称为CPM。在 CPM 出现的同时,1958 年,美国海军特种计划局在研制北极星导弹的过程中,也提供了一种以数理统计为基础,以网络分析为主要内容,以电子计算机为手段的新型计划管理方法,被称为"计划评审术(法)"(program evaluation & review technique),简称 PERT。这两种方法一经产生,由于其巨大的成效(国外多年实践证明,应用网络计划技术来组织与管理生产,一般能缩短工期 20%左右,节约成本·10%左右),很快就风靡全球,大大促进了网络计划技术的进一步发展。随后,几乎每 2~3 年就出现一些新的网络计划技术模式,如决策关键线路法、图示评审技术、随机网络计划技术等。不管这些新模式的名称和侧重目标有多大差别,它们应用的都是 CPM 和 PERT 的基本原理和基本方法。

CPM 与 PERT 两者的概念与方法大致相同,区别不太明显。其主要差别在于对每项工序(活动)作业时间的估计方法不同。PERT 起源于科研工作,这些工作的完工时间无法确定,所以使用 3 时估计法,被称为是非肯定型网络计划;其重点是控制工程进度,往往更多地应用于研究与开发项目。CPM 来源于已有把握的工程,只估计一个时间,被称为是肯定型网络方法;其重点在于控制工程进度的同时,考虑资源的供应及成本的降低,往往主要应用于在以往的类似工程中已取得一定经验的承包工程。近年来这两者相互渗透,日趋接近。

我国从 20 世纪 60 年代初期,在著名数学家华罗庚教授的倡导下,开始在国民经济各部门试点应用网络方法,此后在全国推广开来。根据"统筹兼顾、合理安排"的思想,我国也把网络方法称为"统筹方法"。目前网络方法广泛用于新产品的研制开发、大型工程项目、生产技术准备、设备大修等计划的编制。在卫生事业管理方面,网络方法也取得了一定的成效,如制定卫生工作远景规划、卫生机构建设、制定疾病防治和预防接种规划、抢救危重患者和手术编程等,在合理规划、提高工作效率方面,获得明显效果。

网络计划的基本原理是:将计划和建设中的整个工程项目作为一个系统加以处理,它把组成系统的各项具体任务的各个阶段,以网络图的形式来进行全面规划,并根据任务的轻重缓急进行组织、协调和控制,以期达到用最少的时间和资源来完成整个工程的预定目标,取得最佳的经济效益。

网络计划主要从4个方面协助决策者科学地计划和管理复杂的工程项目:①估算整个任务完成的时间;②了解什么工序是关键工序;③当需要提前完成任务时,哪些工序最可能作为调整的对象;④确定某些工序开始实施的最早时间和不延误其他工序的最迟开工与完工时间。

总之,网络计划给决策者提供了一个统观全局、一目了然的宏观、立体的分析模型,此模型明确提供了工程各项任务之间的横向联系和纵向联系,从而为决策者制订科学的、正确的计划并对其进行组织、实施创造了条件。

第一节　网　络　图

网络图是网络方法的基本工具,因其形状如网络而得名。它表示一个计划中各道工序前后上下的衔接关系和所需时间的图解模型。这种图形是从总体出发统筹安排人、财、物,其基础就是各工序间的相互依存的逻辑关系,故又称程序网络图。网络图是编制计划的科学依据,是网络计划技术的基础。因此,在研究网络方法时,必须首先从网络图开始。

一、网络图的基本概念

工序、事项、线路是网络图的3个基本要素。

(一) 工序

工序(或称计划项目、作业项目、活动,以后泛指工序)是指一项需要投入一定的人力、物力和财力,并经过一定的时间后才能完成的,具有相对独立性的活动过程。在网络图中,工序通常用箭线表示,箭尾表示工序的开始,箭头表示工序的结束。在箭线的上方标注工序名称或工序代号(代号一般用 A、B、C、D……或 a、b、c、d……表示);箭线的下方标注工序时间,如图 6-1 所示。

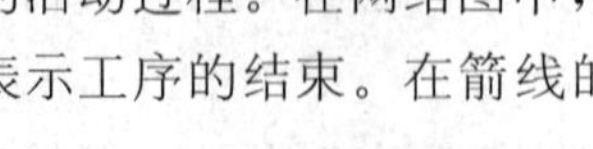

图 6-1　工序的画法示意

1. 紧前工序和紧后工序　按工序的先后顺

序,可分为紧前工序和紧后工序。

　　某工序的紧前工序是指对于某一工序而言,只有前面工序完成的瞬间,该工序方能开始,那前面的工序就称为该工序的紧前工序,即进入该工序箭尾结点的工序。

　　某工序的紧后工序是指对于某一工序而言,该工序完成的瞬间才能开始的工序,就称为该工序的紧后工序,即从该工序箭头结点发出的工序。

　　如图 6-2 中, f 工序的紧前工序是 d、e 工序, f 工序的紧后工序是 l 工序。

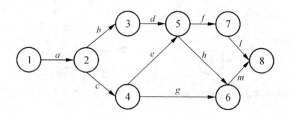

图 6-2　紧前工序和紧后工序的画法示意

　　2. **平行工序**　平行工序是指网络图中可以和本工序同时进行的工序。如图 6-2 中,若把 b 工序作为本工序,则 c 工序为 b 工序的平行工序。采用平行工序意在加快工序进度,在画图时可运用虚工序来正确表示平行工序间。

　　3. **交叉工序**　交叉工序是指为了加快工程进度,不必要一个工序全部完工后才开始下一个工序,而是前一个工序先完成一部分,后一个工序就可先做一部分。前一个工序再完成一部分,后一个工序接着再做一部分,这样几项工序一部分一部分地交替进行的作业,这种方式称为交叉工序。它可以缩短工期。如图 6-3 所示, B 为 A 的交叉工序。

$$A = a_1 + a_2 + a_3 + a_4, \quad B = b_1 + b_2 + b_3 + b_4$$

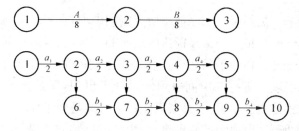

图 6-3　交叉工序的画法示意

　　4. 实工序和虚工序　　工序通常要消耗时间和资源,但也有只消耗时间不消耗资源和既不消耗时间也不消耗资源之分。

　　需要消耗时间和资源的工序称为实工序,用实箭线"——→"表示。不消耗时间和资源,只表示作业之间逻辑关系的工序称为虚工序,用虚箭线"----→"表示。虚工序实际上是不存在的,仅表示一种关系。例如,自然冷却过程、油漆后的干燥过程等。

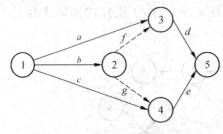

　　如图 6 - 4 所示,虚工序 f 和虚工序 g 仅表示 b 工序完工以后 d 与 e 工序才能开工。图 6 - 4 所表明的各工序之间的逻辑关系是:a、b 完工后 d 才能开始;b、c 完工后 e 才能开始。在这个网络图中,必须用虚工序,否则难以说明各工序之间的相互制约关系。

图 6 - 4　虚工序和实工序示意

　　(二) 事项(结点)

　　事项是指某项工序开始或结束的瞬时阶段点,又称为结点。它是工序之间的分界点,是推算各项工序时间的依据。事项不消耗人力、物力,也不需要时间,只表示前项工序已经结束,后项工序可以开始的时刻点。在网络图中,事项是用画在箭线与箭线交汇点的圆圈"○"表示。圈内编有统一的顺序号,箭尾结点的编号要小于箭头结点的编号,即 $i < j$。

　　根据事项所处的位置及其相互之间的关系,分为始点事项、终点事项、开工事项、完工事项和中间事项。

　　始点事项——是指网络图开始的事项,即没有箭头进入的事项,又称网络的始点。

　　终点事项——是指网络图最终的一个事项,即没有箭尾出去的事项,又称网络的终点。

　　开工事项——是指某一工序箭尾所连接的事项,它表示一项工序的开始。

　　完工事项——是指某一工序箭头所连接的事项,它表示一项工序的结束。

　　中间事项——是指介于网络始点和终点之间的事项,即既有箭头进入又有箭尾出去的事项。所有的中间事项既是开工事项,又是完工事项,即对于其紧前工序而言是完工事项,对其紧后工序而言又是开工事项。

　　如图 6 - 4 所示,事项①是始点事项,事项⑤为终点事项。事项②是 f 工序的开工事项,事项③是 f 工序的完工事项,而②、③又是网络中的中间事项。

（三）线路

线路是指网络图中从始点事项开始,按箭头所指的方向,通过一系列的事项和箭线,连续不断地到达终点的一条通路。

线路具有如下特点:①线路的长度以时间来表示;②几条线路可以通过同一事项;③一条线路不可重复经过同一事项。

根据线路的定义和特点可知,某一线路的长度可以表示为组成该线路的各项工序的工序时间的总和。而且一张网络图可以包含许多条线路,各条线路的时间往往各不相同。在网络图中,那些不从始点出发或没有到达终点或中间断开者均不是线路。

（四）网络图

网络图是指把计划所要完成的全部工序,根据先后顺序和相互关系,用箭线(工序)和圆圈(事项)的表示方法,从左向右绘制而成的一种网状、有序的有向图。

网络图表示了一项工程和组成工程的各道工序及其相互之间的逻辑关系。实际上网络图就是一项工程或一项计划的图解模型,如图6-4所示。

二、网络图的绘制规则

网络图的绘制应遵循一定的规则,主要有以下11条规则。

（一）网络图是不可逆的有向图

网络图中的工序必须按工艺流程自左向右排列,不能形成循环回路,如图6-5所示就是错误的。也不能出现逆向,如图6-6所示也是错误的。

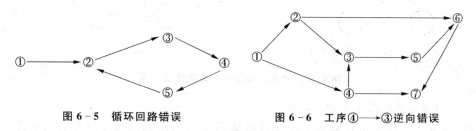

图6-5　循环回路错误　　　　图6-6　工序④——③逆向错误

（二）任何两相邻结点之间只能有一条箭线相连

即任何一根箭线和它的相关事项只能代表一个工序。这一条规则说明,每一根箭线只能有一个开工事项编号和一个完工事项编号。因此,3个工序的表示只能是图6-7中的(a),而不能是(b)。

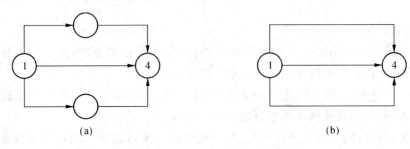

图 6-7　相邻两结点画法示意

（三）网络图的编号应从左到右，从上至下依次进行（一个事项只有一个号）

对网络图中的结点，按从小到大的原则统一编号。箭头号必须大于箭尾号。在一个网络图中结点编号不能重复。编号时不一定采用连续编号法，有时可跳着编，中间空几个编号，主要是为了在修改网络图或网络图细化时，增加新结点而又不打乱原编号。

（四）网络图中一般只有一个始点事项和一个终点事项

在一个完整的网络图中，必须也只能有一个始点和一个终点，以表示工程的开始和结束。若在工程开工时有几道工序平行作业，而在几道工序平行作业完工后，总工程即告结束，这时应用虚工序将没有紧前工序的事项同网络始点事项连接起来，将没有紧后工序的事项同网络终点事项连接起来。如图 6-8(a)是错误的，应改为图 6-8(b)。

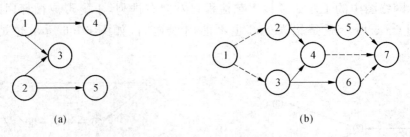

图 6-8　始点事项和终点事项画法示意

（五）网络图中不能出现缺口

即不能出现没有紧前工序和没有紧后工序的中间事项。没有紧前工序的事项只能是开始事项；没有紧后工序的事项只能是终端事项。

（六）只有进入其事项的全部工序完成后，才能从该事项开始从事新的工序

如图 6-9(a)所示，图中只有当 A、B、C 3 个工序干完后，才能开始 D、E

工序。自然,箭线的中间不允许引出另一条箭线。如图 6-9(b)是错误的。

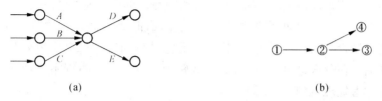

图 6-9　工序前后顺序画法示意

（七）利用虚工序来表示工序时间和相互关系

例如,有一项任务由 4 个工序 A、B、C、D 组成,它们之间的关系是:A 完成后进行 C,A、B 均完成后进行 D。图 6-10(a)的形式,C 工序不仅在 A 完成之后,还必须在 B 完成之后才能开始,这与要求不符。因此要引入虚工序的概念,画成图 6-10(b)后才能符合要求。

图 6-10　虚工序的作用

在网络图中,用虚箭线表示的虚工序既不消耗资源,也不占用时间,只起连接作用。增设虚工序多数是为了逻辑关系的需要,因此会不会正确运用虚工序,是绘制网络图的一个至关重要的问题。

（八）外协工序要明确标在所需工序上

在现代企业组织生产经营中,外协是常有的事,从原材料的提供到零部件协作加工,无不如此。这些材料和零部件统称为外协件。外协件是否如期提供,往往影响着工厂生产的进度,所以外协件的提供也是一项工序,在网络图中要明确表示在所需的工序上。外协工序的开工事项由编号 0 开始,它不受网络图只有一个始点事项的制约。如图 6-11 表示的外协工序 A 是同时供给工序 C 和 D 的。

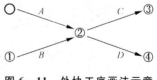

图 6-11　外协工序画法示意

（九）网络图可以合并和简化

把多级网络图拼合在一起,形成一张总网络图,称为网络图的合并。而网络图的简化旨在使图可简单、合理、醒目。

实际应用是绘制网络图的出发点和归宿。网络图中的每一道工序并不是一定要标出的。有时可合并成一道工序;有时为了表示得更为清楚,可以将一些工序合并后画在总的网络图中,而把具体的每一道工序另外分项画成网络分图。在分级进度控制时,这样做较为适宜。对于布局不合理的网络图可进行技术处理,使其清晰醒目。

(十) 网络图力求简洁

在绘制网络图时,应力求图面简洁、整齐、清楚,尽量不画交叉线;必须交叉时,应采用"暗桥"表示法。

(十一) 交叉作业的画法

在工程建设上或生产过程中,为了缩短周期,经常出现交叉进行的作业。如检修设备时,不一定全部拆卸完毕才开始清洗,而当拆卸到一定程度,清洗工序即可进行。这样可达到在不增加人、财、物的情况下即可缩短周期的目的。这是应用网络方法时经常采取的措施。但画交叉作业时非常容易出现逻辑上的错误。如检修设备的拆卸、清洗、检测三道工序交叉进行,即拆一半就进行清洗,清洗一半就进行检测,这时的网络图可画成图6-12(a)的形式。但如果拆1/3就要清洗,洗1/3即进行检测,此时交叉作业网络图如模仿图6-12(a),画成图6-12(b)就错了,因为有逻辑错误,从图6-12(b)可知,拆3必须在洗1完成后才能进行,这是不必要的。正确画法如图6-12(c)。

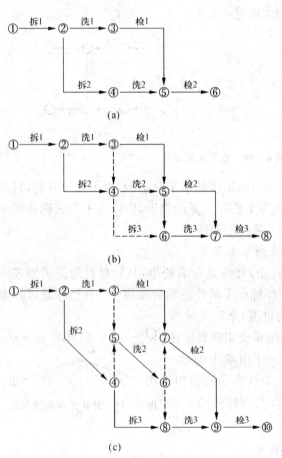

图 6-12　交叉作业的作用

三、网络图的绘制

绘制网络图的方法有两种：一种是"顺推法"，即从工程的始点工序起，为每一工序确定其紧后工序，直至终点工序为止。另一种是"逆推法"，即从工程的终点工序起，对每一工序确定其紧前工序，直至始点工序止。在处理实际问题到底采用哪种方法，应根据工程的特点而定。一般对于分解型的宜采用"顺推法"，对于合成型或装配型的宜采用"逆推法"。网络图的绘制步骤如下。

（一）明确目标

目标是指完成某项任务所要达到的预期目的。目标的确定常围绕完成任务的期限、费用和资源的利用等问题进行综合分析。而且不同的任务往往还有各自的侧重因素。例如：军事行动，侧重于时间；组织生产，侧重于利益；工程施工，侧重于工期和资源的利用等。

（二）分解任务

分解任务就是把整个任务根据工艺上与组织上内在联系的需要，把它们分解为若干个工序，并把它们的先后顺序与相互关系确定下来。

分解任务是编制网络图的基础，任务的分解根据需要可粗可细。对于一个整体工程来说，通常需编制 3 套网络图：总图、分图和生产工序图。总图较粗，主要反映工程各主要部分之间的关系，供工程指挥部领导掌握；分图稍细些，供各独立组成单位使用，如车间与厂的网络图；生产工序图最详细、最具体，是供工段与生产班组使用的。

（三）编制工序逻辑关系明细表

工序的逻辑关系明细表一般包括顺号、工序代码、工序名称、工期、紧前工序等 5 项。

在编制明细表时，要对每一道工序进行分析，即该工序开始前有哪些工序必须完成（紧前工序）？有哪些工序可以与该工序同时开工（平行工序）？该工序结束后有哪些工序可以接着开工（紧后工序）？哪些工序可以交叉进行？最后将分析结果汇总编制成一张工序逻辑关系明细表。如果进行费用分析还要注明各项工序所需费用。

（四）绘制网络图

根据工序逻辑、工序明细表上列出的各工序的先后顺序和相互关系，从第一项工序开始，以一条箭线代表一个工序，顺序地依次画下去，直到最后一项工序为止；然后再在箭头和箭尾上画上圆圈（事项），并从左至右，顺序对各事项一一编号,这样就得到了网络图的草图。

在网络图的草图画出以后应进行适当的调整和技术处理,使其更加清晰明了。调整工序主要包括:①避免线路交叉,可采用折线法、暗桥法、母线法予以解决;②检查修订,检查内容包括工序之间的逻辑关系是否正确,是否违反绘制规则,工序有无遗漏和重复,网络图是否满足使用要求,在发现错误后予以纠正。

【例1】 某医院在建立直视心外科时,网络图的制作步骤如下:

(1) 分析直视心外科的建设,将工程分解为13项具体工序;

(2) 编制工序逻辑关系明细表,如表6-1所示。

表6-1 某医院建立直视心外科的工序逻辑关系明细表

序 号	工序代号	工 序 名 称	工期(周)	紧前工序
1	A	决定建立直视心外科	7	—
2	B	设计、规划完毕	3	A
3	C	组建科室领导班子	3	A
4	D	手术室设计	2	A
5	E	订购设备仪器	3	B
6	F	招聘科室人员	3	C
7	G	手术室整修完毕	12	D
8	H	设备到货	5	E
9	I	专用人员的培训	4	F
10	J	设备安装	4	G
11	K	考核科室人员	2	H
12	L	测试实验设备	2	I、J
13	M	开始对外工作	2	K、L

(3) 绘制网络图;

(4) 事项编号,见图6-13所示。

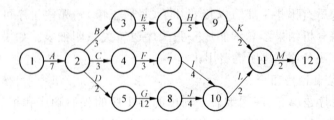

图6-13 某医院建立直视心外科的网络图

第二节　网　络　分　析

网络分析包含有两项主要内容：①用网络图来表示一项初步拟订的计划；②对网络图的时间参数进行计算。通过网络分析为工程计划的定量分析调整和优化打下基础。

网络图时间参数有：①各项工序的工时；②各事项的最早开始与最迟结束时间；③各工序的最早开始时间、最早结束时间、最迟开始时间和最迟结束时间；④时差值。

时间参数符号的约定：E(early)——最早；L(late)——最迟；S(start)——开始；F(finish)——完成。

这几个符号进行组合则表示组合意义，如"ES"表示最早开始，"LF"表示最迟结束等。符号前加上时间"T"，如"T_{EF}"表示最早结束时间，其他依此类推。

（一）公式计算法

1. **工序时间的估计**　工序时间是指完成某一项工序，从开始至结束所需的时间，以 $T(i, j)$ 表示。工序时间可简称"工时"，它是网络图的原始数据，也是计算其他参数的前提条件，因此确定每项工序的工时是一项重要的工作。工时定得过短，会增加完成计划的难度，导致工作忙乱；工时定得过长，又会使工序松松垮垮，以致降低效率、浪费时间。工序的时间单位视具体情况而定，一般采用日、周、月、小时和分等。

工时的估计主要有以下两种方法。

（1）单一时估算法。这是只估计一个数值的方法。如参照以往经验推算，通过局部试验推算，按照标准定额推算，加上适当的系数推算等多种具体方法。

（2）3 种时间估算法。这种方法估计 3 种时间，用它们的加权平均时间作为工序时间，一般用经验公式求得。

经验公式为：$T = \dfrac{a + 4m + b}{6}$

式中，a 表示在顺利情况下，完成工序的最短时间（最乐观时间）；b 表示在不顺利情况下完成工序的最长时间（最保守时间）；m 表示在正常情况下完成工序的时间（最可能时间）；T 是期望时间，为上述 3 种时间的加权平均值。

工时的方差为：$\sigma^2 = \left(\dfrac{b - a}{6}\right)^2$

工时的标准差为：$\sigma = \dfrac{b-a}{6}$

工序时间是一个估计值，不免有误差存在，但仍然具有参考价值。估计的方法离不开经验，而经验来源于实践。所以平时积累资料，搞好综合分析就为工序时间的确定提供了可靠的依据。

（3）工程完工时间及完工概率。根据经验公式，可以求出每道工序的平均时间。一条线路上所有工序的平均时间之和，就是该条线路的工作时间。时间最长的那条线路（即关键路线）的时间就是整个工程的工期。一般工程完工时间可以认为是呈正态分布的。

工程完工时间的期望值为：$T_E = \displaystyle\sum_{i=1}^{n} \dfrac{a_i + 4m_i + b_i}{6}$

工程完工时间的均方差为：$\sigma = \sqrt{\displaystyle\sum_{i=1}^{n} \left(\dfrac{b_i - a_i}{6} \right)^2}$

若已知或能够求出各工序的平均工序时间和标准差 σ 值，就可以利用下列公式计算出工程完工时间的概率；也可以计算出具有一定概率值的工程完工时间。其公式为

$$T_K = T_E + \lambda \cdot \sigma \quad \text{或} \quad \lambda = \dfrac{T_K - T_E}{\sigma}$$

式中，T_K 为规定的工程完工时间或目标时间；T_E 为工程最早完工时间（关键路线上各工序平均工序时间之和）；λ 为 σ 的系数。

【例2】 我们仍以上述医院建立直视心外科为例，其时间参数如图6-14所示。请计算工程完工的期望时间，工程在 30 周内完工的概率，以及完工概率不小于 92％ 的计划完工时间。

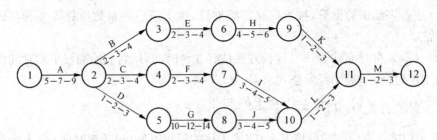

图6-14　医院建立直视心外科的网络图及工序时间

解：① 工程完工的期望时间

首先计算各工序的平均时间和方差（表6-2）；然后根据图6-15，求每条线路的总平均工期，找出关键路线。

表6-2　工序时间与方差计算

工　序	3 种时间估计			工序时间(周) $T_E(i,j)$	均方差 $\sigma = \dfrac{b-a}{6}$	方差 $\sigma^2 = \left(\dfrac{b-a}{6}\right)^2$
	a(周)	m(周)	b(周)			
①—③	5	7	9	7	2/3	4/9
②—⑤	1	2	3	2	1/3	1/9
⑤—⑧	10	12	14	12	2/3	4/9
⑧—⑩	3	4	5	4	1/3	1/9
⑩—⑪	1	2	3	2	1/3	1/9
⑪—⑫	1	2	3	2	1/3	1/9

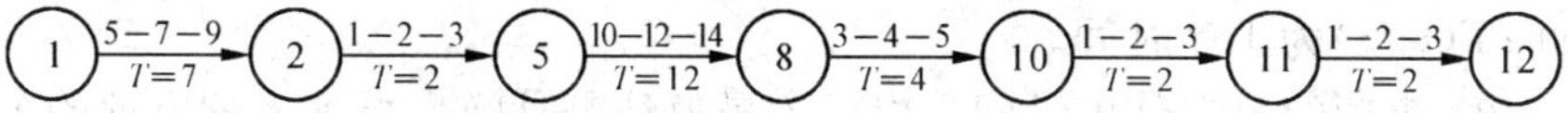

图6-15　关键路线及其工序时间

求得工程完工时间为

$$T_E = T(1,2) + T(2,5) + T(5,8) + T(8,10) + T(10,11) + T(11,12)$$
$$= 7 + 2 + 12 + 4 + 2 + 2$$
$$= 29(周)$$

均方差为

$$\sigma = \sqrt{\sigma^2(1,2) + \sigma^2(2,5) + \sigma^2(5,8) + \sigma^2(8,10) + \sigma^2(10,11) + \sigma^2(11,12)}$$
$$= \sqrt{\frac{4}{9} + \frac{1}{9} + \frac{4}{9} + \frac{1}{9} + \frac{1}{9} + \frac{1}{9}}$$
$$= \frac{\sqrt{12}}{3} = 1.15$$

② 计算在 30 周内完工的概率

$$\sigma\text{ 的系数 } \lambda = \frac{T_K - T_E}{\sigma} = \frac{30 - 29}{1.15} = 0.87$$

查正态分布表得 $P(\lambda) = 0.81$，即 30 周内完工的概率为 81%。

③ 完工概率不小于 93% 的计划完工时间

由 $P(\lambda) = 0.93$　　查正态分布表得 $\lambda = 1.5$

$$T_K = T_E + \lambda \cdot \sigma = 29 + 1.5 \times 1.15$$
$$= 30.73(周)$$

2. 事项时间参数的计算 事项本身不占用时间,它只表示一个工序的开始或者结束的时间点。因此,事项时间参数计算实际上是指每项工序应该开始时间和必须结束时间的计算。具体包括:事项的最早开始时间、事项的最迟结束时间和事项的时差。

(1) 事项的最早开始时间。事项的最早开始时间是指从某事项出发的各工序最早的可能开始时间。它等于始点到该事项的最大路长(即最长的工序时间和)。这个时间以 $T_E(j)$ 表示。

计算公式为: $T_E(1) = 0$

$$T_E(j) = \max[T_E(i) + T(i, j)] \quad i < j$$

式中,$T_E(j)$ 为箭头事项的最早开始时间;$T_E(i)$ 为箭尾事项的最早开始时间;$T(i, j)$ 为工序时间。

(2) 事项的最迟结束时间。事项的最迟结束时间是指进入该事项的各工序最迟必须完成的时间。一个箭尾事项的最迟结束时间,是由它的箭头事项的最迟结束时间减去箭线时间(工序时间)来决定的。它的计算从终点开始向左逆序进行。因终点事项无紧后工序,故终点事项的最迟结束时间等于终点事项的最早开始时间。该时间参数用 $T_L(i)$ 表示。

计算公式为

$$T_L(n) = T_E(n)$$

$$T_L(i) = \min[T_L(j) - T(i, j)] \quad i < j \ (i = n-1, n-2, \cdots, 1)$$

式中,$T_L(n)$ 为终点事项的最迟结束时间;$T_L(i)$ 为箭尾事项的最迟结束时间;$T_L(i)$ 箭头事项的最迟结束时间。

(3) 事项的时差。事项的时差是指该事项最迟完成时间与最早开始时间之差。它表明进入该事项的各工序,在不影响总工期的前提下,最迟可延长多少时间再完工,即事项有多大的机动时间可以利用。时差越大,则时间潜力也越大。事项的时差用 $S(i)$ 表示。

计算公式为: $S(i) = T_L(i) - T_E(i)$

【例 3】 今有网络的结构和工时如图 6 - 16 所示,试计算各事项的时间参数。

解:① 计算各事项的最早开始时间

$$T_E(1) = 0$$
$$T_E(2) = 0 + 18 = 18$$
$$T_E(3) = 0 + 25 = 25$$
$$T_E(4) = 0 + 20 = 20$$

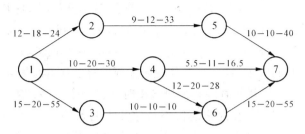

图 6 - 16　某工程的网络图及工时

$$T_E(5) = 18 + 15 = 33$$
$$T_E(6) = \max[20 + 20 ; 25 + 10] = 40$$
$$T_E(7) = \max[33 + 15 ; 20 + 11 ; 40 + 25] = 65$$

② 计算各事项的最迟结束时间

$$T_L(7) = T_E(7) = 65$$
$$T_L(6) = 65 - 25 = 40$$
$$T_L(5) = 65 - 15 = 50$$
$$T_L(4) = \min[65 - 11 ; 40 - 20] = 20$$
$$T_L(3) = 40 - 10 = 30$$
$$T_L(2) = 50 - 15 = 35$$
$$T_L(1) = \min[35 - 18 ; 20 - 20 ; 30 - 25] = 0$$

③ 计算各事项的时差

$$S(1) = 0$$
$$S(2) = 35 - 18 = 17$$
$$S(3) = 30 - 25 = 5$$
$$S(4) = 20 - 20 = 0$$
$$S(5) = 50 - 33 = 17$$
$$S(6) = 40 - 40 = 0$$
$$S(7) = 65 - 65 = 0$$

如果一个事项的最早时间与最迟时间相等,那么该事项称为关键事项。若 $T_E(i)$ 小于 $T_L(i)$,则该事项为非关键事项。

3. **工序的时间参数计算**　为了弄清工程开工或结束的时间有无机动余地,以及可以机动的时间究竟有多少,需要通过工序时间参数的计算才能获得。

工序的时间参数有：$T_{ES}(i,j)$——工序的最早开始时间；$T_{EF}(i,j)$——工序的最早结束时间；$T_{LF}(i,j)$——工序的最迟开始时间；$T_{LS}(i,j)$——工序的最迟结束时间；$R(i,j)$——总时差；$r(i,j)$——单时差；$s(i,j)$——干扰时差。通过下面的例子,我们来具体说明如何计算工序的时间参数。

(1) 工序的最早开始时间和最早结束时间。一个工序必须等它前面的工序完工之后,才能开工,在此之前便不具备开工的条件。因此,工序的最早开始时间就是它的各项紧前工序最早结束时间中的最大的一个值。工序的最早结束时间是它的最早开始时间加上该工序的计划时间 $T(i,j)$ 的值。

用公式表示为：$T_{ES}(i,j) = \max\{T_{EF}(h,i)\}$

$$T_{EF}(i,j) = T_{ES}(i,j) + T(i,j)$$

(2) 工序的最迟结束时间和最迟开始时间。工序的最迟结束时间是指它的各项紧后工序最迟开始时间中的最小一个,各工序的紧后工序的开始时间以不延误整个工期为原则,工序的最迟开始时间是它的最迟结束时间减去该工序的计划时间。

用公式表示为：$T_{LF}(i,j) = \min\{T_{LS}(j,k)\}$

$$T_{LS}(i,j) = T_{LF}(i,j) - T(i,j)$$

【例 4】 某工程各道工序的计划完成时间(天)及各工序的紧前工序如表 6-3 所示。请根据所给条件计算从 A 工序开始到整个工程完工最少需多少时间,并计算网络图的各项参数。

表 6-3　各工序的计划时间及紧前工序

序　号	工 序 代 号	计划完成时间(天)	紧 前 工 序
1	A	5	—
2	B	6	A
3	C	8	A
4	D	8	B
5	E	9	C
6	F	9	C
7	G	11	D、E
8	H	9	D、E
9	I	9	G、F
10	J	10	H

解：(1) 绘制网络图。

按表 6-3 给出的资料画出网络图(图 6-17),图中①为整个网络图的始点事项,⑧为终点事项。标在箭线下面的时间是完成各道工序的计划时间。

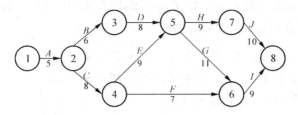

图 6 - 17 例 4 的网络图及工时

（2）工序的最早开始时间 $T_{ES}(i, j)$ 和最早结束时间 $T_{EF}(i, j)$。

假定最初事项在时刻零实现，则有 $T_{ES}(1, 2) = 0$

由此自左到右依次计算得到：

$T_{EF}(1, 2) = T_{ES}(1, 2) + T(1, 2) = 0 + 5 = 5$

$T_{ES}(2, 3) = T_{EF}(1, 2) = 5$

$T_{EF}(2, 3) = T_{ES}(2, 3) + T(2, 3) = 5 + 6 = 11$

$T_{ES}(2, 4) = T_{EF}(1, 2) = 5$

$T_{EF}(2, 4) = T_{ES}(2, 4) + T(2, 4) = 5 + 8 = 13$

$T_{ES}(3, 5) = T_{EF}(2, 3) = 11$

$T_{EF}(3, 5) = T_{ES}(3, 5) + T(3, 5) = 11 + 8 = 19$

$T_{ES}(4, 5) = T_{EF}(2, 4) = 13$

$T_{EF}(4, 5) = T_{ES}(4, 5) + T(4, 5) = 13 + 9 = 22$

$T_{ES}(4, 6) = T_{EF}(2, 4) = 13$

$T_{EF}(4, 6) = T_{ES}(4, 6) + T(4, 6) = 13 + 7 = 20$

$T_{ES}(5, 6) = \max\{T_{EF}(3, 5), T_{EF}(4, 5)\} = 22$

$T_{EF}(5, 6) = T_{ES}(5, 6) + T(5, 6) = 22 + 11 = 33$

$T_{ES}(5, 7) = \max\{T_{EF}(3, 5), T_{EF}(4, 5)\} = 22$

$T_{EF}(5, 7) = T_{ES}(5, 7) + T(5, 7) = 22 + 9 = 31$

$T_{ES}(6, 8) = \max\{T_{EF}(5, 6), T_{EF}(4, 6)\} = 33$

$T_{EF}(6, 8) = T_{ES}(6, 8) + T(6, 8) = 33 + 9 = 42$

$T_{ES}(7, 8) = T_{EF}(5, 7) = 31$

$T_{EF}(7, 8) = T_{ES}(7, 8) + T(7, 8) = 31 + 10 = 41$

完成网络上各工序的最短时间为

$$\max\{T_{EF}(7, 8), T_{EF}(6, 8)\} = 42$$

（3）工序的最迟结束时间 $T_{LF}(i, j)$ 和最迟开始时间 $T_{LS}(i, j)$。

假定本例要求全部工序在 42 天内结束,则有 $T_{LF}(7, 8) = T_{LF}(6, 8) = 42$ 由此按公式,自右向左依次计算得:

$$T_{LS}(7, 8) = T_{LF}(7, 8) - T(7, 8) = 42 - 10 = 32$$

$$T_{LS}(6, 8) = T_{LF}(6, 8) - T(6, 8) = 42 - 9 = 33$$

$$T_{LF}(5, 7) = T_{LS}(7, 8) = 32$$

$$T_{LS}(5, 7) = T_{LF}(5, 7) - T(5, 7) = 32 - 9 = 23$$

$$T_{LF}(5, 6) = T_{LS}(6, 8) = 33$$

$$T_{LS}(5, 6) = T_{LF}(5, 6) - T(5, 6) = 33 - 11 = 22$$

$$T_{LF}(4, 6) = T_{LS}(6, 8) = 33$$

$$T_{LS}(4, 6) = T_{LF}(4, 6) - T(4, 6) = 33 - 7 = 26$$

$$T_{LF}(4, 5) = \min\{T_{LS}(5, 7), T_{LS}(5, 6)\} = 22$$

$$T_{LS}(4, 5) = T_{LF}(4, 5) - T(4, 5) = 22 - 9 = 13$$

$$T_{LF}(3, 5) = \min\{T_{LS}(5, 7), T_{LS}(5, 6)\} = 22$$

$$T_{LS}(3, 5) = T_{LF}(3, 5) - T(3, 5) = 22 - 8 = 14$$

$$T_{LF}(2, 4) = \min\{T_{LS}(4, 5), T_{LS}(4, 6)\} = 13$$

$$T_{LS}(2, 4) = T_{LF}(2, 4) - T(2, 4) = 13 - 8 = 5$$

$$T_{LF}(2, 3) = T_{LS}(3, 5) = 14$$

$$T_{LS}(2, 3) = T_{LF}(2, 3) - T(2, 3) = 14 - 6 = 8$$

$$T_{LF}(1, 2) = \min\{T_{LS}(2, 3), T_{LS}(2, 4)\} = 5$$

$$T_{LS}(1, 2) = T_{LF}(1, 2) - T(1, 2) = 5 - 5 = 0$$

4. 工序时差的计算　　时差是指在不影响按期完成任务的条件下,工作过程中可以灵活机动使用的一段时间。时差可按不同的标准进行分类。按网络图的层次分,可分为事项时差、工序时差和线路时差。工序时差又可分为工序总时差、工序单时差和干扰时差等。

(1) 工序总时差。工序总时差 $R(i, j)$ 是在不影响总工程按时完工的前提下,工序的完工期允许推迟的时间,它是网络上可以利用的时差总数。当某工序利用了总时差后,将影响到与它有关联的其他工序的总时差。即对于紧后工序 (j, k) 而言,就会出现无法在最早开始时刻开工和可以在最早开始时刻开工两种可能。总时差的计算公式为

$$\begin{aligned} R(i, j) &= T_{LF}(i, j) - T_{EF}(i, j) \\ &= T_{LS}(i, j) - T_{ES}(i, j) \\ &= T_{LF}(i, j) - T_{ES}(i, j) - T(i, j) \end{aligned}$$

（2）工序单时差。工序单时差 $r(i,j)$ 是指不影响它的各紧后工序最早开始时间的前提下,可以利用的时差。如果工序 (i,j) 耗费的机动时间超出了单时差,就会干扰紧后工序,但只要不超过总时差,就不会影响任务的总工期。单时差用公式表示为

$$r(i,j) = T_{ES}(j,k) - T_{EF}(i,j)$$
$$= T_{ES}(j,k) - T_{ES}(i,j) - T(i,j)$$
$$或 \ r(i,j) = \max\{T_{EF}(x,j)\} - T_{EF}(i,j)$$

（3）干扰时差。干扰时差 $s(i,j)$ 就是工序的总时差与单时差之差。用公式表示为

$$s(i,j) = R(i,j) - r(i,j)$$

（4）工序时差间的关系。这里以工序 A 和工序 B 为例,以图示方法来表示时差间的相互关系(图 6-18)。

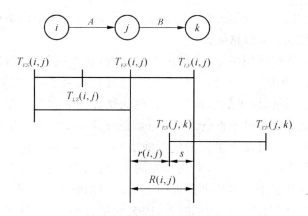

图 6-18　各时差的示意图

以例 4 的 B 工序和 D 工序为例,总时差、单时差和干扰时差的计算如下：

$$R(2,3) = T_{LF}(2,3) - T_{ES}(2,3) - T(2,3) = 14 - 5 - 6 = 3$$
$$R(3,5) = T_{LF}(3,5) - T_{ES}(3,5) - T(3,5) = 22 - 11 - 8 = 3$$
$$r(3,5) = T_{ES}(5,7)[或 T_{ES}(5,6)] - T_{EF}(3,5) = 22 - 19 = 3$$
$$r(2,3) = T_{ES}(3,5) - T_{EF}(2,3) = 11 - 11 = 0$$
$$s(3,5) = R(3,5) - r(3,5) = 3 - 3 = 0$$
$$s(2,3) = R(2,3) - r(2,3) = 3 - 0 = 3$$

5. 关键路线的确定　一个网络图中往往由许多条线路,其中总时间最长

的一条线路称为关键路线。关键路线决定了完成工程计划的总工期。由关键事项联结的各个工序所组成的路线称为关键路线。关键路线上的所有工序称为关键工序。常用双箭线或红色箭线来表示。关键路线上各道工序的总时差或单时差均为零。

关键路线持续的时间决定了完成整个计划所必需的最少时间;关键路线上的工序时间影响了整个计划的进度,是整个工程的薄弱环节,需要领导重点抓和安排比较充裕的人力、物力,以保证按期完工的关键部位。

【例5】 图6-17中有5条线路,如下所示:

①—②—③—⑤—⑦—⑧

①—②—③—⑤—⑥—⑧

①—②—④—⑥—⑧

①—②—④—⑤—⑦—⑧

①—②—④—⑤—⑥—⑧

其中①—②—④—⑤—⑥—⑧各道工序总时间在5条线路中是最长的,所以这条线路就是关键路线。

寻找关键路线可用穷举法:列出全部路线,从中选总时间最长的。也可按时差来寻找,如果一条线路上的各工序总时差均为零,则为关键路线。在网络图中,比关键线路消耗时间短的其他线路称为非关键线路。相对而言,非关键线路上的各种时差不全为零。这就是说或多或少是有潜力可挖掘的。

网络图的精华就在于根据网络图找出关键线路,重点保证关键路线;利用非关键路线上存在的时差,调用其中的人力、物力、财力去支援关键路线,使得关键路线及整个任务按期或提前完成。调用时差时应根据各种时差的不同特点,首先应调用工序的单时差,因为它是自由时差,再调用干扰时差,当然要以不超过工序的总时差为原则。

在一个网络图中,有时关键路线可能不止一条。当然采取措施缩短关键路线上的工序完工时间后,非关键路线可能会转变成关键路线,成了主要矛盾,这也是指挥人员应该注意的一个问题。

(二)图上计算法

图上计算法是根据网络时间参数的关系式,在网络上直接进行计算的方法。其步骤如下。

1. **绘制网络图** 根据工程中各工序的相互关系及工序所需时间,绘制网络图。

2. **计算工序的相关参数** 在网络图上,从左向右和从右向左计算出各工序的时间参数,并标在相应的位置。工序的相关参数包括:工序的最早开始时间、工序的最早结束时间、工序的最迟开始时间和工序的最迟结束时间。网络图及工序参数的标法如图6–19和图6–20所示。

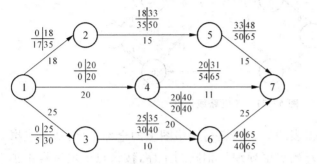

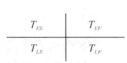

图6–19　图上计算法的示意　　　　　　图6–20　工序参数的标法示意

（三）表格计算法

直接在网络图上计算的优点是比较直观,但在图上标注数字过多不够清晰。比较复杂的网络图较多的是利用表格进行计算。表格计算法是根据所标出的时间参数关系式,借助表格形式计算的一种方法。

以例4的网络图为例,计算步骤如下:

1.作表格

表头有9栏,其内容如表6–4所示。

表6–4　表格计算

工　序	$T(i, j)$ (2)	$T_{ES}(i, j)$ (3)	$T_{EF}(i, j)$ (4)	$T_{LS}(i, j)$ (5)	$T_{LF}(i, j)$ (6)	$R(i, j)$ (7)	$r(i, j)$ (8)
①—②	5	0	5	0	5	0	0
②—③	6	5	11	8	14	3	0
②—④	8	5	13	5	13	0	0
③—⑤	8	11	19	14	22	3	3
④—⑤	9	13	22	13	22	0	0
④—⑥	7	13	20	26	33	13	13
⑤—⑥	11	22	33	22	33	0	0
⑤—⑦	9	22	31	23	32	1	0
⑥—⑧	9	33	42	33	42	0	0
⑦—⑧	10	31	41	32	42	1	1

2.填表格计算

计算结果见表6–4中的数值。

3. 图上标出关键线路

见图6-21。

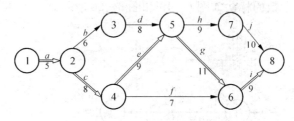

图 6 – 21　关键路线示意

使用表格法应注意:①表的第一栏填写网络图上的全部工序,从始点事项中编号最小的填写起,对始点事项编号相同的工序,按终点事项编号由小到大填写;②根据前面的公式计算得出第3、4两栏的数字,其中第4栏数字为第2、3两栏数字之和;③第5栏数字为第6栏数字与第2栏数字之差,计算时从表的最下端往上推算,与终点事项直接相连的工序的最迟结束时间为工程完工时间;④表中第7栏数字为表中第6栏减去第4栏,或第5栏减去第3栏数字之差;⑤表中第8栏数字可按公式计算得到。

第三节　网络的优化

所谓网络的优化,主要是缩短关键路线的持续时间,或利用时差,不断地调整和改善网络计划方案,从而使它获得最佳工期、最低成本和最大的经济效益。

一、时间优化

所谓时间优化,就是指在人力、物力、资金等有保证的条件下,寻求最短的工期。也就是说,时间优化是在不增加人力、财力、物力的情况下进一步缩短工作期限的一种措施。因为工期决定于关键线路,因此缩短工期的总原则是在关键路线上缩短时间。

(一)时间优化的措施

时间优化的措施有3个方面:①采取一切有力措施,诸如引进新技术,改进施工工艺、搞技术革新等来压缩关键工序的作业时间,提高工作效率;②充分利用时差,尽量从非关键线路上抽调部分人力、物力,集中于关键线路,以缩短关键线路的延续时间,从而达到缩短工期的目的;③进一步分解关键线路上的那些关键工序,增加工序间的平行交叉程度,缩短关键线路的时间长度。

（二）时间优化的实施步骤

（1）找出网络计划中的关键路线并计算出理论完工时间。

（2）按要求计算工期应缩短的时间 $\Delta T(\Delta T = T_c - T_r)$，其中 T_c 表示理论完工时间；T_r 表示要求完工时间）。

（3）按下列因素选择应优先缩短持续时间的关键工序：①缩短持续时间对质量和安全影响不大的工序；②有充足备用资源的工序；③缩短持续时间所需增加的费用最少的工序。

（4）缩短关键工序的时间，即将应优先缩短的关键工序压缩至最短持续时间，并找出关键路线，若被压缩的工序变成了非关键工序，则应将其持续时间延长，使之仍为关键工序。

（5）若理论工期仍超过要求工期，则重复以上步骤，直到满足工期要求或工期已不能再缩短为止。

（6）当所有关键工序的持续时间都已达到最短持续时间而工期仍不满足要求时，应对计划的原技术、组织方案进行调整，或对要求工期重新审定。

【例6】 已知网络计划如图6-22（a）所示，箭线下方括号外为正常持续时间，括号内为最短持续时间。工序的优先缩短顺序为 B、C、D、E、G、H、I、A。假定要求工期为50天，根据关键工序缩短的优先顺序规则和实际情况，试对该网络计划进行时间优化。

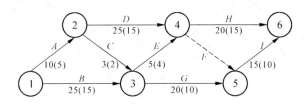

图6-22（a） 例6网络图

解：（1）确定初始网络图的关键路线及正常工期，如图6-22（b）所示。

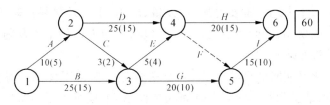

图6-22（b） 时间优化法第1步

（2）计算应缩短时间为：$\Delta T = T_c - T_r = 60 - 50 = 10$

（3）根据已知条件，先将 B 压缩至极限时间（最短持续时间）再确定关键路线及计算工期,如图 6 - 22(c)所示。

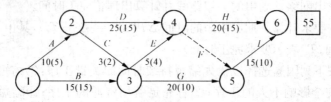

图 6 - 22(c)　时间优化法第 2 步

(4) 增加 B 的持续时间至 20 天,使之仍为关键工序,如图 6 - 22(d)所示。

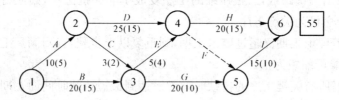

图 6 - 22(d)　时间优化法第 3 步

(5) 根据已知条件,再将 D、G 各压缩 5 天,使工期达到 50 天的要求,如图 6 - 22(e)所示。

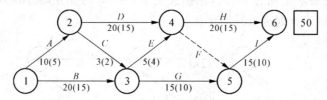

图 6 - 22(e)　时间优化法第 4 步

二、费用优化

为完成一项工程(任务),所需要的费用分为两大类:①直接费用,它一般包括直接生产工人的工资及附加费,设备、能源、工具及材料消耗等直接与完成工序有关的费用;②间接费用,它一般包括管理人员的工资及附加费、办公费、差旅费、教育培训费等。

费用优化又叫时间费用优化,它是研究如何使得工程完工时间短、费用少;或者在保证达到既定的完工时间的条件下,工程所需要的费用最少;或者在限制费用的条件下,工程完工时间最短。

(一) 最低成本工期的概念

在网络计划的优化时,有时为了缩短工期,需要增加人力、设备和资金的投入,或采用新工艺、新技术来缩短关键工序的时间。无疑这将使投入的直接费用增加,而且工期越短,直接费用增加越多。另一方面,缩短工期又会使间接费用(如机构管理费)减少,也就是工期越短,间接费用的分摊就越少。

使直接费用与间接费用总和最低的工期,称为最低成本工期(T_o)。确定最低成本工期的过程,也就是在最低成本要求下寻求最短工期的过程。

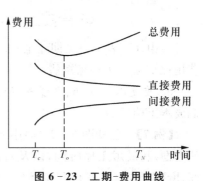

图 6–23 工期-费用曲线

T_c 为最短工期;T_o 为最低成本工期;
T_N 为正常工期

一般情况下,完成工程项目的直接费用、间接费用、总费用与工程完工时间的关系,如图 6–23 所示。由于直接费用随工期缩短而增加,间接费用随工期缩短而减少,那么必有一个总费用最少的工期,即最低成本工期,这便是费用优化所要寻求的目标。

(二)费用优化的实施步骤

1. **算出工程总直接费用** 工程总直接费用等于组成该工程的全部工序的直接费用的总和。

2. **算出直接费用的费用率** 直接费用的费用率是指缩短单位工序时间所需增加的直接费用。工序 (i, j) 的直接费率用 $\Delta C_{i,j}^D$ 表示。计算公式为

$$\Delta C_{i,j}^D = \frac{工序(i, j)的最短时间直接费用 - 工序(i, j)的正常时间直接费用}{工序(i, j)的正常工序时间 - 工序(i, j)的最短工序时间}$$

3. **确定间接费用的费用率** 间接费用的费用率是缩短每一单位工序持续时间所减少的间接费用。工序 (i, j) 的间接费率用 $\Delta C_{i,j}^D$ 表示,其值一般根据实际情况而定。

4. **找出网络计划中的关键路线并计算出理论工期** 关键路线与工期的计算方法如前面所述。

5. **找出直接费率最低的关键工序** 在网络计划中找出直接费率(或组合直接费率)最低的一项关键工序或一组关键工序,作为缩短持续时间的对象,这是费用优化的基本出发点。

6. **缩短这些关键工序的持续时间** 这里必须遵循两条原则:①被缩短的关键工序的直接费率必须是最低的,只有这样才能达到既缩短工期,又使直接费用增加最少的目的;②被缩短的关键工序所在的关键路线不能变成非关键路线,即缩短后的路线时间不应低于其他路线的持续时间。因为如果低于

其他线路的持续时间,其中所低于的时间就白白造成直接费用的增加,却不能带来间接费用的节省。

7. 计算工期缩短后的总费用　总费用的计算如下

$$C_t^N = C_{t+\Delta T}^N + \Delta T \times \Delta C_{i,j}^D - \Delta T \times \Delta C_{i,j}^D$$

式中,C_t^N 表示将工期缩至 t 时的总费用;$C_{t+\Delta T}^N$ 表示工期为 $t+\Delta T$ 时的总费用;ΔT 表示工期缩短值。

8. 重复以上 5、6、7 步骤直到总费用不能降低为止　此时的工期即为最低成本工期(T_o)。

【例7】 已知图 6-24(a)中各道工序的正常工序时间(已标在各条弧线的下面)和最短工序时间,以及对应于各工序的正常工序时间、最短工序时间、所需要的直接费用和每缩短一天工期需要增加的直接费用,见表 6-5。又已知工程项目每天的间接费用为 400 元,求该工程的最低成本工期。

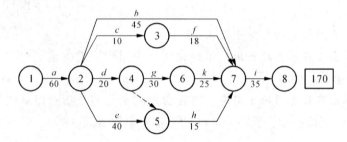

图 6-24(a)　费用优化法示例

表 6-5　费用优化法示例

工序	正常工序时间(天)	正常情况下		采取各种措施后	
		工序的直接费用(元)	最短工序时间(天)	工序的直接费用(元)	直接费用的费用率(元/天)
a	60	10 000	60	10 000	—
b	45	4 500	30	6 300	120
c	10	2 800	5	4 300	300
d	20	7 000	10	11 000	400
e	40	10 000	35	12 500	500
f	18	3 600	10	5 440	230
g	30	9 000	20	12 500	350
h	15	3 750	10	5 750	400
k	25	6 250	15	9 150	290
l	35	12 000	60	12 000	0

解:按图 6 - 24(a)及表 6 - 5 中的已知资料,若按图 6 - 24(a)的安排,工程工期为 170 天。则工程的费用为

$$直接费用 = 10\,000 + 4\,500 + 2\,800 + 7\,000 + 10\,000 + 3\,600$$
$$+ 9\,000 + 3\,750 + 6\,250 + 12\,000 = 68\,900(元)$$

$$间接费用 = 170 \times 400 = 68\,000(元)$$

$$总费用(C_{T1}^N) = 直接费用 + 间接费用 = 136\,900(元)$$

我们把这个按正常时间进行的方案作为第 1 方案。

如果缩短第 1 方案的完工时间,我们必须缩短关键线路上直接费用的费用率为最低的关键工序的持续时间。就本例来说,工序 k、g 的直接费用的费用率最低。将工序 k、g 分别缩短 10 天。则网络图如 6 - 24(b)所示,总工期为 150 天。

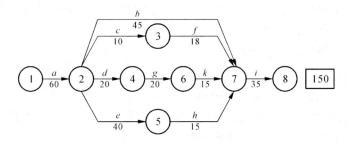

图 6 - 24(b) 费用优化法第 1 步

将此方案作为第 2 方案。

此方案的总费用 (C_{T2}^N)：

$$C_{T2}^N = C_{T1}^N + (290 \times 10 + 350 \times 10) - 20 \times 400$$
$$= 136\,900 + 6\,400 - 8\,000$$
$$= 135\,300(元)$$

由此可见,第 2 方案比第 1 方案的工期缩短 20 天,总费用节省 1 600 元。因此,第 2 方案比第 1 方案经济效果好。

是否还有比第 2 方案更好的方案。从图 6 - 24(b)中,可知第 2 方案有两条关键路线:①—②—④—⑥—⑦—⑧与①—②—⑤—⑦—⑧。如再缩短工期,工序直接费用将大幅度增加。

例如,若在第 2 方案的基础上再缩短工期 10 天,则 d 工序需缩短 10 天,h 工序缩短 5 天,e 工序缩短 5 天。将此方案称为第 3 方案,总工期为 140 天。

$$总费用(C_{T3}^N) = C_{T2}^N + 400 \times 10 + 400 \times 5 + 500 \times 5 - 400 \times 10$$

$$= 135\ 300 + 8\ 500 - 4\ 000 = 139\ 800(元)$$

显然第 3 方案的总费用比第 1 方案和第 2 方案的总费用都高,故第 2 方案为最优方案,对应的工期为 150 天,即为最低成本工期。

三、资源优化

资源是为完成任务所需的人力、材料、机械设备和资金等的总称。资源优化是指一个工程在时间一定的条件下,使投入的资源最小或均衡地分配资源以达到合理利用资源。从总体而言,资源的量是充足的,但往往会发生忽而资源短缺影响生产,忽而又资源积压,导致成本的损失,影响经济效益。资源优化就是对各项工序所需的资源做出合理的安排与协调,使得生产或工作进度与投入的资源达到最佳的组合。

完成一项工程任务所需的资源量基本上是不变的,不可能通过资源优化将其减少,更不可能通过资源优化将其减至最少。资源优化是通过改变工序的开始时间,使资源按时间的分布符合优化的目标。

因此,资源优化主要有两种:①"工期固定-资源均衡",其优化过程是调整计划安排,在工期保持不变的条件下(即要求工程在国家颁布的工期定额,甲、乙方签订的合同工期,或上级机关下达的工期指标范围内完成),使资源需用量尽可能均衡的过程;②"资源有限-工期最短",其优化过程是调整计划安排,以满足资源限制条件,并使工期拖延最少的过程。

(一)资源优化的步骤

利用网络图进行资源优化有一个突出的优点:在网络图上能清楚地表示出哪些工序是关键工序,必须保证;哪些工序可延长、能延长多少而又不至于影响总工期。在网络图上进行资源优化,就是尽量利用非关键工序的活动余地平衡各目标、各工序对资源的需求。

对资源的优化与调整可按以下步骤进行:①逐个目标、逐段时期地分析不同的工序对每种资源的需求情况;②逐段时期分析所有目标对同一资源的总需求;③如果出现需求不均衡的情况,应进行调整。

(二)资源优化的基本原则

在网络图上进行资源的优化目前多采用探索法。应遵循的基本原则是:①优先保证关键工序对资源的需求;②充分利用时差,错开各工序的开工时间,先错开时差较大的工序,后错开时差较小的工序,削峰填谷,使资源能连续均衡地投入生产;③必要时可适当调整总工期,使得资源得以合理利用。

在平衡过程中可能会出现这样的情况:对某种资源分析后修改网络图,

可能会出现对另一种资源需求的不均衡。这时应抓住主要关键资源进行优化,兼顾优化其他次要资源,在网络图上逐步反复探索优化,达到满意结果。

资源优化最好在带有日历坐标的网络图上进行,这样既直观又便于调整。

下面举例说明资源合理利用问题的重要性及其合理调配的方法。

【例 8】 某疾病预防控制中心从下属单位抽调部分专业人员,进行一种疾病调查,调查工作安排如表 6 - 6 所示。

表 6 - 6 疾病调查工作逻辑关系明细表

工 序 代 号	工序时间(天)	需 人 员 数	紧 前 工 序
a	4	10	—
b	2	5	—
c	2	7	—
d	2	4	—
e	3	9	b
f	2	8	c
g	3	3	f、d
h	4	2	e、g
l	3	12	a、h

解:(1)首先画出网络图,如图 6 - 25。

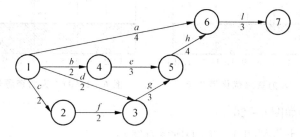

图 6 - 25 例 8 的网络图及各工序时间

(2)用带有时间坐标的网络图分析人力的利用情况。

图 6 - 26(a)中实线表示工序的时间长度,并注明所需人员。虚线表示总时差。不难看出,若按各工序的最早开始时间安排计划进度,则前期需用人力过于集中,而计划后期需用人力很少,这种人力投放很不合理。若考虑到人力资源的限制及合理利用,规定每天投放人力不得少于 10 人,又不得超过 13 人,在保证计划完成时间不变的情况下,调整工序的安排,使人力投放尽量均匀、合理。

(3)人力资源优化。

根据资源优化的要求,对此例网络图改善如下。

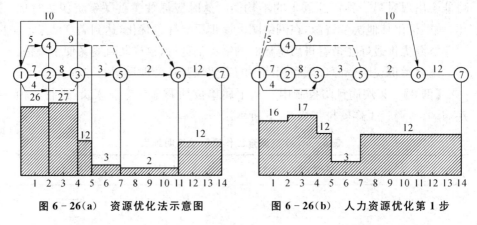

图 6 - 26(a)   资源优化法示意图   图 6 - 26(b)   人力资源优化第 1 步

经过一次改善后如图 6 - 26(b)所示,其人员需要情况由原来的最高每天
27 人,最低每天 2 人,变成为最高每天需 17 人,最低需 3 人。

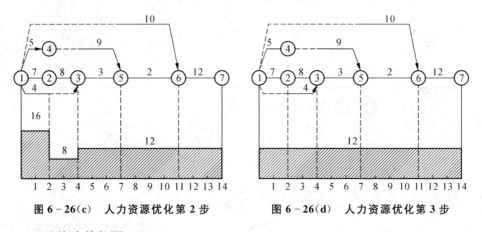

图 6 - 26(c)   人力资源优化第 2 步   图 6 - 26(d)   人力资源优化第 3 步

继续改善如图 6 - 26(c)。

再调整一下得到图 6 - 26(d)所示方案。

通过以上不断的调整得出一个最好的人力资源优化方案。

第四节 网络分析的思路

网络分析主要从时间、资源、费用 3 个方面进行分析。

一、时间

在安排各项工作时,需要分析有无时间余地。从时间的角度分析一个网络的目的在于:①确定完成工程所需的最短时间(当然要以各项工序所需时间为基础),将之与规定的完成期限相比较,确定能否按期完成,概率是多少;②提供关键工序的清单,这些关键工序必须按期完成,否则在规定时间内完工就得不到保证,为此可把注意力集中在需要严密控制的工序上,网络中的关键工序通常标以红色或用一条宽条标明;③提供所有其他工序清单,清单上标明可资利用的机动时间,亦即各工序在自己的机动时间范围内,或延迟开工或延迟完工,都不会影响整个工期。

这种形式的分析可以提示为数不多的关键工序,这些关键工序在时间上的改进有助于缩短整个工期。在许多情况下,只要增加一点费用总可以把某几个工序的速度加快。

例如在一幢新病房楼里安装病床,在正常情况下要 12 天。如果要求提前完工,且每提前 1 天完工需增加加班费 1 000 元。到底是否值得提前完工就取决于节省的时间对整个工程的影响。如果这道工序是关键工序,而且节省 1 天工期的价值超过 1 000 元的加班费支出,那么通过加班提前完工就是值得的;如果提前完工带来的价值或节省的钱不足 1 000 元,那就不值得了。

二、资源

各工序所需要的技工、设备等可资利用的资源常常是有限的。有时需要专门做出一个或几个相互平行的关于资源安排的规划,以平衡对这些资源的需求,使得资源需求负荷尽可能地平稳,而整个工程仍然可以在最短的时间内完成。运用网络作为平衡资源分配的基础,其好处在于网络把哪些工序可以推迟,推迟多久而不至于延误大局都明确显示出来。这种资源优化的方法不但适用于劳力(技工、半熟练工人和不熟练工人)而且也适用于各种类型的主要设备(推土机、起重机、电焊机等)。

资源分析采用的方法是:①对每种类型的资源根据不同工序的需要进行分析;②假设每道工序都在各自的最早时间开工,一阶段、一阶段地对每个特定的资源分析其需求量;③必要的时候采用推迟不是最关键工序开工时间或改用其他资源的办法来平衡和优化对资源的需求。

审查由这些分析得到的表格并在可资利用的机动范围内重新进行安排,可以优化一些简单情况下的资源。在复杂情况下,为了避免过多的费用就要请教专家使平衡资源的办法尽可能好。时间分析和资源分析两者在进行费用分析之后还要作一些调整,这一特殊的过程有时称作资源分配与多工程安排(resource、allocation and multi-project scheduling,RAMPS)。有现成的计算机程序可以利用,而一个这样的程序一般可同时处理涉及60种资源及700道工序的6项工程。

减少投入的资源、人力和机械,一般可以提高它们的利用率,但作为整体的工程却可能因此而贻误。所以需要协调工程各方面的目标。与资源利用率相关的费用有3种情况:第一,在贯彻执行已安排好的计划并遇到可利用的能力已超负荷的情况时要考虑额外费用,例如添置设备,增加人手或加班加点;第二,人员和机械无事可做时的窝工费用;第三,使其他工程受影响的费用,如有的工程要优先供应,其他工程就要等这些工程完工后才能得到所需要的人员和机械。

若一个网络中的最大需求量超过了本单位的资源能力时,就必须对资源分配进行一些变动。若不想胡乱安排,就需要有一些标准,以便根据它们来判断什么是最有效分配,这个标准就是机动时间的利用。推迟一个有较多机动时间的工序,充分利用这一机动时间,那么这一工序所要使用的资源的利用率就提高了。

三、费用

从费用的观点进行网络分析的目的是将工程总费用(指直接费用和间接费用)降至最低。步骤如下。

(1) 对关键工序中的大多数,计算其按期完成需要的时间和费用,并计算缩短工期所需的费用(例如加班费),直至达到可能的极小时间为止。

(2) 列表表明逐步缩短整个工程的完工时间所需费用,这些费用是为缩短那些关键工序而必须支付的。另外并不是缩短全部关键工序的工期,而只需要缩短额外费用最小的那些工序的持续时间。应该注意,在这样做的时候,关键路线可能会被改变一次甚至多次。

(3) 列出不同完工日期的间接费用表。因为间接费用的多少与完工所需时间有关。

(4) 将直接费用和间接费用相加从而确定结合时间与费用这两个方面的最佳方案。

习 题 五

1. 某项任务的各项工序与所需时间以及它们之间的相互关系如表6-7所示。请根据此表画网络图,并确定关键线路。

表6-7 某项任务的工序逻辑明细表

工序	紧前工序	工序时间	工序	紧前工序	工序时间
A	—	2	E	B	6
B	A	3	G	D、C	3
C	A	4	H	C	4
D	A	5	I	E、H、G	2

2. 今有网络的结构和工时如图6-27所示,试计算各工序的平均时间、最早开始时间、最早结束时间、最迟开始时间、最迟结束时间以及总时差。

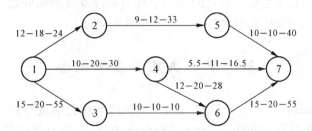

图6-27 习题2的网络结构和工时图

3. 某工程的各项工序所需人员(箭线上方[ ]内所示数据)以及完成时间如图6-28所示。试进行人力资源的平衡优化。

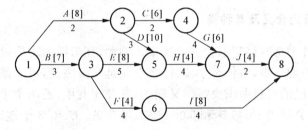

图6-28 习题3的网络结构和工时图

参 考 文 献

1. 李向东主编. 运筹学——管理科学基础. 第2版. 北京:北京理工大学出版社,1995
2. 汤代焱. 管理运筹学. 长沙:湖南大学出版社,1997
3. 谭家华. 管理运筹学基础. 上海:上海交通大学出版社,1991

第七章 决 策 分 析

决策是人们从事各项活动时普遍存在的一种择优手段。在从事经济、政治、军事、科研、教育等活动时，往往会面临不同的选择，因此如何选择一种方案，使该方案获得最好的期望结果，显然十分重要。事实上，管理的过程就是决策的过程。在卫生事业管理的每一个环节都涉及决策的问题，决策的正确与否直接关系到居民的健康和整个卫生事业的发展。

第一节 决策的基本概念

决策（decision）的含义非常广泛，它是伴随着社会的发展而不断发展的。在生产实践和日常工作中，人们无论做什么事情，总要对其可能出现的结果做出预测，对将要采取的行动做出判断和决定。决策就是从多个为达到同一目标而可以更换代替的行动中选择最优方案的一种手段。决策分析（decision analysis）是帮助人们进行科学决策的理论和方法。

一、决策的含义及其种类

每个人几乎每时每刻都在进行决策。例如，高考后的志愿填报是能否顺利上大学的重要一步，填什么学校、什么专业是在做决策，可以通过多方了解信息，结合自己的兴趣做出决策。又例如，某公司有甲、乙两个手扶拖拉机生产厂，日产量分别为 4 000 辆和 5 000 辆。现有 A、B、C 3 个地区，每日需要的拖拉机分别为 3 000、4 000、2 000 辆。从甲工厂送拖拉机到 A、B、C 3 个地区的运费分别为 45 元／辆、15 元／辆和 25 元／辆，从乙工厂送拖拉机到 A、B、C 3 个地区的运费分别为 60 元／辆、10 元／辆和 50 元／辆。公司负责人要决定一个运送方案，使 A、B、C 3 个地区所需的拖拉机的量得到保证的前提下，总运费最小。这也是一个决策问题，但对这个问题做决策时，需要依据一定的理论和统计学方法才能做决定。

决策问题按所处的条件和环境可分为确定型决策、不确定型决策和风险型决策。

（一）确定型决策

确定型决策（certain decision）是在决策环境完全确定的情况下做出决

策。即每一种可供选择方案所需要的条件都是已知的,并能预先知道决策的必然后果。例如,在前面关于拖拉机运送的例子中,我们可以通过计算知道每一种拖拉机运送方案下的总运费是多少,因此无论选择哪一个运送拖拉机的方案,都能立即算出其总运费,只要根据目标要求进行选择即可。

（二）不确定型决策

不确定型决策(uncertain decision)是在将要发生结果的概率未知的情况下做出决策。决策者主要靠自己的经验和想象去判断哪种方案为好。

例如,某医院决策者对配置 CT 机进行决策。目的是在满足诊断需要的同时取得最好的经济效益。可行的方案有 3 个:配置 1 台 CT 机、配置 2 台 CT 机和配置 3 台 CT 机。每年需用 CT 机诊断的患者人数有 3 种可能:多、一般、少。如果出现患者人数"多",则 3 个方案的效益分别为 10 万元、22 万元和 36 万元;出现患者人数"一般",则 3 个方案的效益分别为 10 万元、20 万元和 18 万元;而出现患者人数"少"时,则 3 个方案的效益分别为 10 万元、16 万元和 10 万元。应该选择何种方案,才能达到目标要求?

对于这种决策问题,无论采用哪一种方案,都存在患者人数多、一般、少的可能性,因此,每一种方案下出现的后果在实施之前是不确定的,在这种情况下决定用哪一种方案称为不确定型决策。

（三）风险型决策

风险型决策(venture decision)是不确定型决策的特殊情况,当每个方案实施后出现的各种可能后果的概率已知时,就称为风险型决策。

例如,若上述医院知道近年来每年的患者人数多、一般和少的概率分别为 30%、50%和 20%,则这时对配置 CT 机进行决策就为风险型决策。

二、决策的基本条件

决策问题一般包含以下 3 个要素。

（一）策略集

决策就是在多个方案中做出选择。因此,一个决策问题显然要有 2 个及以上的可行方案供选择。全部的可行方案的集合称为策略集(strategies set),也称为备择方案集,记作 $A = \{a_1, a_2, \cdots, a_n\}$。$a_i$ 是策略集中的元素,表示第 i 个方案 $(i = 1, 2, \cdots, n)$。

例如,上述医院配置 CT 机的决策问题中,策略集中的元素为:a_1(配置 1 台 CT 机)、a_2(配置 2 台 CT 机)和 a_3(配置 3 台 CT 机)。

（二）状态集

每种方案下都有多种可能结果,它们是由人们不可控制的自然因素所引起的,因此称每一种可能结果为自然状态,全部的可能结果的集合称为状态集(states set),记作 $S = \{s_1, s_2, \cdots, s_m\}$。$s_j$ 是状态集中的元素,表示第 j 个状态($j = 1, 2, \cdots, m$)。

例如,前述医院配置 CT 机问题,无论医院配置几台 CT 机,都有 s_1(患者人数多)、s_2(患者人数一般)和 s_3(患者人数少)这 3 种可能结果,其状态集是 $S = \{s_1, s_2, s_3\}$。

(三) 损益函数

每一种方案实施后的每一个可能结果对应一个数量(收益值或损失值),该数量随着方案和自然状态的不同而不同,因此是策略集和状态集的函数,称为损益函数(opportunity loss function),记为 R。损益函数在每一具体方案和自然状态下的值称为损益值。对应于每一种方案下的每一个状态的损益值可列成一张损益表(表 7-1)。

表 7-1 决策的损益表

方案	自然状态			
	s_1	s_2	$\cdots$	s_m
a_1	r_{11}	r_{12}	$\cdots$	r_{1m}
a_2	r_{21}	r_{22}	$\cdots$	r_{2m}
$\vdots$	$\vdots$	$\vdots$		$\vdots$
a_n	r_{n1}	r_{n2}	$\cdots$	r_{nm}

例如,在上述医院配置 CT 机的决策问题中,3 种方案在每种自然状态下的损益表如表 7-2。

表 7-2 不同方案在不同状态下的损益值 (单位:万元)

方案	自然状态		
	s_1(人多)	s_2(一般)	s_3(人少)
a_1(配置 1 台)	10	10	10
a_2(配置 2 台)	22	20	16
a_3(配置 3 台)	36	18	10

三、决策分析的基本步骤

一个完整的决策过程通常包括以下 3 个步骤:①确定决策目标;②拟定备择方案;③选择最优方案。在实际中,决策的具体步骤因决策的种类和性质的不同而有所不同。风险型决策和不确定型决策时,除了上述 3 个步骤外,还应针对主客观条件确定方案的评价准则,然后根据这些准则才能从策略集中选择最佳方案。

第二节 不确定型决策

不确定型决策是在只知道有几种自然状态可能发生,但这些状态发生的概率是未知时所做出的决策。决策时应满足条件:①存在两个或两个以上的可行方案;②存在两种或两种以上的自然状态,但各种自然状态发生的概率无法确定;③可计算出各种方案在各自然状态下的损益值。

由于不确定型决策是用于各种可行方案出现的后果无法预计的情况,一般由决策者凭经验并结合一定的准则做出决策。因此,不同的决策人其经验不同,采取的决策准则也可能不同。常用的决策准则有乐观准则、悲观准则、乐观系数准则、等可能准则和后悔值准则。

一、乐观准则

乐观准则(max-max criterion)是从每一个方案在各种自然状态下的损益值中挑选出最好的结果,然后再从这些最好的结果中找出最好的损益值,该值所对应的方案就是最优方案。这个准则可表示为

$$R = \max_i \{ \max_j (r_{ij}) \} \qquad (7-1)$$

【例1】 某企业开发了一种新产品,有 3 种可供选择的方案:大量生产、中等量生产、小批量试产。市场对产品的需求有 4 种可能:畅销、尚好、较差和滞销。每种方案在每种可能需求下的盈利情况如表 7-3。按乐观准则决策。

表 7-3 不同方案下的不同状态的损益值 (单位:百万元)

方　案	状　态			
	畅销 s_1	尚好 s_2	较差 s_3	滞销 s_4
大量生产 a_1	80	40	−30	−70
中等量生产 a_2	55	37	−15	−40
小批量试产 a_3	31	31	9	−1

解:先挑选出每一种方案的 4 种自然状态下的最好收益:

大量生产:Max{80, 40, −30, −70} = 80

中等量生产:Max{55, 37, −15, −40} = 55

小批量试产：Max{31, 31, 9, −1} = 31

然后再从这些好的结果中找出最好的值：

$$Max\{80, 55, 31\} = 80$$

因此，按乐观准则，应该决定大批量生产。

二、悲观准则

悲观准则(max − min criterion)是从每一个方案在各种自然状态下的损益值中挑选出最差的结果，然后再从这些最差的结果中找出最好的损益值，该值所对应的方案就是最优方案。这个准则可表示为

$$R = \max_i\{\min_j(r_{ij})\} \tag{7-2}$$

【例 2】　对表 7 − 3 采用悲观准则决策。

解：先挑选出每一种方案的 4 种自然状态下的最差收益：

大量生产：Min{80, 40, −30, −70} = −70

中等量生产：Min{55, 37, −15, −40} = −40

小批量试产：Min{31, 31, 9, −1} = −1

然后再从这些差的结果中找出最好的值：

$$Max\{−70, −40, −1\} = −1$$

因此，按悲观准则，应该决定小批量试产。

三、乐观系数准则

乐观系数准则也称为折中准则(compromise criterion)，它的决策方法是介于乐观准则和悲观准则之间。它需事先确定一个乐观系数 α，$0 \leqslant \alpha \leqslant 1$。当 $\alpha = 0$，是悲观准则；当 $\alpha = 1$，是乐观准则。α 的确定取决于决策层。用式(7 − 3)计算每一种方案下的折中值：

$$R_i = \alpha \max_j(r_{ij}) + (1 − \alpha) \min_j(r_{ij}) \quad i = 1, 2, \cdots, n \tag{7-3}$$

当损益值是越大越好时，最优方案就是对应于最大折中值的方案；当损益值是越小越好时，最优方案就是对应于最小折中值的方案。

【例 3】　对表 7 − 3 采用乐观系数准则决策，取 $\alpha = 0.7$。

解：先找出 3 种方案下的最大值和最小值：

大量生产：Max{80, 40, −30, −70} = 80

　　　　　　Min{80, 40, −30, −70} = −70

中等量生产：$\text{Max}\{55, 37, -15, -40\} = 55$

　　　　　　$\text{Min}\{55, 37, -15, -40\} = -40$

小批量试产：$\text{Max}\{31, 31, 9, -1\} = 31$　　$\text{Min}\{31, 31, 9, -1\} = -1$

按式(7-3)计算 3 种方案下的折中值：

大量生产：$0.7 \times 80 + (1-0.7) \times (-70) = 35.0$

中等量生产：$0.7 \times 55 + (1-0.7) \times (-40) = 26.5$

小批量生产：$0.7 \times 31 + (1-0.7) \times (-1) = 21.4$

因此,大量生产是最优方案。

四、等可能准则

等可能准则(laplace criterion)是在假定各种自然状态发生的概率总是相同的情况下,选择期望损益值最优的方案。每一种方案的期望损益可表示为

$$E(a_i) = \frac{1}{m} \sum_j r_{ij} \quad i = 1, 2, \cdots, n \tag{7-4}$$

当损益值是越大越好时,最优方案就是对应于最大期望值的方案;当损益值是越小越好时,最优方案就是对应于最小期望值的方案。

【例 4】 对表 7-3 采用等可能准则决策。

解：按式(7-4)计算出 3 种方案的期望损益：

$$E(a_1) = \frac{1}{4}(80 + 40 - 30 - 70) = 5.00$$

$$E(a_2) = \frac{1}{4}(55 + 37 - 15 - 40) = 9.25$$

$$E(a_3) = \frac{1}{4}(31 + 31 + 9 - 1) = 17.50$$

因此,小批量试产是最优方案。

五、后悔值准则

由于决策者在决策后有时会后悔,为了避免或减少今后的遗憾,就以最小后悔值所对应的方案为最优方案。这就是后悔值准则(regret criterion)。后悔值是指在某自然状态下的最佳损益值与此自然状态下的其他损益值之差。该值越大越不好,因此方案的选择应使该值越小越好。这个准则可表示为

$$R = \min_i \{ \max_j (\max_i (r_{ij}) - r_{ij}) \} \tag{7-5}$$

【例5】 对表 7-3 采用后悔值准则决策。

解:由于新产品的收益越大越好,因此先找出 4 种自然状态下的最大收益值:

畅销:$\underset{i}{\text{Max}}(r_{i1}) = \{80, 55, 31\} = 80$

尚好:$\underset{i}{\text{Max}}(r_{i2}) = \{40, 37, 31\} = 40$

较差:$\underset{i}{\text{Max}}(r_{i3}) = \{-30, -15, 9\} = 9$

滞销:$\underset{i}{\text{Max}}(r_{i4}) = \{-70, -40, -1\} = -1$

将每种自然状态下的收益值与该自然状态下的最大收益值相减,得到后悔矩阵如表 7-4。

表 7-4 新产品生产规模的后悔矩阵

方　案	状　　态			
	畅销 s_1	尚好 s_2	较差 s_3	滞销 s_4
大量生产 a_1	0	0	39	69
中等量生产 a_2	25	3	24	39
小批量试产 a_3	49	9	0	0

3 种方案下的最大后悔值:

大量生产:$\text{Max}\{0, 0, 39, 69\} = 69$

中等量生产:$\text{Max}\{25, 3, 24, 39\} = 39$

小批量试产:$\text{Max}\{49, 9, 0, 0\} = 49$

在上述 3 个后悔值中,最小的是中等量生产,因此采用中等量生产的方案。

【例6】 有某病的治疗方案 a_1、a_2、a_3 3 种,治疗后可能出现的结果有:无效、好转、显效、治愈。所需的治疗费用如表 7-5。

表 7-5 不同治疗方案及不同状态的治疗费用　　　　　　　(单位:元)

治疗方案	自　然　状　态			
	无效 s_1	好转 s_2	显效 s_3	治愈 s_4
a_1	20 000	6 000	4 000	2 000
a_2	16 000	12 000	8 000	3 000
a_3	13 000	15 000	6 000	5 000

由于治疗费用最少是最佳,因此先找出 3 种方案在无效、好转、显效、治愈这 4 种自然状态下的最小值:

无效：$\underset{i}{\text{Min}}(r_{i1}) = \{20\,000, 16\,000, 13\,000\} = 13\,000$

好转：$\underset{i}{\text{Min}}(r_{i2}) = \{6\,000, 12\,000, 15\,000\} = 6\,000$

显效：$\underset{i}{\text{Min}}(r_{i3}) = \{4\,000, 8\,000, 6\,000\} = 4\,000$

治愈：$\underset{i}{\text{Min}}(r_{i4}) = \{2\,000, 3\,000, 5\,000\} = 2\,000$

得到的后悔矩阵如表 7-6。

表 7-6　不同治疗方案及不同状态的后悔值

治疗方案	自 然 状 态			
	无效 s_1	好转 s_2	显效 s_3	治愈 s_4
a_1	7 000	0	0	0
a_2	3 000	6 000	4 000	1 000
a_3	0	9 000	2 000	3 000

3 种治疗方案下的最大后悔值：

a_1：$\text{Max}\{7\,000, 0, 0, 0\} = 7\,000$

a_2：$\text{Max}\{3\,000, 6\,000, 4\,000, 1\,000\} = 6\,000$

a_3：$\text{Max}\{0, 9\,000, 2\,000, 3\,000\} = 9\,000$

在上述 3 个后悔值中，最小的是 a_2 方案，因此按 a_2 方案治疗该病患者。

第三节　风险型决策

在风险型决策中，不仅要知道有几种自然状态可能发生，而且还要知道这些自然状态发生的概率，这称为先验概率（prior probability）。各种自然状态发生的先验概率是由决策者依据过去的经验和资料估计得到。决策时应满足条件：①存在两个或两个以上的可行方案；②存在两种或两种以上的自然状态，以及已知各种自然状态发生的先验概率；③可计算出各种方案在各自然状态下的损益值。

风险型决策时，由于决策人仍不能确定各种可行方案出现的后果，因此，还必须依照一定的准则进行决策。常用的决策准则有：期望值准则、最大可能性准则、效用决策准则。

一、期望值准则

期望值准则（the expected value criterion）是按离散型随机变量的数学期

望的定义计算出各种方案下的期望损益值,选取最大(或最小)期望损益值的方案作为最优方案。

每一种自然状态发生的先验概率记为 $P(s_j)$ $(j = 1, 2, \cdots, m)$,每一种方案下的期望损益值记为 $E(a_i)$ $(i = 1, 2, \cdots, n)$,则

$$E(a_i) = \sum_j r_{ij} P(s_j) \quad i = 1, 2, \cdots, n \tag{7-6}$$

【例7】 某药的需求与某种疾病的流行程度有关。生产规模有3种可行方案:大量生产(a_1)、中等量生产(a_2)和少量生产(a_3)。根据人群中的免疫水平,预测该种疾病发生大流行(s_1)、局部流行(s_2)和散发(s_3)的概率分别为10%、30%和60%。3种生产规模在3种状态下的收益列入表7-7中。依照期望值准则决策。

解:按式(7-5)计算出各种方案的期望收益:

$$E(a_1) = 100 \times 0.1 + 60 \times 0.3 + 15 \times 0.6 = 37$$
$$E(a_2) = 70 \times 0.1 + 80 \times 0.3 + 30 \times 0.6 = 49$$
$$E(a_3) = 10 \times 0.1 + 20 \times 0.3 + 50 \times 0.6 = 37$$

由于中等量生产具有最大的期望收益,因此 a_2 是最优方案。

表7-7 3种生产规模在3种状态下的收益 (单位:万元)

方　案	自　然　状　态		
	s_1	s_2	s_3
a_1	100	60	15
a_2	70	80	30
a_3	10	20	50

二、最大可能性准则

最大可能性准则(the maximum likelihood criterion)是根据自然状态发生概率的大小来选择最优方案。按照概率的意义,具有最大概率的自然状态最有可能发生,因此对具有最大概率的自然状态下的 n 个方案进行决策。此准则适用于:①各自然状态的概率相差较大时;②各方案在最大概率的自然状态下损益差别不很大时。

【例8】 对表7-7采用最大可能性准则作决策。

解:自然状态 s_3 出现的概率最大,即该种疾病散发的可能性最大。现对

这种自然状态进行决策:通过比较可知,在这种自然状态下,采用方案 s_3 能有最大收益,因此少量生产是最优方案。

三、决策树

决策树(decision tree)是直观表达决策问题的一种图形,因其图形像一棵树而得名。决策树由决策节点、状态节点和结果节点构成,各个节点之间用直线连接。画决策树时从左向右,先画决策点(以"□"表示),再画决策点引出的方案分支,方案分支的端点是状态节点(以"○"表示);由状态节点引出状态分支,状态分支的末梢是结果节点(以"◁"表示)。

按期望值准则进行决策时,在状态分支上要标出状态发生的概率,在结果节点的右侧标上损益值。从右往左逐一计算各种方案的期望损益值,并把计算结果标在状态节点上。然后根据各方案的期望损益值选择最优方案,未被选取的方案可划去(称剪枝)。

对表 7-7 的数据用决策树分析如图 7-1。

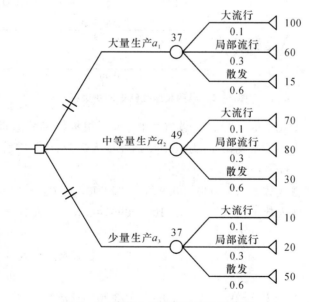

图 7-1 某药生产规模决策的决策树

有些决策问题中,各种方案引出的状态分支是不全相同的,因此决策树是不对称的。例如,某人群中胰腺癌的发病率是 1‰。如果等常规检查发现胰腺癌后再手术治疗,患者一般无生存希望。为了使该人群的死亡人数尽可能低,对是否要采用某种试剂对该人群进行早期胰腺癌的筛查进行决策。根据大量研究估计出:非胰腺癌患者的手术存活率为 90%,手术死亡率为 10%;早期胰腺癌患者的手术存活率为 40%,手术死亡率为 10%,手术无效的死亡率为 50%;试剂灵敏度为 80%(有 80% 的患者可以查出);试剂假阳性率为 1%(有 1% 的阴性者被认为是阳性)。假定该人群有 10 万人,对此决策问题,绘制的决策树如图 7-2。

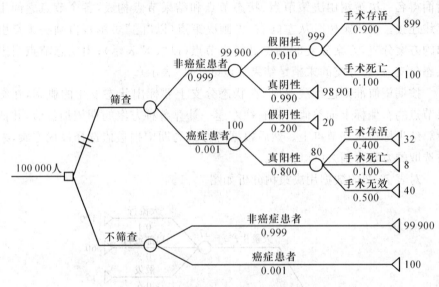

图 7-2　早期胰腺癌筛查的决策树

如果以短期死亡的人数越少越好为目标,则根据概率的原理,从左往右逐一计算各种方案下平均每 10 万人中短期死亡人数及存活人数。

用试剂筛查(a_1):

非癌症患者人数 $= 100\,000 \times 0.999 = 99\,900$,其中:

假阳性人数 $= 99\,900 \times 0.010 = 999$,手术存活人数 $= 999 \times 0.9$
$$= 899$$

手术死亡人数 $= 999 \times 0.1$
$$= 100$$

真阴性人数 $= 99\,900 \times 0.990 = 98\,901$(存活)

癌症患者人数 $= 100\,000 \times 0.001 = 100$,其中:

假阴性人数 $= 100 \times 0.200 = 20$(死亡)

真阳性人数 $= 100 \times 0.800 = 80$,手术存活人数 $= 80 \times 0.400 = 32$

手术死亡人数 $= 80 \times 0.100 = 8$

手术无效人数 $= 80 \times 0.500 = 40$

用试剂筛查的死亡人数合计为：$100 + 20 + 8 + 40 = 168$ 人。

不用试剂筛查(a_2)：

非癌症患者人数 $= 100\,000 \times 0.999 = 99\,900$(存活)

癌症患者人数 $= 100\,000 \times 0.001 = 100$(死亡)

不用试剂筛查的死亡人数为 100 人。

因此,不在该人群中用该试剂做早期胰腺癌筛查为最优方案。

决策树的优点是用树状图直观地表示出整个决策过程,使决策问题形象化,以便于决策者审度局面,进行决策。对于多阶段决策问题,采用决策树法进行决策显得尤为方便有效。

四、风险型决策的敏感性分析

在风险型决策时,每种自然状态出现的概率必须是已知的。在这个前提下,根据一定的准则选择最佳方案。因此,最佳方案与各种自然状态出现的概率密切联系。在实际问题中,各种自然状态出现的概率往往是先验信息得出的,它们是否符合当前的实际情况,人们对此并没有十分的把握。在这种情况下,就需要考虑:概率值在什么范围内变化,当前确定的最优方案仍然是最优方案?

若各种自然状态出现的概率稍有变化,将会导致最优方案的彻底改变,则说明概率的变化较为敏感;相反,概率的少量变化不能改变对方案的选择,则说明概率变化的敏感性不强。分析概率的变化对方案选择的影响即为敏感性分析(sensitivity analysis)。

【例 9】 某工厂过滤设备有上、中、下 3 层。每层故障的概率分别为:30%、30%和40%。当过滤设备出现故障时,有以下修理方案:

a_1:3 层过滤筛全部更换(拆 1 次)。

a_2:只更换上、中两层,若不行再修理下层(可能拆 2 次)。

a_3:先修上层,若不行再修中层,若还不行再修下层(可能要拆 3 次)。

全部修理方案的费用如表 7-8。试做最佳方案的敏感度分析。

表 7-8　过滤设备故障 3 种修理方案的损益值　　　　(单位:元)

修理方案	上层故障 $P(s_1) = 0.3$	中层故障 $P(s_2) = 0.3$	下层故障 $P(s_3) = 0.4$
a_1	65	65	65
a_2	35	35	100
a_3	20	55	120

解:根据期望值准则可得到各方案的成本期望值。

$$E(a_1) = 0.3 \times 65 + 0.3 \times 65 + 0.4 \times 65 = 65(元)$$
$$E(a_2) = 0.3 \times 35 + 0.3 \times 35 + 0.4 \times 100 = 61(元)$$
$$E(a_3) = 0.3 \times 20 + 0.3 \times 55 + 0.4 \times 120 = 70.5(元)$$

方案 a_2 的修理成本最低,因此可按此方案修理故障的过滤设备。

但是,如果各层出现故障的概率发生变化,对方案的选择是否会有影响呢?

若上、中、下3层故障的概率变为 60%、20%和20%,则

$$E(a_1) = 0.6 \times 65 + 0.2 \times 65 + 0.2 \times 65 = 65(元)$$
$$E(a_2) = 0.6 \times 35 + 0.2 \times 35 + 0.2 \times 100 = 48(元)$$
$$E(a_3) = 0.6 \times 20 + 0.2 \times 55 + 0.2 \times 120 = 47(元)$$

此时,最低修理成本的是 a_3 方案。

由此可见,当3层的故障概率发生一定的变化时,最优方案也随之改变了。

决策者关心的问题是:各种自然状态出现的概率要有多大的变化,原来选定的最优方案才会改变?

对于例9的决策问题,可以这样来求解:

$$\begin{cases} E(a_1) = 65 \times P(s_1) + 65 \times P(s_2) + 65 \times P(s_3) \\ E(a_2) = 35 \times P(s_1) + 35 \times P(s_2) + 100 \times P(s_3) \\ E(a_3) = 20 \times P(s_1) + 55 \times P(s_2) + 120 \times P(s_3) \end{cases}$$

将 $P(s_2) = 1 - P(s_1) - P(s_3)$ 代入上式,得到:

$$\begin{cases} E(a_1) = 65 \\ E(a_2) = 35 + 65 \times P(s_3) \\ E(a_3) = 55 - 35 \times P(s_1) + 65 \times P(s_3) \end{cases}$$

若不改变 a_2 为最优方案的选择,则应有:

$$\begin{cases} E(a_2) \leqslant E(a_1) \\ E(a_2) \leqslant E(a_3) \end{cases}$$

因此有:

$$\begin{cases} 35 + 65 \times P(s_3) \leqslant 65 \\ 35 + 65 \times P(s_3) \leqslant 55 - 35 \times P(s_1) + 65 \times P(s_3) \end{cases}$$

由此不等式方程组解出:当 $P(s_1) \leqslant 0.57$、$P(s_3) \leqslant 0.46$ 时,a_2 都是最优方案。我们将 $P(s_1) = 0.57$ 和 $P(s_3) = 0.46$ 称为转折概率(turn probability),即当

自然状态发生的概率超过其转折概率时,原来的最优方案会改变。

敏感性分析的一种方法就是考虑自然状态的不同概率,计算所有方案在不同概率下的期望值,以了解自然状态概率的变化是如何影响选择的最优方案。例如对图 7-2 的决策问题,假设其他条件不变,当该人群的胰腺癌的发病率由 1‰增加至 1%时,两种方案下的死亡人数列在表 7-9 中。当 $p \geqslant 0.004$ 时,a_2 方案的死亡人数多于 a_1 方案的死亡人数。因此,当人群中胰腺癌的发病率超过 4‰时,"用试剂筛查"是最优方案。

表 7-9 人群的胰腺癌发病率对死亡人数的敏感性分析

胰腺癌的发病率 p	死亡人数 d	
	试剂筛查 a_1	不用试剂筛查 a_2
0.001	168	100
0.002	236	200
0.003	304	300
0.004	372	400
0.005	440	500
0.006	507	600
0.007	575	700
0.008	643	800
0.009	711	900
0.010	779	1 000

以胰腺癌的发病率 p 为横坐标,以死亡人数 d 为纵坐标,绘制如图 7-3 的敏感性分析图。

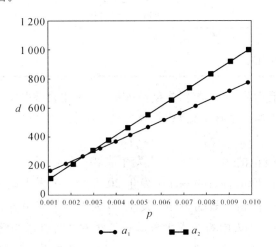

图 7-3 胰腺癌发病率对死亡人数的敏感性分析

对于图 7-2 的决策问题,采用同样的方法还可以分别对试剂的假阳性率、假阴性率和手术死亡率对死亡人数的敏感性进行分析。

五、运用样本信息的决策

运用期望值准则进行风险型决策时,各种方案下的期望损益值的计算是依据自然状态的概率,而自然状态的先验概率是由决策者依据过去的经验和资料估计得到的,有时需进行抽样研究或实验来改进它们,即使用样本信息来修正自然状态的概率。修正后的概率称为后验概率(posterior probability),后验概率可以使决策者依据期望值准则做出的决策具有更高的准确性。

【例 10】　为了避免冬季流感的暴发,某地卫生部门考虑是否为市民免费接种流感疫苗。如果疫苗有效,则只有 10% 的人会感染流感;如果疫苗无效或者不免费接种,则有 40% 的人会感染流感。该项目的费用为 15 万美元,如果疫苗有效,则可避免 75 万美元的经济损失。根据专家的估计,该疫苗的有效率为 90%[$P(s_1) = 0.90$]。试对是否免费接种疫苗进行决策。

解:按期望值准则和表 7-10,计算出 2 种方案的期望经济损失:

$E(a_1) = 15 \times 0.90 + 90 \times 0.10 = 22.5$

$E(a_2) = 75 \times 0.90 + 75 \times 0.10 = 75.0$

结论:采取方案 a_1,免费接种疫苗。

表 7-10　发放疫苗和不发放疫苗的经济损失　　　　　　　(单位:万元)

方　　　案	自　然　状　态	
	s_1(疫苗有效) $P(s_1) = 0.90$	s_2(疫苗无效) $P(s_2) = 0.10$
a_1(免费接种疫苗)	15	90
a_2(不免费接种疫苗)	75	75

如果在决策之前,卫生部门将疫苗先给 20 人注射,观察一段时间后,有 7 人发生流感。依据这个样本信息,修改先验概率后重新做出决策。

定义以下符号:

s——注射疫苗的 20 人中有 7 人发生流感;

$P(s|s_1)$——疫苗有效的条件下发生 20 人中有 7 人患流感的概率;

$P(s|s_2)$——疫苗无效的条件下发生 20 人中有 7 人患流感的概率;

$P(s_1|s)$——20 人中有 7 人患流感的条件下疫苗有效的概率;

$P(s_2|s)$——20 人中有 7 人患流感的条件下疫苗无效的概率。

（1）按照二项分布的原理，计算各自然状态下出现 s 的概率：

$$P(s \mid s_1) = C_{20}^7 \times 0.1^7 \times (1-0.1)^{20-7} = 0.002$$

$$P(s \mid s_2) = C_{20}^7 \times 0.4^7 \times (1-0.4)^{20-7} = 0.166$$

（2）按照 Bayes 条件概率公式，计算各自然状态的后验概率：

$$P(s_1 \mid s) = \frac{P(s \mid s_1) \times P(s_1)}{P(s \mid s_1) \times p(s_1) + P(s \mid s_2) \times p(s_2)}$$

$$= \frac{0.002 \times 0.90}{0.002 \times 0.90 + 0.166 \times 0.10} = 0.097$$

$$P(s_2 \mid s) = \frac{P(s \mid s_2) \times P(s_2)}{P(s \mid s_1) \times p(s_1) + P(s \mid s_2) \times p(s_2)}$$

$$= \frac{0.166 \times 0.10}{0.002 \times 0.90 + 0.166 \times 0.10} = 0.903$$

（3）按照后验概率，计算各方案的期望经济损失：

$$E(a_1) = 15 \times 0.097 + 90 \times 0.903 = 82.73$$

$$E(a_2) = 75 \times 0.097 + 75 \times 0.903 = 75.00$$

结论：采取方案 a_2，不免费接种疫苗。

第四节　效用理论在决策中的应用

根据风险型决策中的期望值准则决策时，要知道每一行动在不同自然状态下的损益，这些损益都是用实际币值来表示的。然而，许多情况下决策的后果是无法用币值来衡量的，如许多用以延长或挽救生命的项目在进行决策时，要对人的生命确定币值是十分困难的事。假若一家公司出资做公益广告，这种广告没有任何直接的投资回报，但这并不意味着这项投资不值，因为从某个角度来看，公益广告会为整个社会带来收益这件事本身使投资者感到很满足，而这种满足感也是无法用货币来衡量的。

此外，即使决策问题可以由币值表示各种备选方案的后果，按期望值准则决策也是有风险的。期望值表示的是多次实践结果的平均值，而对于某一次具体的实践来说，并不是一定可以实现的数值，按期望值准则决策有可能推荐给我们最坏的决策方案。

由此可知，需要确定一个值，这个值可以表达决策者的某种愉悦和满足感，同时，这个值又与决策者对待风险的能力高低和态度有关，这就是效用（utility）。

一、效用的概念

不同的决策者对于等量币值的损益会有不同的感受,从而影响方案的选择,这就是所谓的效用。以下面两个例子说明效用的概念。

【例 11】 某家庭全部财产折合人民币约 100 万元,在一年中发生火灾的可能性为 1‰。某财产保险公司提供火灾险种,100 万元的投保费为 2 000 元。试对是否投保作出决策。

解:若按期望值准则作决策,则按表 7 - 11 的期望损失值,不投保方案 (a_2) 下损失的金额较小,因而应该选择 a_2 方案。但实际上情况却往往不是这样,人们往往会选择 a_1 方案。因为一旦发生火灾,烧掉 100 万元会使人们倾家荡产,甚至生活都成问题。因而人们会付出 2 000 元的保费。

表 7 - 11　是否投保在不同状态下的损失(元)

方　　案	发生火灾 $P(s_1) = 0.001$	不发生火灾 $P(s_2) = 0.999$	期望损失值 $E(a_i)$
投保 a_1	2 000	2 000	2 000
不投保 a_2	1 000 000	0	1 000

【例 12】 在某地区打一口油井需投资 100 万元,投资后(a_1)可能有两种结果:①出油 s_1,可获利 200 万元,其概率为 75%;②没有油 s_2,可损失 100 万元,其概率为 25%。还有一种投资渠道(a_2),可以稳获利 20 万元。现在需做投资决策。

解:a_1 方案的期望收益 $E(a_1) = 0.75 \times 200 + 0.25 \times (-100) = 125$ 万元。

因此,从期望值准则来看,似乎应该选 a_1 方案,这样可以有较大的获利。而实际上有时也并非如此,人们是否选择 a_1 取决于该投资者有多少资金以及有多大的勇气冒险。因为选择 a_2 无须承担亏损的风险而稳获 20 万元。

对于不同背景的人,可能选择不同的方案:

决策者若仅有 100 万元,选择了 a_1,一旦不出油,那他将倾家荡产,因而他可能会选择 a_2,因为 20 万元的获利对他来说是个不错的回报。

决策者若有 2 000 万元,选择了 a_1,即使不出油,损失的 100 万元对他来说可以承受;而若投资 a_2,则仅获利 20 万元,对他来说实在不起眼,因此他会选择 a_1。

事实上,同等货币量,在不同风险条件下,对同一个人具有不同的效用;

在同等程度的风险情况下,不同的人对风险的承受能力不同,从而导致对同等货币量的得失有不同的效用。在决策时,如果考虑了决策人的效用因素,则期望值准则常常不能奏效。上述的两个例子都说明了这一点。由此引出效用的定义:某个人的效用是指由此人在包含风险的情况下作出适当选择时所表现出来的倾向。将这种倾向用一个数量来表示其大小时,称该数量为效用值。效用是一个抽象的概念,因此效用值也是一个主观的值。一般来说,收益大,效用值也大,即效用是收益的函数,记为 $U(x)$。当且仅当决策者在 x_1 和 x_2 之间偏好 x_1 时,$U(x_1) > U(x_2)$。假定 x_{best} 是决策中最好的可能结果,x_{worst} 是决策中最坏的可能结果,令 $U(x_{best}) = 1$,$U(x_{worst}) = 0$。对于收益 x,若 $x_{best} < x < x_{worst}$,则 $0 < U(x) < 1$。

二、效用曲线

以损益为横轴,以效用为纵轴,绘制 $U(x)$ 曲线,称为效用曲线(utility curve)。效用曲线的 3 种基本形状如图 7 - 4 所示。凸型、直线型和凹型效用曲线分别表示决策者面对风险的态度是保守型、中立型和冒险型的。

一般来说,每个人的效用曲线都是不同的。在实际问题中决策者的效用曲线可通过对比提问法来实现:

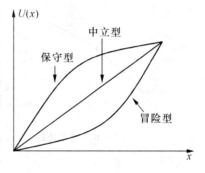

图 7 - 4　3 种类型的效用曲线

A:确定性地获得收益 x;

B:获得收益 x_{best} 的概率为 p、x_{worst} 的概率为 $1 - p$。

请决策者确定 x 是多少才认为方案 A 和 B 是等价的,选谁都可。对于决策者所确定的 x,其效用值为

$$U(x) = U(x_{best}) \times p + U(x_{worst}) \times (1 - p) \tag{7 - 7}$$

通过对比提问法可以得到一系列的 $[x, U(x)]$,于是可绘制效用曲线。

【例 13】　某企业生产一种新型保健产品的决策问题,其可能的收益区间为 $[-30, 100]$。对决策者确定其效用函数。

解:定义 $x_{best} = 100$,$x_{worst} = -30$,则:$U(x_{best}) = 1$,$U(x_{worst}) = 0$。
对决策者提问:

A:确定性地获得收益 x 万元;

B:获得收益 100 万元的概率为 50%,损失 30 万元的概率为 50%。

当 x 取何值,你才认为以上两个方案选谁都可?

若决策者回答:$x = 10$,则按式(7 - 7)计算

$$U(10) = U(100) \times 0.5 + U(-30) \times 0.5 = 1 \times 0.5 + 0 \times 0.5 = 0.5$$

再对决策者提问:

A:确定性地获得收益 x 万元;

B:获得收益 100 万元的概率为 50%,获得 10 万元的概率为 50%。

当 x 取何值,你才认为以上两个方案选谁都可?

若决策者回答:$x = 50$,则按式(7 - 7)计算

$$U(50) = U(100) \times 0.5 + U(10) \times 0.5 = 1 \times 0.5 + 0.5 \times 0.5 = 0.75$$

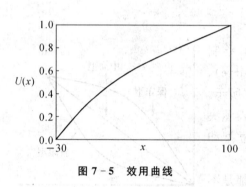

图 7 - 5　效用曲线

于是得到了 4 个点:(-30,0),(10,0.50),(50,0.75),(100,1),绘制效用曲线如图 7 - 5 所示。

可以从图上估读出不同的 x 所对应的效用值 $U(x)$。为了方便应用,也可以用数学方程来表达效用曲线。例如,对图 7 - 5 的效用曲线拟合对数函数

$$U(x) = a + b\ln(x + c)$$

选取 x_{best}、x_{worst} 以及两者中的任意一个 x 值所对应的 3 个点:(-30,0),(10,0.5),(100,1),将其代入对数函数,得

$$\begin{cases} 0 = a + b\ln(-30 + c) \\ 0.5 = a + b\ln(10 + c) \\ 1 = a + b\ln(100 + c) \end{cases}$$

解方程得

$$\begin{cases} c = (10^2 - (-30) \times 100)/(100 + (-30) - 2 \times 10) = 62 \\ b = 0.5/(\ln(10 + 62) - \ln(-30 + 62)) = 0.62 \\ a = -b\ln(-30 + 62) = -2.15 \end{cases}$$

效用函数为:$U(x) = -2.15 + 0.62\ln(x + 62)$

三、效用曲线的应用

确定各方案不同状态下的效用值,计算各方案下效用的期望值,决策时选取具有最大效用期望值的方案作为最优方案,这就是效用准则(utility criterion)作决策的过程。

【例 14】 若例 13 的企业有两种生产方案,大量生产(a_1)、少量试产(a_2)。有两种可能状态:畅销(s_1,其发生的概率为 70%)、滞销(s_2,其发生的概率为 30%)。不同状态下的损益值如表 7-12 所示。按效用准则决策。

解:(1) 先将损益表转换成效用值表。

已知该企业决策者的效用函数为

$$U(x) = -2.15 + 0.62\ln(x+62)$$

将表 7-12 的损益值代入效用函数,计算出效用值,列在表 7-13。

(2) 计算两种方案的期望效用。

$$E(a_1) = 0.7 \times 1 + 0.3 \times 0 = 0.70$$
$$E(a_2) = 0.7 \times 0.58 + 0.3 \times 0.50 = 0.56$$

因为 $E(a_2) < E(a_1)$,所以 a_1 方案较优。

表 7-12　两种生产方案的损益表　　　　　（单位:万元）

方　案	销　量　情　况	
	畅销 $P(s_1) = 0.7$	滞销 $P(s_2) = 0.3$
a_1	100	−30
a_2	20	10

表 7-13　两种生产方案的损益表　　　　　（单位:万元）

方　案	销　量　情　况	
	畅销 $P(s_1) = 0.7$	滞销 $P(s_2) = 0.3$
a_1	1.00	0.00
a_2	0.58	0.50

第五节　应　用　实　例

一、不同方案治疗先天性心脏病的经济学评价

由于医疗服务可及性和经济上的可支付性等因素的影响,我国婴幼儿先

天性心脏病手术数量远不如国外发达国家,在危重复杂病例的手术质量上有较大的差距。通过建立决策树模型,从社会角度,对手术治疗先天性心脏病进行经济学评价,这有利于卫生管理决策者、卫生保健决策者和患者家庭了解手术治疗的投入和产出关系。根据文献复习和专家咨询意见,确定手术治疗和接近自然状态的保守治疗两种方案,并进行比较。

方案 a_1:假设 10 000 名先天性心脏病新生儿,并以姑息、保守非手术治疗方式救治。假设 1 岁时死亡 33%,1 岁时存活者的 50% 于 18 岁死亡,另 50% 存活至 60 岁。1 岁内均接受保守治疗 1 次,1~18 岁内接受治疗 2 次。

方案 a_2:假设 10 000 名先天性心脏病新生儿,以手术治疗方式救治。假设手术均在 1 岁时进行,手术成功率为 96%,4% 的患者手术时或当年死亡,18 岁时,第一次手术成功者中 7% 死亡(经过 2 次保守治疗),第一次手术成功者中 1% 须在此时再次手术,成功率同第一次手术,其他存活者均存活至 60 岁。

有关手术和非手术治疗的费用系根据研究的现场调查数据进行估计,反映了费用当前的水平。第一次和第二次手术的费用分别为 32 108 元和 78 645 元,姑息保守住院治疗费用为 6 190 元,姑息保守住院治疗次数为 2 次。

根据上述情况,绘制决策树,如图 7-6。

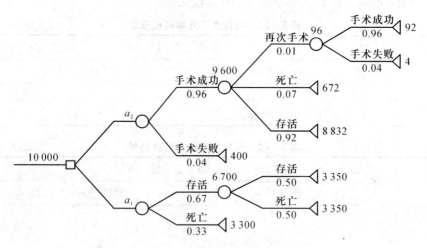

图 7-6 先天性心脏病治疗方案的决策树模型

(一)成本效果分析

在 10 000 名先天性心脏病患者中,方案 a_1 有 3 350 人长期存活,总花费为:

$$10\,000 \times 6\,190 + 6\,700 \times 2 \times 6\,190 = 144\,846\,000(元)$$

以患者的诊疗费用代替成本,则成本/效果 = 144 846 000 /3 350 = 43 237.61

在 10 000 名先天性心脏病患者中,方案 a_2 有 8 924 人长期存活,总花费为

$$10\ 000 \times 32\ 108 + 96 \times 78\ 645 + 672 \times 2 \times 6\ 190 = 336\ 949\ 280(元)$$

以患者的诊疗费用代替成本,则成本/效果 = 336 949 280 /8 924 = 37 757.65

即:方案 a_1 每治愈 1 位存活患者的成本为 43 238 元,方案 a_2 每治愈 1 位存活患者的成本为 37 758 元。因此,从成本效果的角度,方案 a_2 是优选方案。

(二) 成本效果的敏感性分析

手术成功率是影响成本效果比的重要因素,当手术成功率由 95% 降低至 70% 时,相应的成本效果比见表 7 - 14。由表中数据可知,当手术成功率低于 85% 时,方案 a_1 是优选方案;当手术成功率高于或等于 85% 时,方案 a_2 是优选方案(图 7 - 7)。

表 7 - 14 手术成功率与成本效果比的敏感性分析

成 功 率	成本效果比	成 功 率	成本效果比
1.00	36 302.20	0.80	45 030.23
0.95	38 139.80	0.75	47 939.32
0.90	40 181.49	0.70	51 263.89
0.85	42 463.29		

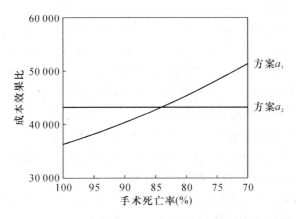

图 7 - 7 手术成功率与成本效果比的敏感性分析

二、艾滋病病毒药物预防的决策分析

众所周知,人类免疫缺陷病毒(HIV)即艾滋病的病原体感染会导致很严重的后果,但是对于医务工作者来说,他们有些时候不得不与 HIV 阳性的患者接触,在接触过程中有可能因发生针刺伤或皮肤存在破损而感染。有些药物似乎可以起到一定的预防作用,而存在的问题是感染发生的机会很小,药物预防不仅存在不良反应而且预防的效果不肯定,对于那些本不会感染的医务工作者,预防性的服药只能让他们白白遭受药物的不良反应。这种情况下,怎样权衡药物预防的利弊呢? 美国疾病控制中心(CDC)在有关监测数据和研究结果的支持下进行了以下的决策分析,决策树的基本结构如图 7-8 所示。

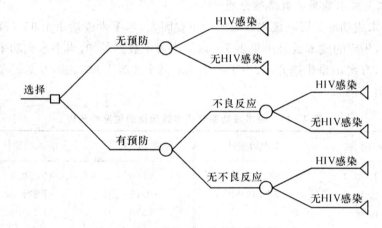

图 7-8　HIV 药物预防决策树的基本结构

（一）概率估计

1. 感染率的估计　美国 CDC 观察了接触 HIV 阳性感染者的医务人员(初始 HIV 阴性)共 1 440 人,经过 6 个月随访,发现 4 人发生感染(0.002 8);结合其他 22 个小型的研究和报道,共观察 6 202 人,其中 20 人发生感染,HIV 感染率为 0.003 2。同时,病例对照研究的结果表明,存在下列情况时,医务人员 HIV 感染的危险性增加:深刺伤者 HIV 感染的危险性增加 16.1 倍;接触被 HIV 感染者血液污染的设备或器具,HIV 感染的危险性增加 5.2 倍;接触 HIV 感染者使用的针头,HIV 感染的危险性增加 5.1 倍。

2. 药物有效性的估计　综合美国 CDC 医务人员队列研究资料和自 1996 年 6 月～2000 年 11 月的医院监测资料,使用药物预防失败率为 0.000 024,失败的原因主要是暴露后使用药物延迟的时间太长(有些个例在暴露后半年才开始使用药物预防)。

3. **不良反应估计** 在 1996 年 6 月到 2000 年 11 月的医院监测资料中，11 784 名医务人员接触过 HIV 阳性感染者，其中 7 424 人因为存在危险因素使用药物预防，50% 的人员出现不同程度的药物不良反应，其中 33% 因为严重的不良反应停止使用药物。

（二）效用值的赋予

可以使用不同的指标对结局进行测量和比较，这些指标包括期望寿命、可以避免 HIV 感染的人数、花费以及效用值。按决策者的意愿给各结局进行排序并赋予相应的效用值，最好的结局的效用值为 100，最差的结局（一般为死亡）的效用值为 0。最期待的结局排序和效用值如下。

（1）不使用药物预防，HIV 阴性：100。

（2）使用药物预防，无不良反应产生，HIV 阴性：99.7。

（3）使用药物预防，有不良反应，HIV 阴性：99.0。

（4）不使用药物预防，HIV 阳性：8.6。

（5）使用药物预防，无不良反应产生，HIV 阳性：8.1。

（6）使用药物预防，有不良反应，HIV 阳性：0.2。

根据上述一般情况下，医务人员在接触 HIV 感染者后 HIV 感染的危险性及药物预防的有效性和药物的不良反应发生率，可重新绘制决策树（图 7-9）。

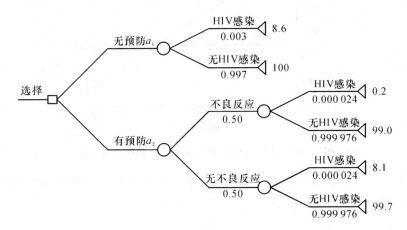

图 7-9 添加了概率和效用值的 HIV 药物预防决策树

根据效用决策准则，确定出不预防和预防的期望效用：

$$E(a_1) = 0.003 \times 8.60 + 0.997 \times 100 = 99.73$$

$$E(a_2) = 0.5 \times (0.000\,024 \times 0.2 + 0.999\,976 \times 99) + 0.5$$
$$\times (0.000\,024 \times 8.1 + 0.999\,976 \times 99.7) = 99.35$$

　　因此,可认为在现有的有效率和不良反应发生率下,不预防比预防的效果好。

　　研究背景材料表明,在很多危险因素存在时,医务人员在接触 HIV 感染者后 HIV 感染的危险性增加。这时,不预防是否仍是最佳方案呢?

　　表 7-15 和图 7-10 的敏感性分析结果表明,如果医务人员在接触 HIV 感染者后 HIV 感染的危险性 P 超过 0.007,预防的效果优于不预防。

表 7-15　HIV 感染率 P 与不预防时期望效用的关系

P	$E(a_1)$	P	$E(a_1)$
0.003	99.73	0.007	99.36
0.004	99.63	0.008	99.27
0.005	99.54	0.009	99.18
0.006	99.45		

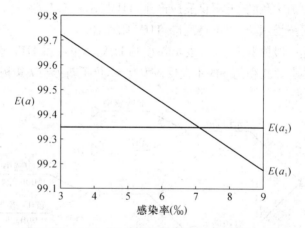

图 7-10　HIV 感染率 P 与期望效用的敏感性分析

　　基于以上分析结果,美国 CDC 颁布了医务人员在接触可疑 HIV 感染者或污染物后药物预防的指南。

习　题　六

　　1. 某企业为了扩大生产经营业务,准备生产一种新产品,生产这种新产品有 3 个可行方案:①改造本企业原有的生产线;②从国外引进一条高效自动生产线;③按专业化协作组织生产。由于对未来几年内市场需求状况无法了解,只能大致估计有需求高、需求中等和需求低 3 种可能,其中需求高这一状

况出现的可能性好像偏大。每个方案在各自然状态下的收益估计值如表 7 -
16 所示。试问企业采取哪个方案较好?

表 7 - 16　3 种方案的损益值　　　　　　（单位:万元）

方　　　案	需 求 状 况		
	需 求 高	需 求 中 等	需 求 低
改造生产线	160	95	30
引进生产线	220	120	15
协作生产	100	70	50

2. 同上题条件,只是未来市场需求低的可能性好像偏大,且各方案在不同自然状态下的收益值如表 7 - 17 所示。试问企业采用哪个方案较好?

表 7 - 17　3 种方案的损益值　　　　　　（单位:万元）

方　　　案	需 求 状 况		
	需 求 高	需 求 中 等	需 求 低
改造生产线	170	80	-70
引进生产线	220	100	-100
协作生产	90	50	-2

3. 从甲地向乙地运送活螃蟹 5 000 千克,可以采用 5 种不同的装运方法,记为 a_1 至 a_5。螃蟹抵达乙地的存活数受沿途气温高低的影响,也因不同装运方法而异。预测高、中、低温度的概率和收益如表 7 - 18 所示。试分析哪一个决策为最优装运方法,以求获利最大。

表 7 - 18　各装运方法的损益值　　　　　　（单位:千元）

装运方案	自 然 状 态		
	高温 s_1 $P(s_1)=0.2$	中温 s_2 $P(s_2)=0.3$	低温 s_3 $P(s_3)=0.5$
a_1	40	60	120
a_2	40	80	60
a_3	0	100	80
a_4	-20	100	60
a_5	50	100	60

4. 某决策者试图决定究竟签订两个合同中的某一个还是两个合同都不签订。他已经把情况稍微简化了一些,并且认为表 7-19 所示的信息已足够用于决定是否签订合同。问:如果该决策者希望将期望利润增加到最大值,那么他应当选择哪个合同? 与最佳决策相联系的期望利润是多少?

表 7-19　两份合同的利润及概率

合同 A		合同 B	
利润(元)	概率	利润(元)	概率
100 000	0.2	40 000	0.3
50 000	0.4	10 000	0.4
0	0.3	−10 000	0.3
−30 000	0.1		

5. 某出版者打算在市场上出版一种名为《生活顾问》的月刊杂志,这种杂志登载有投资者特别关心的文章和其他信息。根据过去的经验和对这类月刊潜在需求量的感性认识,该出版者制定了收益表(表 7-20)。试问这位出版者会继续出版这种杂志吗?

表 7-20　各种方案的损益值　　　　　　　　　　　　　　(元)

方　案	购买者的反应		
	不好 s_1 $P(s_1)=0.5$	一般 s_2 $P(s_2)=0.2$	好 s_3 $P(s_3)=0.3$
不出版 a_1	0	0	0
出版 a_2	−2 500 000	500 000	3 000 000

6. 甲经营的公司全部资产有 10 万元,乙经营的公司总资产为 1 000 万元。现有两个投资方案供他们选择,其损益表如表 7-21。问:

(1) 甲、乙两个公司最大可能会选择哪个方案?

(2) 若有一个投资者认为收益 2 万元的效用值为 0.5,效用函数为对数函数时,按期望效用决策准则,最优方案是什么?

(3) 按期望值准则,最优方案是什么? 对此最优方案的决策作敏感性分析。

表 7 - 21　两种投资方案的损益值　　　　　　　　（单位:万元）

投资方案	自然状态	
	s_1 $P(s_1)=0.75$	s_2 $P(s_2)=0.25$
a_1	20	—10
a_2	3	2

7. 考虑一个筹建新医院的 10 年规划,共有两个方案:一是建大医院;二是先建小医院,如果利用条件好,3 年后扩建。根据预测,前 3 年利用率好的概率为 70%,利用率不好的概率为 30%。如果前 3 年利用率好,则后 7 年利用率好的概率为 90%,利用率差的概率为 10%;如果前 3 年利用率差,则后 7 年利用率肯定差。建大医院需投资 300 万元,建小医院需投资 160 万元,扩建投资 140 万元,扩建后每年的益损与大医院相同。两个方案的年益损值估计如表 7 - 22。请用决策树法进行决策。

表 7 - 22　各方案的年损益值　　　　　　　　（单位:万元）

方案	自然状态	
	利用好 s_1	利用差 s_2
建大医院 a_1	100	—20
建小医院 a_2	40	10

8. 某地区有人口 10 万,该地区某种疾病的发生率在暴发年为 5‰,在常年为 0.3‰。平均每例该病患者的治疗费为 300 元。现在该地区的某一医学院向所在地的卫生局申请经费 10 000 元来研制一种预防该病的疫苗,据初步估计,该疫苗如果制成,则可使该病的发病率在暴发年降为 0.5‰,在常年降为 0.03‰。该疾病暴发年发生的概率为 20%,非暴发年发生的概率为 80%。疫苗研制成功的概率为 40%。若从费用的角度,卫生局是否应该同意该疫苗的研制?

参 考 文 献

1. 薛迪主编.卫生管理运筹学.上海:复旦大学出版社,2004
2. 秦侠主编.卫生管理运筹学.北京:人民卫生出版社,2005
3. 耿修林、张琳编著.管理统计.北京:科学出版社,2003
4. 徐国祥主编.管理统计学.上海:上海财经大学出版社,1995

5. 李瑛编著.决策统计分析.天津:天津大学出版社,2005

6. 张家琦编著.决策分析.北京:首都师范大学出版社,1998

7. 陈英耀著.中国出生缺陷的疾病负担和预防策略的经济学评价.上海:复旦大学出版社,2006

8. 杨士保主编.现代卫生管理学.北京:化学工业出版社,2006

9. 张尧庭编著.信息与决策.北京:科学出版社,2000

10. 罗伯特·吉·瑟罗夫著.运筹学入门.北京:清华大学出版社,1984

11. Frederick SH, Gerald JL. Introduction to operations research (Eighth Edition). 北京:清华大学出版社,2006

第八章 定量预测方法

管理的本质在于决策,而任何决策均需要对决策对象所处的环境与形势做出较为准确的估计,这种估计称之为预测(forecasting)。预测就是根据主观经验与客观数据,运用定性(qualitative)与(或)定量(quantitative)方法,对预测对象的未来状况做出估计和推测,它是决策的必要前提。具体到定量预测,就是构建相应的数学模型,运用统计的方法对事物的未来发展进行定量推测。

第一节 预测学的基本原理

一种有效的定量预测方法包含着实际资料、相关理论基础以及数学模型这三大基本要素。由于预测对象的复杂性造成了预测方法的多样性,因此不存在能够适应各种现实情况的固定的预测方法。成功的预测必须在审时度势的前提下选择合适的预测方法。

一、预测方法的基本分类

预测分类的方法较多。如根据预测的性质,大致可分为定性预测、回归预测和时间序列预测,其中回归预测与时间序列预测是典型的定量预测。根据预测时间长短,可分为近期预测、短期预测、中期预测和长期预测。一般而言,近期预测是指 1 个月以内的预测,短期预测是指 1~3 个月的预测,中期预测是指 3 个月至 2 年的预测,2 年以上的预测称之为长期预测。对未来预测的时间越长,预测误差就越大。根据预测的可重复性,可分为一次性预测和反复预测。在根据某种预测模型进行外推预测时,有的模型可一次算出所需的远近任何时期的预测值,则称之为一次性预测,如回归预测与时间序列趋势外推预测等。而另一些模型每次只能向前预测一期,则称之为反复预测,如指数平滑法、自适应过滤法等。现代预测方法的发展,往往是各种方法交叉运用、相互渗透,很难做出截然明确的划分,因此上述的预测方法划分不能绝对化。

在医药卫生领域中,预测的运用极为广泛。如对于药品生产企业来说,预测某种药物的市场需求量对于决定是否研发某种药物及决定药品的月产量或年产量都非常重要。对于医院管理部门,也需要经常对门诊与住院量进行统计预测,以决定人员的安排、药品的进货量和存货量等。而对疾病预防控制机构来说,更需要预测某些传染病、流行病在未来时间内的流行趋势,以便及时采取预防和应对措施。

二、预测的基本程序

完整的预测研究,一般要经过如下步骤。

（一）确定预测目的

预测目的不同,所采用的资料与预测方法也有所不同。因此在预测开始时,一定要明确预测的目的,以防止预测方法和预测结果的错误。

（二）收集与审核资料

准确的统计资料是预测的基础。预测之前应掌握大量的、全面的、准确有用的数据和信息。为保证统计资料的准确性,必须对资料进行审核、调整和推算。对审核调整后的资料进行初步分析与推算,观察数据的性质与分布,作为选择适当预测模型的依据。

（三）选择预测模型和方法进行预测

资料审核、调整后,根据资料结构的性质,选择合适的模型和方法来预测。在资料不完备、预测要求无需精确时,可适当采用定性预测法;在资料掌握较为完备精确、预测要求较高时,可建立数学模型进行定量预测,如采用回归预测和时间序列预测法等。

（四）分析预测误差、改进预测模型

预测误差是预测值与实际观察值之间的离差,它的大小与预测准确程度的高低成反比。预测误差虽然不可避免,但是若超过允许的范围,就要分析产生误差过大的原因,以决定是否对预测方法与模型进行修正。

（五）提交预测报告

在预测模型建立并通过检验后,应将预测方法与结果撰写成预测报告,以提供与发布预测信息,供决策部门参考。

在实际预测工作中,预测的过程并不停止于预测报告的提交。建立的预测模型是否符合实际状况,其准确性如何,还需要通过实践的检验。如果在实践中,发现按预测模型预测的结果与实际状况存在较大的偏差,则需要寻找原因、及时对模型进行调整和更新(图8-1)。

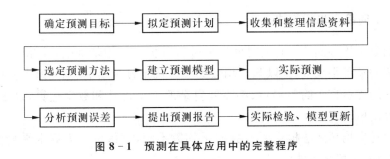

图 8-1 预测在具体应用中的完整程序

三、预测的基本原理

虽然预测的应用领域较为广泛,研究对象特征各异,预测方法种类繁多,但是预测的原理基本可归纳为如下两类。

（一）连贯原理

连贯原理指事物的发展是按一定规律进行的,且这种规律贯彻始终,不受破坏,其未来的发展趋势与以往的发展没有什么根本不同。因此,根据连贯原理进行的预测,只需要根据以往的状况来推断未来。

（二）类推原理

类推原理是指事物具备某种结构,其升降起伏的变动有章可循,且事物变动的这种结构性可以用数学方法加以模拟。因此,根据类推原理进行的预测,只需依据事物的历史数据建立数学模型,类比现在,预测未来。

应用上述两条原理进行定量预测的必要条件是:预测所用的历史资料应具备稳定的结构。因此,在准备使用定量预测时,必须对占有的资料进行认真审核,查明有无可用某种模型测定的稳定结构。如果资料数据没有一定的结构,或有结构但运行极不稳定、经常出现突变,则预测很难准确。

第二节　时间序列预测

在现实的管理活动中,大量的预测分析针对的数据是和时间有关的。如预测医院在下个季度的住院量、住院药品的库存量等。所谓时间序列就是依据时间顺序排列的观测数据。时间序列预测分析的目的就是找出观测数据随时间变化的规律,从而预测未来。由于时间序列预测只是针对于时间因素,并且假设过去的时间序列数据所遵循的某种规律在未来不长的时间内保持稳定,它未包含影响预测结果的所有因素,因此它本质上是一种便于预测的数学模型,多用于短期预测。

一、简易平均预测法

简易平均预测法是在对时间序列进行分析研究的基础上,计算时间序列观察值的某种平均数,并以此平均数为基础确定预测值的一种预测方法。这种方法的优点在于简单易行、不需要复杂的模型设计和数学运算,是定量预测中最简单的方法之一。

简易平均预测法根据所计算的平均数不同,具体可分为算术平均法、加权平均法、几何平均法。

（一）算术平均法

算术平均法的思路:将观察期内的预测目标的时间序列值加总平均,求得算术平均数,并将其作为下期预测值。公式表达为

$$\hat{X} = \overline{X} = \frac{\sum_{i=1}^{n} x_i}{n}$$

其中,$\hat{X}$ 为预测值,$\overline{X}$ 为观察值内预测目标的算术平均数,x_i 为预测目标在观察期内的实际值,n 为数据样本空间(个数)。

一般而言,若时间序列数据变化倾向较小,或呈有规律的变动,观察期可以短些,所用数据样本可以少些;当时间序列的变化倾向较大时,观察期可以长些,所用数据样本可以多些,这样可以使预测较为准确。

简易算术平均法的优点是计算简便,当预测的对象无显著的长期趋势变动时,预测效果较好。这种方法的缺点是所有观察值不论新旧在预测中均同等对待,未考虑近期观察值和远期观察值可能对预测值的影响有不同。

（二）加权平均法

在时间序列预测中,时间序列各期的观察值均会对预测值产生影响。但是,各观察值并不是以相同程度来影响预测值的。一般而言,远期的观察值对预测的影响相对小些,近期的观察值对预测值的影响相对较大些。因此,可以采用不同的权数,将观察值对预测值的不同影响程度加以量化。对影响较大的近期观察值赋予较大的权数,而对影响较小的远期观察值赋予较小的权数。这种根据观测值的重要性不同,分别给予相应的权数后,再计算加权平均数作为建立预测模型和计算预测值的方法,称之为加权平均预测法。

加权平均法的公式可表达为

$$\hat{X} = \overline{X}_w = \frac{\sum\limits_{i=1}^{n} W_i x_i}{\sum\limits_{i=1}^{n} W_i}$$

其中，$\hat{X}$为预测值；$\overline{X}_w$为观测值内预测目标的加权平均数；x_i为预测目标在观察期内的实际值；W_i为与X_i相对应的权数；n为样本空间（个数）。

加权平均法的关键是确定权数。虽然权数的确定无统一的方法，但一般可根据预测期的远近和时间序列本身的变动幅度来确定权数。对于波动幅度较大的时间序列，给予近期观察值的权数相对大些；反之则小些。

权数的取法，W_i可以是小数，$\sum\limits_{i=1}^{n} W_i = 1$；也可以是以等差数列或等比数列的权数。

（三）几何平均法

几何平均法要确定预测对象的发展速度或逐期增长率，然后在此基础上进行预测。几何平均法的公式为

$$G = \overline{X} = \sqrt[n]{X_1 X_2 \cdots X_n} = \sqrt[n]{x_n / x_0}$$

其中，G为几何平均数，即平均发展速度；X_i为观察期内各期环比发展速度或逐期增长率；x_i为第i期的观察值；n为观察期内数据间隔的期数。

环比发展速度或逐期增长率可表示为

$$X_i = \frac{x_i}{x_{i-1}}, \ i = 0, 1, 2, 3, \cdots$$

利用平均发展速度，可以建立指数型趋势模型

$$\hat{x}_{t+1} = x_0 \overline{X}^{t+1} = x_t \overline{X}$$

【例1】　某医院1996~2006年的门诊量如表8-1所示，试用几何平均法预测该医院2007年的门诊量。

解：利用几何预测法的步骤如下：

（1）首先计算出环比发展速度（表8-1）

（2）利用几何平均法预测2007年的门诊量发展速度

$$G = \sqrt[10]{\begin{aligned}&105.7\% \times 104.3\% \times 104.2\% \times 95.0\% \times 131.6\% \times 84.0\% \\ &\times 114.3\% \times 118.3\% \times 103.5\% \times 102.0\%\end{aligned}}$$

$$= 105.6\%$$

表 8-1　某医院 1996～2006 年门诊量及环比发展速度

年　份	门诊量(千人)	环比发展速度(%)
1996	87	—
1997	92	105.7
1998	96	104.3
1999	100	104.2
2000	95	95.0
2001	125	131.6
2002	105	84.0
2003	120	114.3
2004	142	118.3
2005	147	103.5
2006	150	102.0

(3) 预测 2007 年的门诊量: $150 \times 105.6\% = 158.4$(千人)

几何预测法适用于有明显趋势的时间序列,其中波动规律表现为发展速度大致相同;且主要适用于近期预测,若运用在中长期预测,需要根据情况对预测值加以调整。

二、移动平均法

(一)一次移动平均法

一次移动平均法是收集一组观察数据,计算这组数据的平均值,以这次平均值作为下一期的预测值。在移动平均值的计算中,包括过去观察值的实际个数(N)必须从一开始就明确规定。一次移动平均法的基本原理是每出现一个新的观察值,就要从原来计算平均值时的观察值中,减去一个最早观察值,再加上最新的观察值,再计算平均值,这个新的平均值就是下一期的预测值。移动平均法从数据中取得的数据个数(N)始终不变,总是包括最新的观察值。

在一次移动平均法中应当注意的是,当数据受随机因素影响较大时,宜采用较大的 N 值,这样可以在较大程度上平滑掉由随机性所带来的严重偏差;反之,当数据的随机性不大时,宜采用较小的 N 值,这样有利于跟踪数据的变化,并且预测值的滞后期数也较少。如果数据是纯随机的,则就应当采用全部的历史数据均值作为预测值。

设时间序列为 x_1, x_2, $\cdots$,移动平均法可以表示为

$$F_{t+1} = \frac{(x_t + x_{t-1} + \cdots + x_{t-N+1})}{N} = \frac{1}{N}\sum_{t-N+1}^{t} x_i \qquad (8-1)$$

式中，x_t 为最新观测值；F_{t+1} 为下一期的预测值。将式(8-1)整理得，

$$F_{t+1} = \frac{x_t}{N} - \frac{x_{t-N}}{N} + F_t \qquad (8-2)$$

式(8-2)表明，由移动平均法得出的每一新预测值是对前一移动平均预测值的修正。这一修正是包括最新观察值与最早观察值。由此可见，N 越大，其平滑效果越佳。

尽管移动平均法的预测精度较低，但其具有计算量少、移动平均线能较好地反映时间序列的变化趋势这两个优点。因此，它仍然是目前运用较为广泛的一种预测方法。

【例2】 某医院 2007 年 1~11 月某种药品的使用量如表 8-2 所示。试分别用 3 个月和 5 个月的移动平均值，预测 2007 年 12 月该药品的使用量。

表 8-2　2007 年某种药品的使用量及移动平均预测表

月 份	药品的使用量(盒)	3 个月移动平均值	5 个月的移动平均值
1	200.0	—	—
2	135.0	—	—
3	195.0	—	—
4	197.5	176.7	—
5	310.0	175.8	—
6	175.0	234.2	207.5
7	155.0	227.5	202.5
8	130.0	213.3	206.5
9	220.0	153.3	193.5
10	277.5	168.3	198.0
11	235.0	209.2	191.5
12	—	244.2	203.5

解：根据移动平均法的计算公式，将计算得到的 3 个月的移动平均值和 5 个月的移动平均值列于表 8-2 的第 3 列和第 4 列。

例如，按 3 个月的移动平均值计算的 2007 年 12 月该药品使用量的预测值为

$$F_{12} = \frac{x_9 + x_{10} + x_{11}}{3} = \frac{220 + 277.5 + 235}{3} = 244.2$$

按 5 个月的移动平均值计算的 2007 年 12 月该药品使用量的预测值为

$$F_{12} = \frac{x_7 + x_8 + x_9 + x_{10} + x_{11}}{5}$$

$$= \frac{155 + 130 + 220 + 277.5 + 235}{5}$$

$$= 203.5$$

(二) 一次指数平滑法

移动平均法存在着两个主要的限制:其一,计算移动平均值必须具备 N 个过去观察值。当需要预测大量的数值时,就需要有大样本的数据;其二,N 个过去观测值的权数均相等,而早于 $t-N+1$ 期的观察值的权数却等于零。事实上,在预测中我们有理由认为,最新的观察值包含了比早期观察值更多的信息,应当比早期的观察值赋予更大的权数。指数平滑法在这一点上是对移动平均法的修正。

指数平滑预测的通式如下:

$$F_{t+1} = \alpha x_t + (1-\alpha)F_t \tag{8-3}$$

指数平滑预测法既不需要存储全部的历史数据,也不需要存储一组数据,从而大大地减少了数据存储问题,甚至有时只需一个最新的观察值、最新的预测值和 α 值,就可以进行预测了。

式(8-3)可以看作是一个差分方程,对其展开,可以清楚地领会指数平滑的含义。

$$F_{t+1} = \alpha x_t + (1-\alpha)F_t$$

$$F_{t+1} = \alpha x_t + (1-\alpha)\big[\alpha x_{t-1} + (1-\alpha)F_{t-1}\big]$$

$$= \alpha x_t + (1-\alpha)\alpha x_{t-1} + (1-\alpha)^2 F_{t-1} \tag{8-4}$$

如果进一步用分量替换 F_{t-1}, F_{t-2}, $\cdots$, F_{t-n+1},则式(8-4)可以改写为

$$F_{t+1} = \alpha x_t + (1-\alpha)x_{t-1} + \alpha(1-\alpha)^2 x_{t-2} + \alpha(1-\alpha)^3 x_{t-3} + \cdots$$

$$+ \alpha(1-\alpha)^{n-1} x_{t-n+1} + \alpha(1-\alpha)^n F_{t-n} \tag{8-5}$$

由式(8-5)可知,每一递推观察值的权数随指数规律递减,这也是指数平滑名称的由来。对式(8-3)进行重新排列得

$$F_{t+1} = F_t + \alpha(x_t - F_t)$$

上式可以简化为

$$F_{t+1} = F_t + \alpha e_t \qquad (8-6)$$

t 时间的误差 e_t 就是实际值减去预测值。

由式(8-6)可知,指数平滑法提供的预测值其实就是前一期的预测值加上前期预测值中产生误差的修正值。指数平滑法以最新误差的某一百分比,对下一期预测值进行修正,从而它能跟踪实际数据的任一趋向。

指数平滑法的初值确定方法有两种:取实际值为初始值或取最初几期的平均值为初值。

【例3】 以表8-2的数据,用指数平滑法预测2007年12月该药品的使用量(α 分别为 0.1、0.5 和 0.9)。

解:运用式(8-3),计算指数平滑值(表8-3)。其中,初始值取实际值。

表8-3 指数平滑法计算表

月 份	药品使用量(盒)	指数平滑值		
		$\alpha = 0.1$	$\alpha = 0.5$	$\alpha = 0.9$
1	200.0	—	—	—
2	135.0	200.0	200.0	200.0
3	195.0	193.5	167.5	141.5
4	197.5	193.7	181.3	189.7
5	310.0	194.0	189.4	196.7
6	175.0	205.6	249.7	298.7
7	155.0	202.6	212.3	187.4
8	130.0	197.6	183.7	158.2
9	220.0	191.0	156.8	132.8
10	277.5	193.9	188.4	211.3
11	235.0	202.3	233.0	270.9
12	—	205.6	234.0	238.6

例如,当 $\alpha = 0.1$ 时,3月份的预测值为

$$F_3 = \alpha x_2 + (1-\alpha)F_2 = 0.1 \times 135 + 0.9 \times 200 = 193.5$$

12月份的预测值为

$$F_{12} = \alpha x_{11} + (1-\alpha)F_{11} = 0.1 \times 235.0 + 0.9 \times 202.3 = 205.6$$

指数平滑法虽然有所需数据量少和计算量较小的优点,但需要选择恰当的 α 值,使预测的偏差最小(即均方差最小)。在例3中,当 $\alpha = 0.1$ 时,预测值与观察值的均方差 $MSE = \dfrac{1}{10} \times [(135.0-200.0)^2 + \cdots + (235.0-202.3)^2] =$

3 438.3；当 $\alpha = 0.5$ 时，$MSE = 4\,347.2$；当 $\alpha = 0.9$ 时，$MSE = 5\,039.4$。因此，α 越小，MSE 就越小。当 α 趋向为 0 时，数据的分布是纯随机性的。

表 8 - 4　预测值与观察值的均方差

月　份	均　方　差		
	0.1	0.5	0.9
1			
2	4 225.0	4 225.0	4 225.0
3	2.3	756.3	2 862.3
4	14.8	264.1	61.6
5	13 447.9	14 550.4	12 833.5
6	938.3	5 578.2	15 294.6
7	2 262.7	3 288.3	1 047.6
8	4 598.4	2 880.7	797.3
9	839.2	3 989.7	7 599.7
10	6 984.4	7 935.6	4 384.8
11	1 070.3	4.2	1 287.2
合　计	3 438.3	4 347.2	5 039.4

（三）二次移动平均法

一次移动平均法预测一组具有趋势的数据时，往往比实际值偏低（或偏高）。在表 8 - 2 中，数据趋势是呈线性的，则在表 8 - 3 中很容易看到一次移动平均法估计偏低的情形。而二次移动平均法就是为了避免一次移动平均法预测所产生的滞后偏差而设立的。二次移动平均法实际上就是在对实际值进行一次移动平均的基础上，再进行一次移动平均。通俗地说，二次移动平均法就是"移动平均的移动平均"。二次移动平均对一次移动平均的滞后量和一次移动平均对实际值的滞后量大致是相等的。

一次移动平均法和二次移动平均法的预测结果与误差比较见表 8 - 5。其中，我们将一次移动平均值加上一次移动平均值与二次移动平均值之差作为总预测值（表 8 - 5 的第 7 列），此预测值达到了实际的水平，总预测值与实际值的误差为零。然而，总预测值只是等于现期实际值。在预测时，为了表示趋势，还需考虑趋势值。趋势预测值的计算公式为

$$F_{t+1} = a_{t_t} + b_t\tau$$

式中，a_t 为总预测值，$a_t = M_t^{(1)} + (M_t^{(1)} - M_t^{(2)}) = 2M_t^{(1)} - M_t^{(2)}$；$b_t$ 为趋

势值，$b_t = \dfrac{2}{N-1}(M_t^{(1)} - M_t^{(2)})$；$N$ 为移动平均法从数据中取得的数据个数；τ 为预测超前期数。

表 8－5　一次移动平均与二次移动平均预测值及其误差比较

(1) 期数	(2) 实际 值	(3) 一次移动平均 预测值($N=3$)	(4) 误差 (2)－(3)	(5) 二次移动平均 预测值($N=3$)	(6) 误差 (3)－(5)	(7) 总预测值 (3)＋(6)	(8) 误差 (2)－(7)
1	2	—	—	—	—	—	—
2	4	—	—	—	—	—	—
3	6	4	—	—	—	—	—
4	8	6	—	—	—	—	—
5	10	8	2	6	2	10	0
6	12	10	2	8	2	12	0
7	14	12	2	10	2	14	0
8	16	14	2	12	2	16	0
9	18	16	2	14	2	18	0

针对表 8－4 的数据，以第 9 期的值计算第 10 期的预测值为

$$F_{10} = a_9 + b_9\tau = 18 + \frac{2}{(3-1)}(16-14)\times 1 = 20$$

利用第 8 期的值计算第 10 期的预测值为

$$F_{10} = a_8 + b_8\tau = 16 + \frac{2}{(3-1)}(14-12)\times 2 = 20$$

三、时间序列模型的分解技术

一般来说，可以将影响时间序列变化的因素分为 4 种：①长期趋势因素（T）：指预测对象在较长时间内的发展方向，可以在相当时间内表现为一种近似直线的持续向上或向下、指数趋势或其他有规律的曲线趋势，例如股市的上升或下降趋势总能延续数月或数年；②季节变动因素（S）：指预测对象受到季节变动影响所形成的一种长度和幅度固定的周期波动，既包括自然季节影响所形成的波动，也包括受工作时间周期性变化而形成的波动，如医院肠道门诊的门诊量可能具有一定的季节波动趋势；③周期变动因素（C）：也称循环变动因素，它是受到许多因素影响形成的上下起伏不定的波动，如美国等西方国家经常出现的经济波动；④不规则变动因素（I）：指由于受各种偶然因素

影响所形成的不规则波动。

在很多情况下,时间序列模型是可以分解的。例如,药品销售人员很可能发现,每到夏季天气炎热的季节(7~8 月),某种药品的销售量往往会出现暴涨。而增长量可能大大超出了每年销售水平的正常增长。在许多类似的情况下,如果销售人员知道销售量的哪些部分能反映需求量的总增长或减少,知道销售量的哪些部分能表示季节性涨落,这将对预测很有帮助。在这里就需要运用时间序列分解技术。

一般来说,时间序列分解技术把时序数据分解成长期趋势因素、季节变动因素、周期变动因素和不规则变动因素,并假定时间序列是上述 4 种因素的函数,即 $Y_t = f(T_t, S_t, C_t, I_t)$。模型也可具体为加法模型($Y_t = T_t + S_t + C_t + I_t$)或乘法模型($Y_t = T_t \times S_t \times C_t \times I_t$),但以乘法模型应用较为广泛。关于时间序列模型的分解,可采用一个实例加以说明。

【例 4】　某药品销售额的 8 年季度数据如表 8-6 所示。应用时间序列分解技术的乘法模型($Y_t = T_t \times S_t \times C_t \times I_t$),分解季节指数、长期趋势、周期变动和不规则变动因素;并根据时间序列分解模型,预测 2006 年第 1 季度的销售额。

表 8-6　某商品销售额的 8 年数据

季度(1)	t(2)	销售额 Y(3)	四项平均(4)	居中平均 TC(5)	$Y/TC = SI(\%)$(6)	长期趋势 T(7)	周期变动 $C(\%)$(8)
1998　1	1	3 017.6	—	—	—	—	—
2	2	3 043.54	—	—	—	—	—
3	3	2 094.35	2 741.333	2 773.483	75.513 37	2 846.156	97.446 6
4	4	2 809.84	2 805.633	2 820.60	99.618 52	2 884.884	97.771 7
1999　1	5	3 274.8	2 835.568	2 838.063	115.388 6	2 923.612	97.073 9
2	6	3 163.28	2 840.558	2 867.399	110.318 8	2 962.34	96.795 1
3	7	2 114.31	2 894.24	2 900.825	72.886 51	3 001.068	96.659 8
4	8	3 024.57	2 907.41	2 948.685	102.573 5	3 039.796	97.002 7
2000　1	9	3 327.48	2 989.96	3 030.663	109.793 8	3 078.524	98.445 3
2	10	3 493.48	3 071.365	3 129.643	111.625 5	3 117.252	100.397 5
3	11	2 439.93	3 187.92	3 232.62	75.478 4	3 155.98	102.428 4
4	12	3 490.79	3 277.32	3 298.289	105.836 4	3 194.708	103.242 2
2001　1	13	3 685.08	3 319.258	3 311.57	111.278 9	3 233.436	102.416 4
2	14	3 661.23	3 303.883	3 299.978	110.947 1	3 272.164	100.850 0
3	15	2 378.43	3 296.073	3 316.641	71.712 01	3 310.892	100.173 6
4	16	3 459.55	3 337.21	3 342.204	103.511	3 349.62	99.778 6

（续表）

季度 (1)	t (2)	销售额 Y (3)	四项平均 (4)	居中平均 TC(5)	Y/TC= SI(%)(6)	长期趋势 T (7)	周期变动 C(%)(8)
2002 1	17	3 849.63	3 347.198	3 380.191	113.887 9	3 388.348	99.759 3
2	18	3 701.18	3 413.185	3 428.931	107.939 8	3 427.076	100.054 1
3	19	2 642.38	3 444.678	3 473.306	76.076 79	3 465.804	100.216 5
4	20	3 585.52	3 501.935	3 527.67	101.639 9	3 504.532	100.660 2
2003 1	21	4 078.66	3 553.405	3 576.665	114.035 3	3 543.26	100.633 7
2	22	3 907.06	3 599.925	3 662.923	106.665 1	3 581.988	102.259 5
3	23	2 828.46	3 725.92	3 758.539	75.254 25	3 620.716	103.806 5
4	24	4 089.5	3 791.158	3 821.35	107.017 2	3 659.444	104.424 3
2004 1	25	4 339.61	3 851.543	3 862.541	112.351 2	3 698.172	104.444 6
2	26	4 148.6	3 873.54	3 872.933	107.117 8	3 736.9	103.640 3
3	27	2 916.45	3 872.325	3 860.176	75.552 25	3 775.628	102.239 3
4	28	4 084.64	3 848.028	3 829.15	106.672 2	3 814.356	100.387 9
2005 1	29	4 242.42	3 810.273	3 805.843	111.471 2	3 853.084	98.773 9
2	30	3 997.58	3 801.413	3 795.361	105.328 1	3 891.812	97.521 7
3	31	2 881.01	3 789.31	3 804.049	75.735 36	3 930.54	96.781 8
4	32	4 036.23	3 818.788	3 864.156	104.453 1	3 969.268	97.351 9

解：时间序列分解技术一般是先计算季节指数，再计算长期趋势和周期变动。

（1）季节指数 S 的计算

季节指数的计算是先用移动平均法剔除长期趋势和周期变动，然后再按月（季）平均法求出季节指数。本例因 1 年有 4 个季度，因此移动平均项数应取 4，需作两次移动，移动平均的结果见表 8-6 的第 5 栏，其中的第一个数据 2 773.483 是经过如下两次移动平均求得的。

$$\frac{Y_1 + Y_2 + Y_3 + Y_4}{4} = \frac{3\,017.6 + 3\,043.54 + 2\,094.35 + 2\,809.84}{4}$$

$$= 2\,741.333$$

$$\frac{Y_2 + Y_3 + Y_4 + Y_5}{4} = \frac{3\,043.54 + 2\,094.35 + 2\,809.84 + 3\,274.8}{4}$$

$$= 2\,805.633$$

$$\frac{2\,741.333 + 2\,805.633}{2} = 2\,773.483$$

余下类推,可得到不含季节因素和不规则变动因素的序列 TC(四项移动平均也消除了不规则变动)。

将 Y 除以 TC,即得到只含季节因素和不规则变动因素的序列 SI,见表 8-5 的第 6 栏。为了便于季节指数的计算,将序列 SI 重新排列成表 8-7。根据表 8-7,采用按季节平均法,求出各年的同季平均数。因 4 个季度的平均数之和为 399.852 8,不等于 400,因此需要修正。计算该商品销售额的修正系数 400/399.852 8 = 1.000 37。经过修正,该商品销售额的季节指数如表 8-7 的最后一行所示。季节指数一般用百分比表示,在这里第 1 季度的季节指数为 112.643%。

表 8-7 运用按季平均法求季节指数(%)

年 份	第 1 季度	第 2 季度	第 3 季度	第 4 季度	合 计
1998			75.513 37	99.618 52	
1999	115.388 6	110.318 8	72.886 51	102.573 5	
2000	109.793 8	111.625 5	75.478 4	105.836 4	
2001	111.278 9	110.947 1	71.712 01	103.511	
2002	113.887 9	107.939 8	76.076 79	101.639 9	
2003	114.035 3	106.665 1	75.254 25	107.017 2	
2004	112.351 2	107.117 8	75.552 25	106.672 2	
2005	111.471 2	105.328 1	75.735 36	104.453 1	
同季合计	788.206 9	759.942 2	598.208 9	831.312 8	
同季平均	112.601	108.563 2	74.776 12	103.912 5	399.852 8
季节指数	112.643	108.603	74.804	103.951	400

(2) 长期趋势 T 的计算

通过散点图,可以看出销售额具有明显的上升趋势,拟用直线拟合,以时间 t 为自变量,以销售额 Y 为因变量。则回归方程为

$$T = 2729.9720 + 38.728t$$

根据上述回归方程,可求得各个季度的长期趋势值,如 2005 年第 4 季度 $t = 32$,其长期趋势为:$T = 2729.9720 + 38.728 \times 32 = 3969.268$。如此类推,即可求出长期趋势因素 T 序列,如表 8-6 中的第 7 栏所示。

(3) 周期因素 C 的计算

将序列 TC 除以 T 即可得到周期变动因素 C,如表 8-6 中的第 8 栏所示。

（4）不规则变动因素 I 的计算

当将时间序列的 T、S、C 分解出来后，剩余的即为不规则变动，即

$$I = \frac{Y}{TSC}$$

由于不规则变动因素是不可预测的。因此，分解出的不规则变动因素对于时间序列的预测无多少意义。

（5）时间序列分解模型的预测应用

在求出时间序列各因素之后，可以根据时间序列分解的乘法模型（$Y_t = T_t \times S_t \times C_t \times I_t$）进行预测。

在做预测时，一般无法预测不规则变动因素。因此，模型可更改为：$Y_t = T_t \times S_t \times C_t$。

预测 2006 年第 1 季度的销售额，可按如下步骤进行：

首先求出 2006 年第 1 季度的长期趋势 T。由于 2006 年第 1 季度 $t = 33$，将其代入

$$T = 2\,729.972\,0 + 38.728 \times 33 = 4\,007.996$$

2005 年的第 1 季度的季节指数为 112.643%（表 8 - 7）。但是，2006 年第 1 季度的周期变动 C 需要用判断方法来估计。根据表 8 - 5 的数据，可估计 2006 年第 1 季度的周期变动 C 为 97.5%。这样，可求出 2006 年第 1 季度的销售额的预测值为

$$\hat{Y}_{33} = T_{33} \times S_{33} \times C_{33} = 4\,007.996 \times 112.643\% \times 97.5\% = 4\,401.859$$

第三节　马尔可夫链预测法

以俄国数学家马尔可夫（A. A. Markov, 1856～1922）命名的马尔可夫链预测方法，它是第一个从理论上提出并加以研究的随机过程模型。主要通过对事物不同状态的初始概率以及状态之间的转移概率研究，来确定状态的变化趋势，从而达到预测的目的。在我国，马尔可夫链预测方法最早运用在气象、水文、地震等领域的统计预报上，以后逐渐广泛地运用到经济和管理领域中。在现代管理科学中，马尔可夫链预测法应用在预测市场占有率、商品与服务的期望利润、设备的故障率及项目选址等方面，为企业或医疗机构的市场营销、设备维修管理、财务管理提供了科学的决策依据。

一、马尔可夫链的基本原理

（一）基本概念

为了表征一个系统在变化过程中的特性,可以用一组随时间进程而变化的变量来描述。如果系统在任何时刻上的状态是随机的,则变化过程就是一个随机过程。这个系统就是随机运动系统。当随机过程在时刻 t_0 所处的状态为已知的情况下,过程在时刻 $t(t > t_0)$ 时所处的状况与过程在 t_0 时刻之前的状态无关(也称为无后效性),这种随机过程即为马尔可夫过程。最简单的马尔可夫过程就是时间和状态均为离散参数的马尔可夫过程,也称为马尔可夫链。

设有一个随机系统,它可能处于的状态为 i $(i = 1, 2, 3, \cdots, n)$,状态总个数为 n 个,这个系统只能在时刻 $t(t = 1, 2, 3, \cdots, m)$ 上改变其状态。

定义状态随机变量 $X_t = i_t \left(\begin{matrix} i = 1, 2, 3, \cdots, n \\ t = 1, 2, 3, \cdots, m \end{matrix} \right)$,其中 X_t 表示在时刻 t 时系统处于的状态,i_t 表示时刻 t 时系统的状态为 i。系统所取状态的集合称为状态空间。

由于系统状态的变化(转移)是随机的,必须用概率描述状态转移的各种可能性大小。其中,最重要的概念是一步转移概率。设满足马尔可夫链的状态随机变量在时刻 t 时处于状态 X_t,则到下一时刻 $t+1$ 时转变为处于状态 X_{t+1} 的概率叫做马尔可夫链的一步转移概率。它可用下式表示

$$P_{ij}^{[1]} = p_{ij}$$
$$= p(X_{t+1} = j \mid X_t = i)$$

式中,p_{ij} 表示状态 i 经过一步转移到状态 j 的条件概率。

马尔可夫链的任何 k 步转移概率均可以由一步转移概率求出。通常,无特别说明时,转移概率均指一步转移概率。

（二）状态转移概率矩阵

若系统从状态 i 到状态 j 的概率为一步转移概率,且系统有 n 个状态,则马尔可夫链的一步转移概率矩阵可用下式表示

$$P = [p_{ij}]_{n \times n} = \begin{bmatrix} p_{11} & p_{12} & p_{1n} \\ p_{21} & p_{22} & p_{2n} \\ \vdots & \vdots & \vdots \\ p_{n1} & p_{n2} & p_{nn} \end{bmatrix}$$

状态转移概率矩阵具有的一般性质是：

(1) $0 \leqslant p_{ij} \leqslant 1$　$i,j = 1,2,\cdots,n$

(2) $\sum\limits_{j=1}^{n} p_{ij} = 1$　$i = 1,2,\cdots,n$

满足上述性质的行向量,称之为概率向量。如 $I = \left(\dfrac{1}{4},\dfrac{1}{4},\dfrac{1}{2},0\right)$ 是概率向量,而 $I' = \left(\dfrac{3}{4},0,-\dfrac{1}{4},\dfrac{1}{2}\right)$ 就不是概率向量。

概率矩阵具有另一个重要性质：如果 A 和 B 是概率矩阵,则 $A \cdot B$ 也是概率矩阵。

假设一步转移概率不随时间变化,即转移概率矩阵在各个时刻都是相同的(称之为稳定性假设),则此时系统具有稳定性。在实际预测中,经常需要预计今后第 k 个时刻的系统状态。若已知马尔可夫链初始状态的一步转移概率矩阵为 $P^{[1]}$($P^{[1]} = [p_{ij}]_{n \times n}$),则初始状态经过 k 个时间间隔(k 步)转移到新的状态的转移概率矩阵为：

(1) $P^{[k]} = P^{[k-1]} \cdot [p_{ij}]_{n \times n}$

(2) $P^{[k]} = [p_{ij}]_{n \times n}^{k}$

式中, $[p_{ij}]_{n \times n}$ 表示一步转移概率矩阵; $P^{[k]}$ 表示 k 步转移概率矩阵。

上述公式说明,系统的 k 步转移概率矩阵可以由 $k-1$ 步转移矩阵乘上一步转移矩阵求得,也可以由一步转移矩阵的 k 次方求得。

【例5】 考察医院的 1 台医疗设备的运行状态。此设备存在正常与故障 2 种状态。由于故障的出现是随机的,可将设备的运行看作状态随时间变化的随机系统,且符合无后效性的特点,因此设备的运行状态是马尔可夫链。设状态 1 表示该设备处于正常状态,状态 2 表示该设备处于故障状态,则该设备出现故障,即为该设备由状态 1 转变到状态 2;该设备经过维修而由故障状态恢复到正常状态,即为设备由状态 2 转变为状态 1。现以 1 个月为计,设备经某个月份到下个月份出现故障的概率为 0.3(即 $p_{12} = 0.3$),则正常状态为其对立事件, $p_{11} = 1 - 0.3 = 0.7$。在此时间内,设备经过维修恢复到正常状态的概率为 0.9(即 $p_{21} = 0.9$),则经维修后仍不能恢复到正常状态的概率 0.1(即 $p_{22} = 1 - p_{21} = 0.1$)。设备的状态转移概率矩阵为

$$p = \begin{pmatrix} p_{11} & p_{12} \\ p_{21} & p_{22} \end{pmatrix} = \begin{pmatrix} 0.7 & 0.3 \\ 0.9 & 0.1 \end{pmatrix}$$

预测 2 个月后的设备状态。可先求出 2 步转移概率矩阵,

$$p^{[2]} = \begin{pmatrix} p_{11} & p_{12} \\ p_{21} & p_{22} \end{pmatrix}^2 = \begin{pmatrix} 0.7 & 0.3 \\ 0.9 & 0.1 \end{pmatrix}^2 = \begin{pmatrix} 0.76 & 0.24 \\ 0.72 & 0.28 \end{pmatrix}$$

　　从以上转移概率矩阵可知,原来处于正常状态的设备,在两个月后仍然处于正常状态的概率为 0.76,转移故障概率为 0.24;原来处于故障的设备,经两个月转移为正常状态的概率为 0.72,仍处于故障状态的有 0.28。

二、马尔可夫链在预测中运用

　　马尔可夫链的预测方法是研究随机事件变化趋势的一种有效方法。在定量预测中,由于预测对象的变化受各种不确定因素的影响带有较大的随机性,因此运用马尔可夫链的预测方法有较高的实际意义。下面简单介绍马尔可夫链在预测中的简单运用。

(一) 设备运行状态的预测

　　诊疗设备在医院运营中占有重要地位。因此,医院管理者必须了解设备现有的状况,尤其是设备发生故障的规律,以便对设备实施有效管理,为合理配备维护人员、资金提供依据。设备运行常被看作具备无后效性的马尔可夫链。因此,马尔可夫法可以预测设备在某个时刻的状态和长期运行状态。

　　【例 6】 某医院经过统计,知某设备在一周内从正常状态转移到故障状态的概率为 0.4,而从故障状态转移到正常状态为 0.7。求如果设备在本周末处于正常状态,预测第 3 周设备的状态。

　　解:设设备的正常为状态 1,故障为状态 2,则本周末设备的初始状态向量为 $S = (1 \quad 0)$。

　　由已知条件可知,设备的一步转移概率矩阵为

$$P = \begin{pmatrix} p_{11} & p_{12} \\ p_{21} & p_{22} \end{pmatrix} = \begin{pmatrix} 0.6 & 0.4 \\ 0.7 & 0.3 \end{pmatrix}$$

　　则两步转移概率矩阵为

$$P^2 = \begin{pmatrix} p_{11} & p_{12} \\ p_{21} & p_{22} \end{pmatrix}^2 = \begin{pmatrix} 0.6 & 0.4 \\ 0.7 & 0.3 \end{pmatrix}^2 = \begin{pmatrix} 0.64 & 0.36 \\ 0.63 & 0.37 \end{pmatrix} \quad .$$

　　那么,设备在第 3 周的状态就是初始状态向量乘上两步转移概率矩阵。预测模型为

$$SP^2 = (1 \quad 0) \begin{pmatrix} 0.64 & 0.36 \\ 0.63 & 0.37 \end{pmatrix} = (0.64 \quad 0.36)$$

则设备在第 3 周处于正常状态的可能性为 0.64,处于故障状态的可能性为 0.36。

(二)期望利润的预测

一个与经济有关的随机系统在状态转移时,收益也会发生变化。若对马尔可夫链在状态转移时,赋予其一定的利润,则称之为有利润的马尔可夫链。状态 i 经过一步转移到状态 j 时,所获得的利润,记为 r_{ij}。若系统有 n 个状态,则利润矩阵 R 为

$$R = \begin{bmatrix} r_{11} & r_{12} & \cdots & r_{1n} \\ r_{21} & r_{22} & \cdots & r_{2n} \\ \vdots & \vdots & \vdots & \vdots \\ r_{n1} & r_{n2} & \cdots & r_{nn} \end{bmatrix},$$

式中 $r_{ij} > 0$,为赢利;$r_{ij} < 0$,为亏损;$r_{ij} = 0$,不盈不亏。

由于系统状态的转移是随机的,则利润也是随机的。如前,由状态 i 经一步转移到状态 j 的概率为 p_{ij},状态转移概率矩阵为 P。设 $v_i^{[1]} = v_i$,为系统从状态 i 经一步转移到各状态所获得的期望利润,也称之为即时期望利润。

$$v_i = \sum_{j=1}^{n} p_{ij} r_j \quad (i = 1, 2, \cdots, n)$$

此式为即时期望利润预测模型。

当转移步数 $k = 0$,规定 $v_i^{[0]} = 0$,即未转移前的期望利润为 0;当系统经过 k 步转移,所得到的总期望利润可由以下递推公式求得

$$v_i^{[k]} = \sum_{j=1}^{n} p_{ij} [r_{ij} + v_j^{[k-1]}] \quad (i = 1, 2, \cdots, n)$$

改写为向量形式,则为

$$V^{[k]} = V + PV^{[k-1]}$$

式中,V 为即时期望利润列向量;$V^{[k-1]}$ 为 $k-1$ 步期望利润列向量。

【例 7】 产品与服务在市场上的销售受到多种因素的综合制约。现按照一定的标准将销售分为畅销、滞销两种情况,过去 12 个月的销售记录统计结果如表 8-8 所示。此外,经测算销售发生变化时的期望利润矩阵 $R = \begin{bmatrix} r_{11} & r_{12} \\ r_{21} & r_{22} \end{bmatrix} = \begin{pmatrix} 50 & 15 \\ 20 & -30 \end{pmatrix}$,利润单位为万元。已知本月处于畅销状态,试预测下个月的即时期望利润和 3 个月的期望利润。

表 8 - 8　某产品的销售记录

月份序号	1	2	3	4	5	6	7	8	9	10	11	12
销售状态	畅销	畅销	滞销	畅销	滞销	滞销	畅销	畅销	滞销	畅销	滞销	畅销

解:设状态 1 为畅销;状态 2 为滞销。表中总畅销的月份数为 7,连续出现畅销次数为 2 次,因最后一个月为畅销,无后续状态,则计算连续畅销概率的基数为 7-1=6。以频率统计近似估计连续畅销概率为

$$p_{11} = \frac{2}{7-1} = 33.33\%$$

根据概率向量的性质,由畅销转入滞销的概率为 $p_{12} = 1 - 33.33\% = 66.67\%$。同理,总滞销月份数为 5,表中连续出现滞销次数为 1,则由滞销转入畅销的概率为 $p_{21} = \frac{4}{5} = 0.8$,连续滞销的概率为 $p_{22} = 1 - p_{21} = \frac{1}{5} = 0.2$。得出该产品的销售状态的转移概率矩阵

$$P = \begin{bmatrix} p_{11} & p_{12} \\ p_{21} & p_{22} \end{bmatrix} = \begin{pmatrix} 0.333\,3 & 0.666\,7 \\ 0.80 & 0.20 \end{pmatrix}$$

状态转移概率矩阵 P 与利润矩阵 R 构成了一个有利润的马尔可夫链。此时可求得:

(1) 即时期望利润

$$v_1 = \sum_{j=1}^{2} p_{1j} r_{1j}$$

$$= p_{11} r_{11} + p_{12} r_{12}$$

$$= 0.333\,3 \times 50 + 0.666\,7 \times 15$$

$$= 26.67(万元)$$

经过预测下个月的即时期望利润为 26.67 万元。

(2) 计算 3 个月的期望利润应首先计算处于状态 2 的一步转移期望利润,得

$$v_1 = \sum_{j=1}^{2} p_{2j} r_{2j}$$

$$= p_{21} r_{21} + p_{22} r_{22}$$

$$= 0.8 \times 20 + 0.2 \times (-30)$$

$$= 10(万元)$$

根据递推公式,求两个月的期望利润。

$$V^{[2]} = \begin{pmatrix} V_1^{[2]} \\ V_2^{[2]} \end{pmatrix}$$

$$= \begin{bmatrix} V_1 \\ V_2 \end{bmatrix} + \begin{pmatrix} p_{11} & p_{12} \\ p_{21} & p_{22} \end{pmatrix} \begin{bmatrix} V_1 \\ V_2 \end{bmatrix}$$

$$= \begin{pmatrix} 26.67 \\ 10 \end{pmatrix} + \begin{pmatrix} 0.333\,3 & 0.666\,7 \\ 0.80 & 0.20 \end{pmatrix} \begin{pmatrix} 26.67 \\ 10 \end{pmatrix}$$

$$= \begin{pmatrix} 42.23 \\ 33.34 \end{pmatrix}$$

继续使用递推公式,得

$$V^{[3]} = \begin{pmatrix} V_1^{[3]} \\ V_2^{[3]} \end{pmatrix}$$

$$= \begin{bmatrix} V_1 \\ V_2 \end{bmatrix} + \begin{pmatrix} p_{11} & p_{12} \\ p_{21} & p_{22} \end{pmatrix} V^{[2]}$$

$$= \begin{pmatrix} 26.67 \\ 10 \end{pmatrix} + \begin{pmatrix} 0.333\,3 & 0.666\,7 \\ 0.80 & 0.20 \end{pmatrix} \begin{pmatrix} 42.23 \\ 33.34 \end{pmatrix}$$

$$= \begin{pmatrix} 62.97 \\ 50.45 \end{pmatrix}$$

$V_1^{[3]} = 62.97$ 万元,说明本月处于畅销状态,则 3 个月的期望利润将为 62.97 万元;同理,$V_2^{[3]} = 50.45$ 万元,说明本月处于滞销状态,则 3 个月的期望利润将为 50.45 万元。

期望利润预测,反映了系统状态转移过程中得到的期望收益。它是财务分析与经营管理中决策的依据。需注意的是,期望利润不是实际利润,而是概率意义上的利润平均值。

如果将产品的销售状况划分更加细致,这时得到的期望利润预测值将更加准确。

习　题　七

1. 一次指数平滑法与一次移动平均法相比，其优点在哪里？

2. 根据本章所学的知识，结合医院管理的实际，试分析其中哪些事件可以运用马尔可夫链方法预测，并给出相应的实例。

3. 某医院的经营收入如表 8-9 所示。

表 8-9　某医院的经营月收入

月　　份	1	2	3	4	5	6	7	8	9	10	11	12
销售收入(万元)	430	380	330	410	440	390	380	400	450	420	390	

试用一次移动平均法（$N = 4$）对月经营收入进行预测。

4. 对第 3 题运用一次指数平滑法（$\alpha = 0.2$）进行预测。

5. （项目选址问题）某市有一家三级甲等医院为了给当地居民提供高质量的社区基本医疗服务，在该市 3 个地段设立甲、乙、丙 3 家社区卫生服务分支机构。由于具有较低的服务价格与较高的医疗服务质量，患者在长期保持相对稳定。在患者的就医意愿进行调查以后，发现患者在 3 个地段就医的转

移概率矩阵为如下 $\begin{bmatrix} 0.8 & 0.2 & 0 \\ 0.2 & 0 & 0.8 \\ 0.2 & 0.2 & 0.6 \end{bmatrix}$，由于资金的原因，该医院打算只对一家

社区医疗服务中心加大投入。问应该选择哪一个机构？

参　考　文　献

1. 王美今.经济预测与决策.厦门：厦门大学出版社,1997
2. George EB 等.时间序列分析预测与控制.第 3 版.北京：中国统计出版社,1997

第九章 排 队 论

排队(queue)是社会活动中经常遇到的现象。如顾客到商店购物,学生去图书馆借书,患者上医院看病,仪器需要维修,文件等待打印等。当售货员、图书管理员、医生、修理员和秘书提供的服务不能及时满足需要时,就出现了排队等待的现象。排队现象是由两个方面构成:一方要求得到服务;另一方设法提供服务。在排队现象中我们把要求得到服务的对象统称为顾客(customer),为顾客提供服务的统称为服务台(server),顾客与服务台就构成了一个排队系统。

排队论(queuing theory)是通过研究排队系统中等待现象的概率特性,解决系统最优设计与最优控制的一种理论,在卫生管理尤其在医院管理中有着非常广泛的应用。

第一节 排队系统的基本概念

本节主要介绍排队系统的基本概念(输入过程、排队规则、服务机构)、主要指标与参数以及所涉及的重要概论分布,以帮助理解排队系统的模型。

一、排队系统的组成

一个排队系统有 3 个基本组成部分,即输入过程、排队规则和服务机构。图 9-1 给出了排队系统的一般结构。

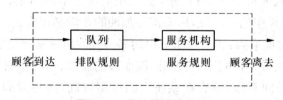

图 9-1 排队模型结构图

(一)输入过程

输入过程(arrival process)是指顾客到达排队系统的规律,包括以下内容。

1. **顾客总体数** 顾客的来源可能是有限的,也可能是无限的,例如病房内需要护理的住院患者数是有限的;到达药房窗口取药的患者数可以看成是无限的(因为不存在最大的限制数)。

2. **到达的概率分布类型** 顾客相继到达的时间间隔服从什么样的概率分布,分布的参数是多少,到达的间隔时间之间是否独立。

3. **到达的方式** 顾客是单个到达还是成批到达。例如,患者来医院就诊挂号是单个到达,医院药品入库是成批到达。

(二) 排队规则

排队规则(queuing discipline)一般分为等待制、损失制和混合制。

1. **等待制** 顾客到达系统时,如果服务台没有空闲,则顾客排队等候服务。等待制服务的方式如下。

(1) 先到先服务(first come first service, FCFS):按顾客到达先后顺序接受服务,这是最常见的服务规则。

(2) 后到先服务(last come first service, LCFS):如情报收集中最后到达的信息最有价值,往往最先采用。

(3) 优先权服务(priority service, PS):如医院对危重患者给予优先治疗。

(4) 随机服务(service in random order, SIRO):排队系统随机抽取等待服务的顾客,如电话交换台接通呼唤的电话就是用这种方式工作。

2. **损失制** 顾客到达系统时,如果服务台没有空闲,则顾客离去,另求服务。例如,急需住院的患者由于医院没有足够的病床,患者只有离去。

3. **混合制** 它是介于等待制和损失制之间的形式。方式如下。

(1) 队长有限:系统的等待空间是有限的。例如,最多只能容纳 N 个顾客在系统中,当新顾客到达时,若系统中的顾客数(称为队长)小于 N 时,新顾客进入系统排队或接受服务;否则,便离开系统并不再回来。如高速公路上的加油站,一旦没空的停车位,后来需要加油的车辆必须离去。

(2) 等待时间有限:顾客在系统中的等待时间超过某一给定的长度 T 时,顾客将自动离去并不再回来。例如医院血库的血浆、生物制剂等。

(3) 逗留时间有限:顾客在系统中的逗留时间(等待时间与服务时间之和)不得超过给定的时间长度,例如家里储备的药品。

(三) 服务机构

服务机构是指为顾客服务的机构,主要有以下两个方面。

1. **服务台的数目** 服务机构可以有一个或多个服务台。在多个服务台的情形中,服务台可以是串联、并联、混联和网络等。

2. 服务时间分布　它是指顾客所需服务时间服从的概率分布。常见顾客的服务时间有定长分布、负指数分布、爱尔朗分布和一般分布等。

二、排队模型的符号表示

由于输入过程、排队规则和服务机构的复杂多样性，从而构成了多种多样的排队模型。本章采用由 D. G. Kendall 提出的排队模型符号

$$X /Y /Z /A /B /C$$

式中，X 表示顾客到达间隔时间概率分布；Y 表示服务时间的概率分布；Z 表示服务台个数；A 表示系统内顾客的容量；B 表示顾客源总数；C 表示排队规则。

表示顾客相继到达的间隔时间和服务时间的各种分布的符号为：

M——负指数分布（M 是 Markov 的字头）

D——确定型（Deterministic）分布

Er——爱尔朗（Erlang）分布

G——一般（General）分布

例如，$M /M /3 /20 /\infty /FCFS$ 表示顾客到达间隔时间为负指数分布、服务时间为负指数分布、有 3 个服务台、系统的顾客容量为 20、顾客源无限、先到先服务的排队系统。

三、排队系统的主要数量指标及参数

（一）主要数量指标

1. **队长**　系统中顾客数（包括正在接受服务的顾客数）的平均值，用 L 表示。

2. **等待队长**　在系统中等待服务的顾客数的平均值（不包括正在接受服务的顾客数），用 Lq 表示。

3. **逗留时间**　平均一个顾客停留在系统中的时间（包括服务时间），用 W 表示。

4. **等待时间**　平均一个顾客的等待服务时间（不包括服务时间），用 Wq 表示。

5. **忙期**　从顾客到达空闲的系统，服务立即开始，直到系统再次变为空闲的时间，用 $\overline{B}$ 表示。

6. **闲期**　系统空闲的时间长度，用 $\overline{T}$ 表示。

（二）主要参数

1. λ　λ 是顾客到达系统的平均速度，$1/\lambda$ 是顾客到达系统间隔时间的平均值。

2. μ　μ 是系统中服务台的平均服务速度，$1/\mu$ 是服务台对每一顾客的平均服务时间。

四、排队系统的重要概率分布

在对排队系统问题求解时，首先要根据其顾客到达的时间间隔和服务时间分布的实际资料，经过统计分析确定它在理论上属于何种分布类型。常见的分布有：

（一）定长分布

顾客相继到达时间间隔或每个顾客接受服务的时间是一个确定的常数，即定长分布（deterministic distribution）。如工厂流水线上工件的加工时间和工件的到达时间间隔都是一个常数；医院门诊对每个患者肌肉注射的时间一般也是一个常数。

（二）泊松分布

在排队论中，最基本的排队模型是在给定时间内到达系统的顾客数服从泊松分布（Poisson distribution），即顾客到达流是泊松流（也称最简单流）。它具有如下性质。

1. 平稳性　在时间 $t+\Delta t$ 内，到达 n 个顾客的概率只与 Δt 和 n 的大小有关，而与时刻起点 t 无关。

2. 无后效性　在时间 $t+\Delta t$ 内到达 n 个顾客的概率与起始时刻之前到达多少个顾客无关。

3. 普通性　对于充分小的时间间隔 Δt，在时间 $t+\Delta t$ 内最多有一个顾客到达系统。即在时间 $t+\Delta t$ 内有 2 个或 2 个以上顾客到达的概率极小，有

$$\lim_{\Delta t \to 0} \sum_{n=2}^{\infty} P_n(t+\Delta t) = 0$$

在长为 t 的时间内到达 n 个顾客的概率为

$$P_n(t) = \frac{(\lambda t)^n}{n!} e^{-\lambda t} \quad t>0 \quad n=0,1,2,\cdots$$

当 $t=1$ 时，即单位时间内到达 n 个顾客的概率为

$$P_n = \frac{\lambda^n}{n!} e^{-\lambda}$$

式中，λ 为单位时间内到达系统的顾客的期望值。

（三）负指数分布

理论上可以证明在单位时间内到达系统的顾客数服从参数为 λ 的泊松分布，则顾客到达系统的间隔时间 T 服从参数为 λ 的负指数分布（negative exponential distribution），其概率密度为

$$f_T(t) = \lambda e^{-\lambda t} \quad (t \geqslant 0)$$

间隔时间 T 的期望值 $E(T) = \dfrac{1}{\lambda}$，方差 $Var(T) = \dfrac{1}{\lambda^2}$。

同样，对顾客服务时间常用的概率分布也是负指数分布，概率密度为

$$f(t) = \mu e^{-\mu t} \quad (t \geqslant 0)$$

式中，μ 表示单位时间内完成服务的顾客数，也称平均服务率；$1/\mu$ 表示一个顾客的平均服务时间，也是期望值。

（四）k 阶爱尔朗分布

设有 k 个串联服务台，每个服务台的服务时间相互独立，且服从平均服务时间均为 $1/k\mu$ 的负指数分布，则一顾客走完这 k 个服务台所需服务时间 t 的概率密度为

$$f_k(t) = \frac{k\mu(k\mu t)^{k-1}}{(k-1)!} e^{-k\mu t} \quad (t \geqslant 0)$$

则称 t 服从参数为 $k\mu$ 的 k 阶爱尔朗分布（Erlang distribution），记作 E_k。

期望值 $E(t) = \dfrac{1}{\mu}$，$Var = \dfrac{1}{k\mu^2}$。

$k = 1$ 时，E_1 分布就是负指数分布；$k \geqslant 30$ 时，E_k 分布近似正态分布。

【例 1】　某医院外科手术室任意抽查了 100 个工作小时，每小时患者到达数 n 的出现次数如表 9 - 1，问每小时患者的到达数是否服从泊松分布？

表 9 - 1　患者在单位时间内到达数的频数分布

到达数 n	出现次数 f_n	到达数 n	出现次数 f_n
0	10	4	10
1	28	5	6
2	29	6	1
3	16	$\geqslant 7$	0

解：依题意，患者平均到达率 $\overline{X} = \dfrac{\sum n f_n}{100} = 2.1$（人／小时）。现检验这个

经验分布是否适合 $\lambda = 2.1$ 的泊松分布,利用 χ^2 检验法:

假设该经验分布适合 $\lambda = 2.1$ 的泊松分布。

计算统计量 $\chi^2 = \sum \dfrac{(f_n - 100P_n)^2}{100P_n}$,结果如表 9-2。

$$\chi^2 = 1.302\,6$$

自由度 $R = k - 2$,其中 k 为分组的组数。本例 $R = 6 - 2 = 4$。

由于 $\chi^2 < \chi^2_{0.05(4)} = 9.488$,$P > 0.05$,所以接受检验假设,即患者到达数的分布为 $\lambda = 2.1$ 的泊松分布。

表 9-2　　泊松分布的拟合优度检验

到达数(n)	出现次数 f_n	$P_n = \dfrac{\lambda^n}{n!}e^{-\lambda}$	理论频数 $100P_n$	$\dfrac{(f_n - 100P_n)^2}{100P_n}$
0	10	0.122 4	12.24	0.409 9
1	28	0.257 1	25.71	0.203 9
2	29	0.270 0	27.00	0.148 1
3	16	0.189 0	18.90	0.444 9
4	10	0.099 2	9.92	0.000 6
5	6 $\Big\}$ 7	0.041 6	4.16 $\Big\}$ 6.23	0.095 2
$\geqslant 6$	1	0.020 7	2.07	
$\sum$	100	1.000 0	100	1.302 6

第二节　$M/M/1$ 排队模型

$M/M/1$ 排队系统是指顾客到达间隔时间和服务时间均服从负指数分布的单服务台排队系统(single channel system)。其中,单位时间平均到达率为 λ,平均服务率为 $\mu(\mu > \lambda)$。根据顾客源和系统容量的不同情况,该模型主要有 $M/M/1/\infty/\infty$ 型、$M/M/1/N/\infty$ 型和 $M/M/1/m/m$ 型 3 种。排队规则适用于 FCFS、LCFS 和 SIRO。

一、$M/M/1/\infty/\infty$ 模型

(一)系统的状态概率

为求系统达到平衡状态下的状态分布,假设记录了一段时间内系统进入状态 n 和离开状态 n 的次数,则因为"进入"和"离开"是交替发生的,所以这两个数要么相等,要么相差为 1。但就这两种事件的平均发生率来说可以认为

是相等的。即对任一状态 n 单位时间内进入该状态的平均次数和离开状态的平均次数应该相等。这就是系统在统计平衡下的"流入"="流出"原理。根据这一原理,可得到任意状态下的平衡方程。

对于负指数分布状态,可以通过图 9-2 所示的状态转移来求得系统处于稳定状态下的概率 P_n(系统内有 n 个顾客的概率)。

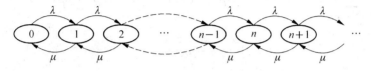

图 9-2　系统的状态转移图

在图 9-2 中,椭圆圈中的数字表示系统的状态(顾客数),箭头表示从一个状态到另一个状态的转移。当系统处于稳定状态时,对于每个状态来说,转入率与转出率相等。例如对于状态 $n(n \geqslant 1)$,有

$$\lambda P_{n-1} + \mu P_{n+1} = (\lambda + \mu) P_n \tag{9-1}$$

而状态 0,有 $\mu P_1 = \lambda P_0$,因此 $P_1 = (\lambda / \mu) P_0$

当 $n = 1$ 时,将 $P_1 = (\lambda / \mu) P_0$ 代入式(9-1)得

$$\lambda P_0 + \mu P_2 = (\lambda + \mu)(\lambda / \mu) P_0$$

解出 $P_2 = (\lambda / \mu)^2 P_0$

设 $\rho = \dfrac{\lambda}{\mu}$,则有 $P_2 = \rho^2 P_0$

类似可得 $\qquad\qquad\qquad P_3 = \rho^3 P_0$

一般地 $\qquad\qquad\qquad P_n = \rho^n P_0$

由概率性质知,$\displaystyle\sum_{n=0}^{\infty} P_n = 1$,即 $P_0 \displaystyle\sum_{n=0}^{\infty} \rho^n = 1$。

当 $\rho < 1$ 时,有 $1 + \rho + \rho^2 + \cdots + \rho^k + \cdots = \dfrac{1}{1 - \rho}$,因此

$$P_0 \sum_{n=0}^{\infty} \rho^n = P_0 \left(\frac{1}{1 - \rho} \right) = 1$$

$$P_0 = 1 - \rho \tag{9-2}$$

$$P_n = (1 - \rho) \rho^n$$

这是系统状态为 n 时的概率公式,其中 P_0 为系统的空闲概率,ρ 是单位

时间内顾客平均到达率与服务率的比值,反映了服务台的忙碌或利用程度。由概率公式可以进一步推导系统的运行指标。

（二）系统的主要指标

1. 平均队长 L（average number of customers in the system）

$$L = \sum_{n=1}^{\infty} nP_n = \sum_{n=1}^{\infty} n(1-\rho)\rho^n = \rho - \rho^2 + 2\rho^2 - 2\rho^3 + 3\rho^3 - 3\rho^4 + \cdots$$

$$= \rho + \rho^2 + \rho^3 + \cdots = \frac{\rho}{1-\rho} = \frac{\lambda}{\mu - \lambda}$$

2. 平均等待队长 L_q（average number of customers in the queue）

$$L_q = \sum_{n=1}^{\infty} (n-1)P_n = \sum_{n=1}^{\infty} nP_n - \sum_{n=1}^{\infty} P_n = L - (1 - P_0)$$

$$= L - \rho = \frac{\lambda}{\mu - \lambda} - \frac{\lambda}{\mu} = \frac{\lambda^2}{\mu(\mu - \lambda)}$$

3. 平均逗留时间 W（average time customer spends in the system） 顾客在系统内逗留的时间 t（随机变量）,在 $M/M/1$ 排队模型中服从参数为 $\mu - \lambda$ 的负指数分布。概率密度函数为

$$f(t) = (\mu - \lambda)e^{-(\mu-\lambda)t} \quad (t \geqslant 0)$$

因此,平均逗留时间 W 为

$$W = E(t) = \frac{1}{\mu - \lambda}$$

4. 平均等待服务时间 W_q（average time customer spends in the queue）

$$W_q = W - \frac{1}{\mu} = \frac{\lambda}{\mu(\mu - \lambda)}$$

L、L_q、W、W_q 的关系整理如下:

$$(1)\ L = \frac{\lambda}{\mu - \lambda} \quad (2)\ L_q = \frac{\lambda^2}{\mu(\mu - \lambda)}$$

$$(3)\ W = \frac{1}{\mu - \lambda} \quad (4)\ W_q = \frac{\lambda}{\mu(\mu - \lambda)}$$

$$(9-3)$$

上述公式称为 Little 公式,它们之间的关系为

$$L = \lambda W,\ L_q = \lambda W_q,\ W = W_q + \frac{1}{\mu},\ L = L_q + \frac{\lambda}{\mu}$$

公式(9-3)适用于 FCFS、LCFS 和 SIRO 3 种服务规则,但对有优先权的规则不适用。

【**例 2**】　设某医院药房只有一名药剂员,取药的患者按泊松分布到达,平均每小时 20 人,药剂员配药时间服从负指数分布,平均每人为 2.5 分钟。试分析该药房排队系统的状态概率和运行指标。

解:这是一个 $M/M/1/\infty/\infty$ 系统,单列,FCFS 规则,依题意知

$$\lambda = 20(\text{人}/\text{小时}),\mu = \frac{60}{2.5} = 24(\text{人}/\text{小时})$$

利用公式(9-2)及公式(9-3)计算得

药剂员空闲率 $P_0 = 1 - \rho = 1 - \frac{\lambda}{\mu} = 1 - \frac{20}{24} = 0.1667 = 16.67\%$,若按每天 8 小时工作时间算,该药剂员每天的空闲时间约有 1.33 小时。

系统内有 n 个患者取药的概率:

$$P_n = (1 - \rho)\rho^n = \left(1 - \frac{20}{24}\right)\left(\frac{20}{24}\right)^n$$

若取 $n = 1,2,3$,则

$$P_1 = 13.89\%,\ P_2 = 11.57\%,\ P_3 = 9.65\%$$

系统内平均取药人数(队长):$L = \dfrac{\lambda}{\mu - \lambda} = \dfrac{20}{24 - 20} = 5(\text{人})$

等候取药的平均患者数(等待队长):

$$L_q = \frac{\lambda^2}{\mu(\mu - \lambda)} = \frac{20^2}{24(24 - 20)} = 4.167(\text{人})$$

等候取药的平均时间:$W_q = \dfrac{L_q}{\lambda} = \dfrac{4.167}{20} = 0.2083(\text{小时}) = 12.5(\text{分钟})$

系统内平均逗留时间:$W = \dfrac{1}{\mu - \lambda} = \dfrac{1}{24 - 20} = 0.25(\text{小时}) = 15(\text{分钟})$

如果医院希望有足够的座位给取药的患者坐,或者说患者来取药没有座位的概率不超过 5%,试问至少应为患者准备多少个座位?

设安排 $m-1$ 个座位数。则系统中不超过 m 个患者的概率应不小于 95%,即

$$P(\leqslant m) = \sum_{k=0}^{m} P_k = \sum_{k=0}^{m}(1 - \rho)\rho^k = 1 - \rho^{m+1} \geqslant 95\%$$

或　　$P(>m) = 1 - \sum_{k=0}^{m} P_k = 1 - (1 - \rho^{m+1}) = \rho^{m+1} < 5\%$

因为 $\rho = \dfrac{20}{24} = 0.833$，代入公式求得 $m \geqslant 15.4 \approx 16$，即应至少为患者准备 15 个座位(正在取药的患者除外)。

【例 3】　某医院欲购一台 X 线机,现有 4 种可供选择的机型。已知就诊者按泊松分布到达,到达率每小时 4 人。4 种机型的服务时间均服从负指数分布,其不同机型的固定费用 C_1,操作费 C_2,服务率 μ 见表 9 - 3。若每位就诊者在系统中逗留所造成的损失费为每小时 15 元,试确定选购哪一类机型可使综合费(固定费+操作费+逗留损失费)最低。

表 9 - 3　4 种机型的使用费用和服务率

机型	固定费用 C_1（元／小时）	操作费用 C_2（元／小时）	服务率 μ（人／小时）
A	8	60	5
B	10	75	6
C	18	84	7
D	20	120	8

解:该问题属 $M/M/1/\infty/\infty$ 系统,单列,FCFS 规则。依题意只需计算各种机型在单位时间内的综合费。

已知:$\lambda = 4$　$\mu_A = 5$　$\mu_B = 6$　$\mu_C = 7$　$\mu_D = 8$

综合费 f 为:$f = C_1 + \rho C_2 + 15L$

按式(9 - 2)及式(9 - 3),将各类指标及综合费列入表 9 - 4。

表 9 - 4　4 种机型在 1 小时内的综合费用

机型	固定费用	ρ	操作费 ρC_2	L	逗留损失费 $15L$	综合费 f
A	8	0.8	48	4	60	116
B	10	2/3	50	2	30	90
C	18	4/7	48	4/3	20	86
D	20	1/2	60	1	15	95

可见选用 C 型 X 线机其综合费最小。

二、$M/M/1/N/\infty$ 模型

$M/M/1/N/\infty$ 模型指顾客到达数服从参数为 λ 的泊松分布,服务时间服

从参数为 μ 的负指数分布,单服务台,系统最大容量为 N,顾客源无限。由于系统中排队等待的顾客数最多为 $N-1$,所以在某一时刻某位顾客到达时,如果系统中已有 N 位顾客,那么这位顾客被拒绝进入系统。如医院某科室病房有 N 张床位,$N+1$ 以外的患者将被"拒绝"。

（一）系统的状态概率

设 $\rho = \dfrac{\lambda}{\mu}$,则系统的空闲概率 P_0 和系统内有 n 个顾客的概率 P_n 为

$$P_0 = \begin{cases} \dfrac{1-\rho}{1-\rho^{N+1}} & \rho \neq 1 \\[3mm] \dfrac{1}{1+N} & \rho = 1 \end{cases}$$

$$P_n = \begin{cases} \dfrac{1-\rho}{1-\rho^{N+1}} & \rho \neq 1 \\[3mm] \dfrac{1}{1+N} & \rho = 1 \end{cases} \tag{9-4}$$

（二）系统的主要指标

顾客到达又能进入系统的概率为 $1-P_N$,故系统的平均有效到达率 λ_e 为

$$\lambda_e = \lambda(1-P_N) = \mu(1-P_0)$$

则系统的主要运行指标有

$$L = \begin{cases} \dfrac{\rho[1-(N+1)\rho^N + N\rho^{N+1}]}{(1-\rho)(1-\rho^{N+1})} & \rho \neq 1 \\[3mm] \dfrac{N}{2} & \rho = 1 \end{cases}$$

$$L_q = \begin{cases} \dfrac{\rho^2}{1-\rho} - \dfrac{(N+\rho)\rho^{N+1}}{1-\rho^{N+1}} & \rho \neq 1 \\[3mm] \dfrac{N(N-1)}{2(N+1)} & \rho = 1 \end{cases} \tag{9-5}$$

$$W = \dfrac{L}{\lambda_e} \quad W_q = \dfrac{L_q}{\lambda_e} = W - \dfrac{1}{\mu}$$

【例 4】 某私人牙科诊所配备一台牙科综合治疗台,由于诊疗室面积有限,只能安置 3 个座位供患者等候,一旦满座则后来者不再进屋等候。已知患者到达诊所的时间间隔和诊断时间均为负指数分布,平均到达时间间隔为

50 分钟,平均治疗时间为 40 分钟。试分析系统的状态概率和运行指标。

解:这是一个 $M/M/1/4/\infty$ 排队系统,单列,FCFS 规则。

$$N = 4, \lambda = \frac{60}{50} = 1.2(人/小时), \mu = \frac{60}{40} = 1.5(人/小时),$$

$$\rho = \frac{\lambda}{\mu} = 0.8$$

系统空闲率 $\quad P_0 = \frac{1-\rho}{1-\rho^{N+1}} = \frac{1-0.8}{1-0.8^5} = 0.2975$

患者被拒绝的概率 $\quad P_4 = \rho^4 P_0 = 0.8^4 \times 0.2975 = 0.1219$

系统队长 $L = \dfrac{\rho[1-(N+1)\rho^N + N\rho^{N+1}]}{(1-\rho)(1-\rho^{N+1})}$

$$= \frac{0.8 \times [1-(4+1) \times 0.8^4 + 4 \times 0.8^5]}{(1-0.8) \times (1-0.8^5)} = 1.56(人)$$

等待队长 $\quad L_q = L - (1-P_0) = 1.56 - (1-0.2975) = 0.8575(人)$

有效到达率 $\quad \lambda_e = \mu(1-P_0) = 1.5 \times (1-0.2975) = 1.054(人/小时)$

逗留时间 $\quad W = \dfrac{L}{\lambda_e} = \dfrac{1.56}{1.054} = 1.48(小时) \approx 89(分钟)$

等待时间 $\quad W_q = \dfrac{L_q}{\lambda_e} = \dfrac{0.8575}{1.054} = 0.81(小时) \approx 49(分钟)$

三、$M/M/1/m/m$ 模型

该模型是指单位时间内每个顾客到达系统次数服从参数为 λ 的泊松分布,服务时间服从参数为 μ 的负指数分布,单服务台,顾客源总数为 m,系统容量也为 m(或 $> m$)。该模型常用于机器故障维修系统和医院病房医护人员对住院患者的护理工作等。

(一)系统的状态概率

系统的空闲概率 P_0 和系统内有 n 个顾客的概率 P_n 为

$$P_0 = \frac{1}{\displaystyle\sum_{k=0}^{m} \frac{m!}{(m-k)!}\rho^k} \quad \rho = \frac{\lambda}{\mu} \tag{9-6}$$

$$P_n = \frac{m!}{(m-n)!}\rho^n P_0 \quad (1 \leqslant n \leqslant m)$$

(二)系统的主要指标

当系统中平均顾客数为 L 时,系统外的顾客平均数为 $m-L$,则系统的顾

客平均有效到达率 λ_e 为：$\lambda_e = \lambda(m - L) = \mu(1 - P_0)$

该模型的主要运行指标为

$$L = m - \frac{\mu}{\lambda}(1 - P_0) \qquad L_q = L - (1 - P_0)$$

$$W = \frac{L}{\lambda_e} \qquad W_q = \frac{L_q}{\lambda_e} = W - \frac{1}{\mu} \tag{9-7}$$

【例5】 一名护士在 ICU 病房护理 6 位重症患者，每位患者 1 小时内平均呼叫 5 次，每次护理时间平均为 4 分钟，呼叫的时间间隔和护理时间服从负指数分布。试分析：①护士空闲的概率；②2 人及以上需要护理的概率；③等待护理的患者数；④每位患者等待护理的平均时间。

解：这是一个 $M/M/1/6/6$ 排队系统，$m = 6$，单列，FCFS 规则。

由题意知，$\lambda = 5$（人/小时），$\mu = \dfrac{60}{4} = 15$（人/小时），$\rho = \dfrac{\lambda}{\mu} = \dfrac{1}{3}$

① 护士空闲的概率

$$P_0 = \frac{1}{\displaystyle\sum_{k=0}^{m} \frac{m!}{(m-k)!}\rho^k} = \frac{1}{\displaystyle\sum_{k=0}^{6} \frac{6!}{(6-k)!}\left(\frac{1}{3}\right)^k}$$

$$= (19.17)^{-1} \approx 0.0522 = 5.22\%$$

② 2 人及以上患者需要护理的概率

$$\sum_{k=2}^{6} P_k = 1 - P_0 - P_1 = 1 - 0.0522 - 0.1043 = 0.8435 = 84.35\%$$

③ 病房中需要护理的患者数为

$$L = m - \frac{\mu}{\lambda}(1 - P_0) = 6 - \frac{15}{5}(1 - 0.0522) \approx 3.16（人），所以$$

等待护理的患者数 $L_q = L - (1 - P_0) = 3.16 - (1 - 0.0522) \approx 2.21$（人）

④ 因为有效到达率 $\lambda_e = \mu(1 - P_0) = 15(1 - 0.0522) = 14.217$（人/小时），则

每位患者等待护理的平均时间 $W_q = \dfrac{L_q}{\lambda_e} = \dfrac{2.21}{14.217} \approx 0.1554$（小时）

$$= 9（分钟）$$

结果显示，患者护理的时间平均只需 4 分钟，而等待护理的平均时间却要 9 分钟；患者住院期间能及时得到服务的可能性只有 5.22%；系统内通常约有

2位及以上的患者在等待护理。根据这些情况,建议院方应考虑增加一名护士或减少目前护理的患者数。

第三节　M/M/C 排队模型

$M/M/C$ 排队模型是指顾客到达间隔时间和服务时间均服从负指数分布(即顾客的到达为最简单流)的多服务台排队系统(multistage queue system),各服务台工作相互独立,单队列。根据顾客源和系统容量的不同情况,该模型主要有 $M/M/C/\infty/\infty$ 型、$M/M/C/N/\infty$ 型和 $M/M/C/m/m$。排队规则适用于 FCFS、LCFS 和 SIRO。

一、M/M/C/∞/∞模型

该模型考虑系统中有 $C(C \geqslant 1)$ 个服务台独立地并行服务。当顾客到达时,若有空闲服务台便立刻接受服务,否则排队等待,直到有空闲的服务台时再接受服务。假定顾客仍按参数 λ 的泊松分布到达,每个服务台的工作相互独立且平均服务率都等于 $\mu(C\mu > \lambda)$ 的负指数分布,顾客源无限,容量无限,而且顾客到达与服务是彼此独立的。

（一）系统的状态概率

系统的空闲概率 P_0,系统内有 n 个顾客的概率 P_n,分别为

$$P_0 = \left[\sum_{K=0}^{C-1} \frac{1}{K!} \left(\frac{\lambda}{\mu} \right)^K + \frac{1}{C!} \cdot \frac{1}{1-\rho} \cdot \left(\frac{\lambda}{\mu} \right)^C \right]^{-1}, \text{其中} \rho = \frac{\lambda}{C\mu}, \text{且} \rho < 1$$

$$P_n = \begin{cases} \dfrac{1}{n!} \left(\dfrac{\lambda}{\mu} \right)^n P_0 & 0 \leqslant n \leqslant C \\[3mm] \dfrac{1}{C!C^{n-c}} \cdot \left(\dfrac{\lambda}{\mu} \right)^n P_0 & C \leqslant n < \infty \end{cases}$$

$$(9-8)$$

（二）系统的主要指标

$$L_q = \frac{(C\rho)^C \rho}{C!(1-\rho)^2} P_0 \qquad L = L_q + \frac{\lambda}{\mu}$$

$$W_q = \frac{L_q}{\lambda} \qquad W = \frac{L}{\lambda} = W_q + \frac{1}{\mu}$$

$$(9-9)$$

【例6】　某医院康复科有 4 台超短波理疗仪,患者的到达服从泊松分布。平均每小时到达 12 人,每人理疗时间服从负指数分布,每台每小时平均服务

4 人,患者到达后排成一列,依次就诊。求:①4 台仪器同时空闲的概率;②计算系统的 L、L_q、W、W_q;③患者到达后必须等待的概率。

解:该排队系统是 $M/M/4/\infty/\infty$ 模型,依题意

$$C = 4,\ \lambda = 12,\ \mu = 4,\ \rho = \frac{\lambda}{C\mu} = \frac{3}{4}$$

① 4 台仪器同时空闲的概率

$$P_0 = \left[\frac{1}{0!} \cdot (3)^0 + \frac{1}{1!} \cdot (3)^1 + \frac{1}{2!} \cdot (3)^2 + \frac{1}{3!} \cdot (3)^3 + \frac{1}{4!} \cdot \frac{1}{1-3/4}(3)^4\right]^{-1}$$

$$\approx 0.037\,7 = 3.77\%$$

② L、L_q、W、W_q

$$L_q = \frac{\left(4 \times \frac{3}{4}\right)^4 \times \frac{3}{4}}{4!(1-3/4)^2} \times 0.037\,7 \approx 1.53(人)$$

$$L = 1.53 + 4 \times \frac{3}{4} = 4.53(人)$$

$$W_q = \frac{1}{12} \times 1.53 \approx 0.127\,5(小时) \approx 8(分钟)$$

$$W = \frac{1}{12} \times 4.53 \approx 0.377\,5(小时) \approx 23(分钟)$$

③ 患者到达后必须等待的概率

$$P(n \geqslant 4) = 1 - P(n \leqslant 3) = 1 - (P_0 + P_1 + P_2 + P_3)$$

$$= 1 - \left(P_0 + 3P_0 + \frac{9}{2}P_0 + \frac{9}{2}P_0\right) \approx 0.509\,4 = 50.94\%$$

【例 7】 在例 2 中,为了减少患者等待取药的时间,考虑增加一名药剂员,其他条件不变。试分析增加一名药剂员后药房排队系统的状态概率和运行指标。

解:原排队系统是 $M/M/1/\infty/\infty$ 模型,已知 $L = 5$(人),$W_q = 12.5$(分钟)。现考虑增加一名药剂员后系统为 $M/M/2/\infty/\infty$ 模型。此时

$$C = 2,\ \lambda = 20(人/小时),\ \mu = 24(人/小时),\ \rho = \frac{\lambda}{C\mu} = \frac{5}{12}$$

① 系统空闲的概率:

$$P_0 = \left[\sum_{K=0}^{1} \frac{1}{K!} \left(\frac{20}{24} \right)^K + \frac{1}{2!(1 - 5/12)} \cdot \left(\frac{20}{24} \right)^2 \right]^{-1}$$

$$\approx 0.4118 = 41.18\%$$

② 系统运行指标：

$$L_q = 0.175(人), \quad L = 1.008(人), \quad W_q = 32(秒), \quad W = 3(分钟)$$

显然增加一名药剂员后,患者在药房的平均人数比原来减少了约 4 人,等待取药的时间减少了约 12 分钟。

二、$M/M/C/N/\infty$ 模型

该模型系统顾客源无限,容量为 $N(N \geqslant C)$,当系统中顾客数达到 N 时,后来的顾客被拒绝进入系统,其他条件与 $M/M/C/\infty/\infty$ 模型相同。

（一）系统的状态概率

系统的空闲概率 P_0 以及系统内有 n 个顾客的概率 P_n 分别为

$$P_0 = \left[\sum_{K=0}^{C} \frac{(C\rho)^K}{K!} + \frac{C^c}{C!} \cdot \frac{\rho(\rho^c - \rho^N)}{1 - \rho} \right]^{-1}, \text{其中 } \rho = \frac{\lambda}{C\mu}, \text{且 } \rho \neq 1$$

$$P_n = \begin{cases} \dfrac{(C\rho)^n}{n!} P_0 & (0 \leqslant n \leqslant C) \\[2mm] \dfrac{C^c}{C!} \rho^n P_0 & (C \leqslant n \leqslant N) \\[2mm] 0 & (n > N) \end{cases}$$

$$(9 - 10)$$

（二）系统的主要指标

当系统中已有 N 个顾客时,后来顾客被拒绝进入系统。顾客到达系统而被拒绝的概率为 P_N。所以顾客到达系统的有效到达率 λ_e 为：$\lambda_e = \lambda(1 - P_N)$

该模型的主要运行指标为

$$L_q = \frac{(C\rho)^c \rho}{C!(1 - \rho)^2} P_0 \left[1 - \rho^{N-C} - (N - C)(1 - \rho) \rho^{N-C} \right]$$

$$L = L_q + \frac{\lambda}{\mu}(1 - P_N)$$

$$(9 - 11)$$

$$W_q = \frac{L_q}{\lambda_e} \quad W = \frac{L}{\lambda_e} = W_q + \frac{1}{\mu}$$

【例 8】 某乡镇卫生院只有 4 张病床,患者的到达和输出服从最简单流,

平均每两天有 1 名新患者住院,每名患者平均住 7 天。求此系统的有关运行指标。

解:该排队系统是 $M/M/4/4/\infty$ 模型,依题意

$$C = 4, N = 4, \lambda = \frac{1}{2} = 0.5(人/天), \mu = \frac{1}{7}(人/天), \rho = \frac{\lambda}{C\mu} = \frac{7}{8}$$

① 系统空闲的概率

因为 $C = N = 4, \dfrac{C^c}{C!} \cdot \dfrac{\rho(\rho^c - \rho^N)}{1 - \rho} = 0$,所以

$$P_0 = \left[\sum_{K=0}^{4} \frac{1}{K!} \left(\frac{\lambda}{\mu} \right)^K + 0 \right]^{-1} = \left[\sum_{K=0}^{4} \frac{1}{K!} 3.5^K \right]^{-1} \approx 4.16\%$$

② 患者不能立即住院的概率 $P_4 = \dfrac{3.5^4}{4!} \times 4.16\% \approx 26.01\%$

③ 平均住院患者数 $L = \dfrac{\lambda}{\mu}(1 - P_4) = 3.5 \times (1 - 26.01\%) \approx 2.59(人)$

其他指标:$L_q = 0, W_q = 0, W = \dfrac{1}{\mu} = 7(天)$

三、$M/M/C/m/m$ 模型

该模型系统有 $C(C \geqslant 1)$ 个服务台,顾客源为 $m(m > C)$。每个顾客在单位时间内需要服务的平均次数为 λ,每个服务台在单位时间内服务的平均顾客数为 μ,顾客到达的时间间隔和服务时间均服从负指数分布。

(一)系统的状态概率

系统的空闲概率 P_0 和系统内有 n 个顾客的概率 P_n

$$P_0 = \frac{1}{m!} \left[\sum_{K=0}^{C} \frac{1}{K!(m-K)!} \left(\frac{\lambda}{\mu} \right)^K + \frac{C^c}{C!} \sum_{K=C+1}^{m} \frac{1}{(m-K)!} \left(\frac{\lambda}{C\mu} \right)^K \right]^{-1}$$

$$P_n = \begin{cases} \dfrac{m!}{(m-n)!n!} \left(\dfrac{\lambda}{\mu} \right)^n P_0 & 0 < n \leqslant C \\ \dfrac{m!}{(m-n)!C!C^{n-C}} \left(\dfrac{\lambda}{\mu} \right)^n P_0 & C+1 \leqslant n \leqslant m \end{cases}$$

$$(9 - 12)$$

(二)系统的主要运行指标

当系统中平均顾客数为 L 时,系统外的顾客平均数为 $m - L$,则系统的顾客平均有效到达率 λ_e 为:$\lambda_e = \lambda(m - L)$,则

$$L = \sum_{n=0}^{m} nP_n \qquad L_q = L - \frac{\lambda}{\mu}(m - L)$$

$$(9-13)$$

$$W_q = \frac{L_q}{\lambda_e} \qquad W = \frac{L}{\lambda_e}$$

【例9】　某医院病房有 3 名护士和 18 位患者,平均每位患者每 2 小时需要护理 1 次,每次 12 分钟,护理时间间隔与护理时间均服从泊松分布。现在医院考虑两种工作方案:方案Ⅰ为 3 名护士共同护理 18 位患者;方案Ⅱ为 3 名护士各自独立工作,每人固定负责 6 位患者。试比较两个方案的工作情况。

解:方案Ⅰ是 $M/M/3/18/18$ 系统,其中

$$C = 3, \lambda = 0.5(人次 / 小时), \mu = 5(人次 / 小时), m = 18$$

① 系统空闲的概率

$$P_0 = \frac{1}{18!} \left[\sum_{K=0}^{3} \frac{1}{K!(18-K)!} \left(\frac{0.5}{5} \right)^K + \frac{3^3}{3!} \sum_{K=4}^{18} \frac{1}{(18-K)!} \left(\frac{0.5}{15} \right)^K \right]^{-1}$$

$$\approx 17.01\%$$

② 患者不能马上得到护理的概率

$$P(n \geqslant 3) = 1 - P(n \leqslant 2) = 1 - P_0 - P_1 - P_2$$

$$= 1 - 0.170\,1 - 0.306\,2 - 0.260\,3 = 26.34\%$$

③ 系统工作指标

$$L = \sum_{n=0}^{18} nP_n = 0 \times 0.170\,1 + 1 \times 0.306\,2 + 2 \times 0.260\,3$$

$$+ \cdots + 18 \times 0.000\,0 \approx 1.83(人)$$

$$L_q = 1.83 - \frac{0.5}{5}(18 - 1.83) \approx 0.21(人),$$

$$\lambda_e = 0.5 \times (18 - 1.83) = 8.09$$

$$W = \frac{1.83}{8.09} \approx 0.226(小时) = 14(分钟),$$

$$W_q = \frac{0.21}{8.09} \approx 0.026(小时) = 1.6(分钟)$$

方案Ⅱ是 3 个 $M/M/1/6/6$ 系统,其中

$$C = 1, \lambda = 0.5(人次 / 小时), \mu = 5(人次 / 小时)$$

将其代入 $M/M/1/m/m$ 模式的相关公式计算，结果见表 9-5。

表 9-5　方案 Ⅰ 与方案 Ⅱ 排队系统的工作指标

指　　标	方案 Ⅰ $M/M/3/18/18$	方案 Ⅱ $M/M/1/6/6$
系统空闲率 P_0(%)	17.01	48.45
平均队长 L(人)	1.83	0.85
平均等待队长 L_q(人)	0.21	0.33
平均逗留时间 W(分钟)	14	19.67
平均等待时间 W_q(分钟)	1.6	7.67
等待概率(%)	26.34	51.55

表 9-5 的数据显示，方案 Ⅰ 比方案 Ⅱ 的工作效果好。

从上面例子可知，尽管 C 个 $M/M/1$ 模型和 1 个 $M/M/C$ 模型的系统内服务台数相同，但采用不同队列方式的系统运行状态和效果不一样，联合服务（单队列）要比分散服务（多队列）更为有效，所以在策划一个排队系统时应考虑队列因素。

第四节　其他类型的排队模型

在上面的讨论模型中，顾客到达服务系统和被服务后离开服务系统都是泊松过程，但在实际工作中，有时会遇到其他类型的顾客到达分布和服务时间分布。因此，本节讨论常用的其他类型的排队模型。

一、$M/G/1$ 排队模型

该模型是指到达系统的顾客数服从泊松分布，单位时间平均到达率 λ。各顾客的服务时间是相互独立且为一般分布。服务时间 T 的期望值 $E(T) = \dfrac{1}{\mu}$，方差 $D(T) = \sigma^2$，单服务台，顾客源与容量无限。系统空闲状态概率和主要运行指标为

$$P_0 = 1 - \rho \qquad \rho = \frac{\lambda}{\mu} < 1$$

$$L_q = \frac{\rho^2 + \lambda^2 \sigma^2}{2(1-\rho)} \qquad L = \rho + \frac{\rho^2 + \lambda^2 \sigma^2}{2(1-\rho)} = L_q + \frac{\lambda}{\mu} \qquad (9-14)$$

$$W_q = \frac{L_q}{\lambda} \qquad W = \frac{L}{\lambda} = W_q + \frac{1}{\mu}$$

其中,L 的公式称为 Pollaczek - Khintchine 公式,是排队论中一个非常重要的结果。只要知道 λ、$E[T]$ 和 $D[T]$,不管 T 服从什么具体分布,都可求出 L。

【例 10】 某医院放射科有一台 CT,患者的到来服从泊松分布,平均每小时 2 人。每个患者做 CT 检查时间 T 相互独立,平均为 20 分钟,标准差为 15 分钟。据患者反映等候 CT 检查的时间较长,而管理人员认为是 CT 设备的利用率不高,试对双方所提问题进行简要分析。

解:已知 $\lambda = 2$(人 / 小时),$\mu = 3$(人 / 小时),$\rho = \dfrac{2}{3}$

$$E(T) = \frac{1}{\mu} = \frac{1}{3}(\text{小时}), D(T) = \sigma = \frac{15}{60} = \frac{1}{4}(\text{小时})$$

所以

① 设备的空闲率:$P_0 = 1 - \rho = 1 - \dfrac{\lambda}{\mu} = \dfrac{1}{3} = 33.33\%$

② 等待队长:$L_q = \dfrac{\left(\dfrac{2}{3}\right)^2 + 2^2 \cdot (0.25)^2}{2 \times \left(1 - \dfrac{2}{3}\right)} = 1.04(\text{人})$

③ 等候检查的时间:$W_q = \dfrac{L_q}{\lambda} = \dfrac{1.04}{2} \approx 0.52(\text{小时}) \approx 31(\text{分钟})$

结论:设备的空闲率为 33.33%,若按每天工作 8 小时计,几乎有 2.67 个小时是空闲的;患者等候检查的时间平均为 31 分钟(比平均服务时间 20 分钟要长),因此,可认为双方所提问题基本存在。

二、$M/D/1$ 排队模型

该系统对顾客服务时间为确定常数 ν,即 $E(T) = \dfrac{1}{\mu} = \nu$,而 $D(T) = 0$。其他条件与 $M/G/1$ 相同,可根据式(9-14),求得系统中的各项运行指标。

【例 11】 某医院检验科有一台全自动血液分析仪,已知每个血样分析需要 1 分钟,送检样品按泊松分布到达,平均每小时 30 份。试求该系统的主要工作指标。

解:由题意知,这是一个 $M/D/1$ 系统,且有

$\lambda = 30$(份 / 小时),$\mu = 60$(份 / 小时)

$E(T) = \dfrac{1}{\mu} = \dfrac{1}{60}, D(T) = \sigma^2 = 0, \rho = \dfrac{\lambda}{\mu} = 0.5$

按式(9-14)计算,求出系统运行指标:

$$P_0 = 1 - \rho = 1 - 0.5 = 0.5 = 50\%$$

$$L_q = \frac{\rho^2}{2(1-\rho)} = \frac{0.5^2}{2(1-0.5)} = 0.25(份)$$

$$L = L_q + \rho = 0.25 + 0.5 = 0.75(份)$$

$$W_q = \frac{L_q}{\lambda} = \frac{0.25}{30} = \frac{1}{120}(小时) = 30(秒)$$

$$W = \frac{L}{\lambda} = \frac{0.75}{30} = 0.025(小时) = 1.5(分钟)$$

三、具有优先服务权的 $M/M/1/\infty/\infty$ 模型

考虑在 $M/M/1/\infty/\infty$ 系统中,进入系统的顾客分为两级:第一级是优先类,到达率为 λ_1;第二级是普通类,到达率为 λ_2。两类顾客的服务时间均为相同 $\frac{1}{\mu}$ 的负指数分布。当系统中有第一级顾客到达时,正在接受服务的第二级顾客将被中断服务,重新等待;当系统中只有同一级别顾客时,按先来先服务的原则。

设:$\lambda = \lambda_1 + \lambda_2$,$\rho = \frac{\lambda}{\mu}$,第 i 级顾客在系统中的平均逗留时间 $W_i (i = 1, 2)$ 与两级综合在一起的每个顾客在系统中的平均等待队长 L_q 和平均等待时间 W_q,满足:

$$L_q = L_{q_1} + L_{q_2}, \quad W_q = (\lambda_1/\lambda)W_{q_1} + (\lambda_2/\lambda)W_{q_2}$$

其中,L_{q_i}、W_{q_i} 为第 i 级顾客的平均等待队长和平均等待时间 $(i = 1, 2)$。

该系统的主要运行指标为

$$L_1 = \frac{(\lambda_1/\mu)(1 + \rho - \lambda_1/\mu)}{1 - \lambda_1/\mu}$$

$$L_{q_1} = \frac{\rho\lambda_1/\mu}{1 - \lambda_1/\mu}$$

$$W_{q_1} = \frac{\lambda}{\mu(\mu - \lambda_1)}$$

$$L_2 = \frac{(\lambda_2/\mu)(1 - \lambda_1/\mu + \rho\lambda_1/\mu)}{(1 - \rho)(1 - \lambda_1/\mu)}$$

$$L_{q_2} = \frac{\rho\lambda_2/\mu}{(1 - \rho)(1 - \lambda_1/\mu)}$$

$$W_{q_2} = \frac{\lambda}{(\mu - \lambda)(\mu - \lambda_1)}$$

(9-15)

L_i 为第 i 级顾客在系统中的平均队长($i = 1, 2$)

可验证,在该系统中的 L_q 和 W_q 满足:

$$L_q = L_{q_1} + L_{q_2} = \frac{\rho^2}{1 - \rho}$$

$$W_q = \frac{\lambda_1}{\lambda} W_{q_1} + \frac{\lambda_2}{\lambda} W_{q_2} = \frac{L_q}{\lambda} = \frac{\lambda}{\mu(\mu - \lambda)}$$

当系统中两类顾客服务时间不相同时,设第一级为 μ_1,第二级为 μ_2,其他条件不变,则系统中两类顾客的队长分别为

$$
\begin{aligned}
L_1 &= \frac{\rho_1}{1 - \rho_1} \\
L_2 &= \frac{\rho_2}{1 - \rho_1 - \rho_2} \left[1 + \frac{\mu_2 \rho_1}{\mu_1 (1 - \rho_1)} \right] \quad (i = 1, 2)
\end{aligned}
\qquad (9-16)
$$

【**例 12**】 某私人诊所只有一名医生,来就诊的患者按 $\lambda = 2$ 人/小时的泊松分布到达,每个患者的服务时间服从 $\frac{1}{\mu} = 15$ 分钟的负指数分布。假如患者中 90% 属一般患者,10% 属危重患者。该诊所的服务规则是先治疗危重患者,然后是一般患者。试计算两类患者等候治病的平均时间。

解:依题意知,危重患者是第一级,一般患者是第二级,且 $\lambda = 2$(人/小时),

$$\lambda_1 = 10\% \lambda = 0.20(人/小时),\lambda_2 = 90\% \lambda = 1.80(人/小时),$$

$$\mu = \frac{60}{15} = 4(人/小时),\rho = \frac{\lambda}{\mu} = \frac{1}{2}。$$

由式(9-15)算出危重患者等待时间:

$$W_{q_1} = \frac{\lambda}{\mu(\mu - \lambda)} = \frac{2}{4 \times (4 - 0.2)} \approx 0.013\,2(小时) \approx 0.79(分钟)$$

一般患者等待时间:

$$W_{q_2} = \frac{\lambda}{(\mu - \lambda)(\mu - \lambda_1)} = \frac{2}{(4 - 2)(4 - 0.20)}$$

$$\approx 0.263\,15(小时) \approx 16(分钟)$$

由式(9-15)算出危重患者和一般患者等待队长:

$$L_{q_1} = \frac{\rho \lambda_1 / \mu}{1 - \lambda_1 / \mu} = 0.026\,3(人)$$

$$L_{q_2} = \frac{\rho\lambda_2/\mu}{(1-\rho)(1-\lambda_1/\mu)} = 0.473\,7(人)$$

而整个系统的患者平均等待队长和平均等待时间为：

$$L_q = \frac{\rho^2}{1-\rho} = \frac{0.5^2}{1-0.5} = 0.5(人)$$

$$W_q = \frac{\lambda}{\mu(\mu-\lambda)} = \frac{L_q}{\lambda} = \frac{0.5}{2} = 0.25(小时)$$

显然有：$L_q = L_{q_1} + L_{q_2}$，$W_q = \frac{\lambda_1}{\lambda}W_{q_1} + \frac{\lambda_2}{\lambda}W_{q_2}$。

第五节　排队系统的优化应用

作为一个管理决策人员，仅仅知道如何描述排队系统，计算出它的有关数量指标是不够的。我们研究的目的是要在掌握排队模型的基础上，利用它作为决策的工具。对排队系统进行最优化设计可以从两个方面考虑：其一，给出系统的某种费用（或利润）结构，要求平均总费用（或平均总利润）最低的情况下做出最优设计（经济效益）；其二，在一定服务质量指标下要求系统运行效能达到必要的水平（社会效益）。下面按平均服务率和服务台数这两个决策变量的优化问题举例分析。

一、$M/M/1/\infty/\infty$模型的最优平均服务率 μ^*

在系统稳定状态下，排队系统的各种费用可以从单位时间来考虑。一般情况下，服务成本可以确切计算或估计，但患者因排队等待就诊而延误时间所造成的损失很难测算，需根据统计的经验来估计。

假定费用函数用 f 表示，它为单位时间服务成本与顾客在系统中逗留损失费用之和的期望值，平均服务率 μ 是一个连续值，则费用函数 $f(\mu)$ 可为：

$$f(\mu) = a\mu + bL$$

其中，a 为当 $\mu=1$ 时服务机构单位时间的成本费用；b 为每个顾客在系统中停留单位时间的损失费用；L 为系统内平均顾客数。

将 $L = \frac{\lambda}{\mu-\lambda}$ 代入，则 $f(\mu) = a\mu + b\frac{\lambda}{\mu-\lambda}$，于是

$$\frac{\mathrm{d}f}{\mathrm{d}\mu} = a - \frac{b\lambda}{(\mu-\lambda)^2}，令\frac{\mathrm{d}f}{\mathrm{d}\mu} = 0$$

考虑 $\mu > \lambda$,解得

$$\mu^* = \lambda + \sqrt{\frac{\lambda b}{a}} \qquad (9-17)$$

将 μ^* 的表达式代入费用函数,则最小总平均费用为

$$f_{\min} = a\lambda + 2\sqrt{ab\lambda}$$

【例 13】 设备维修

到某设备维修站维修的设备数为泊松流,平均每小时 3 台。假设一台设备停留在维修站 1 个小时,修理站要支付 4 元。若维修站只有一名维修人员,他的工资是每小时每台 12 元。为使工资与设备逗留费之和最小,该维修员每小时应维修多少台?

解:$\lambda = 3$,$a = 12$,$b = 4$

$$\mu^* = \lambda + \sqrt{\frac{\lambda b}{a}} = 3 + \sqrt{\frac{3 \times 4}{12}} = 4(台 / 小时)$$

即维修员每小时维修 4 台设备,可使单位时间支出最低。最低的单位费用为:

$$f_{\min} = a\lambda + 2\sqrt{ab\lambda} = 12 \times 3 + 2\sqrt{12 \times 4 \times 3} = 60(元 / 小时)$$

二、$M/M/C/\infty/\infty$ 模型的最优服务台数 C^*

费用函数 f 为单位时间服务成本与逗留损失费用之和

$$f(C) = h \cdot C + b \cdot L(C)$$

其中,h 表示每服务台单位时间的成本;b 表示每个顾客在系统中停留单位时间的损失费用;$L(C)$ 表示系统中有 C 台设备时逗留的顾客数。

因为 C 是离散型变量,不能直接对 $f(C)$ 求微分。因此,采用边际分析法,根据费用函数存在最小值的必要条件,有

$$\begin{cases} f(C^*) \leqslant f(C^* - 1) \\ f(C^*) \leqslant f(C^* + 1) \end{cases}$$

计算得出

$$L(C^*) - L(C^* + 1) \leqslant \frac{h}{b} \leqslant L(C^* - 1) - L(C^*) \qquad (9-18)$$

依次求 $C=1,2,\cdots$ 时的 $L(C)$ 值,因为 h/b 是已知数,可根据式(9-18)确定 C^*。

【例 14】 设备配置

某医院要确定其实验室某检验设备的最优套数,经统计获悉平均每天来做该项检验的人数为 48 人,按泊松分布到达。假设每个做此项检验的人在排队系统逗留(包括等待检验和接受检验)的损失为每天 6 元,检验时间服从负指数分布,每台设备的服务率为每天 25 人。医院提供一套这种检验设备的费用每天 80 元。要求确定该院此检验设备的最佳套数,使单位时间服务成本与逗留费用之和最小。

解:$h=80$(元/套/天),$b=6$(元/人/天),$\lambda=48$(人/天),

$\mu=25$(人/天)

$$\rho=\frac{\lambda}{C\mu}=\frac{48}{25C}<1\Rightarrow C\geqslant 2$$

由 $M/M/C/\infty/\infty$ 系统运行指标求出:

$$P_0=\left[\sum_{K=0}^{C-1}\frac{1}{K!}\left(\frac{48}{25}\right)^K+\frac{1}{C!}\cdot\frac{1}{1-\frac{48}{25C}}\cdot\left(\frac{48}{25}\right)^C\right]^{-1}$$

$$=\left[\sum_{K=0}^{C-1}\frac{(1.92)^K}{K!}+\frac{(1.92)^C}{(C-1)!(C-1.92)}\right]^{-1}$$

$$L(C)=L=\frac{(C\rho)^C\rho}{C!(1-\rho)^2}P_0+\frac{\lambda}{\mu}=\frac{\left(C\cdot\frac{48}{25C}\right)^C\frac{48}{25C}}{C!\left(1-\frac{48}{25C}\right)^2}P_0+\frac{48}{25}$$

$$=\frac{1.92^{C+1}}{(C-1)!(C-1.92)^2}P_0+1.92$$

而 $f(C)=h\cdot C+b\cdot L=h\cdot C+b\left[\frac{1.92^{C+1}}{(C-1)!(C-1.92)^2}P_0+1.92\right]$

取 $C=2,3,4,5$ 依次代入 P_0、$L(C)$ 和 $f(C)$,结果见表 9-6。

表 9-6 $f(C)$ 的边际分析结果

设备套数 C	P_0	逗留人数 $L(C)$	$L(C)-L(C+1)$	$L(C-1)-L(C)$	$f(C)$
2	0.020 4	24.490	21.845	∞	306.9
3	0.124 4	2.645	0.582	21.845	255.9
4	0.142 2	2.063	0.111	0.582	332.4
5	0.145 7	1.952		0.111	411.7

因为 $h/b = 13.33$ 落在区间$(0.582,21.845)$内,所以 $C^* = 3$,此时

$$\text{Min } f(3) = h \cdot C^* + b \cdot L = 80 \times 3 + 6 \times 2.645 = 255.9(元/天)$$

【例 15】 愿望模型

某医院为了解决看病难问题,想增添 B 超设备,现已统计出平均每 6 分钟就有 1 人做 B 超检查,每人平均做 20 分钟。若假定患者到达的时间间隔和检查时间均服从负指数分布,管理人员要求合理确定 B 超台数,使得系统满足两个目标:①每台设备空闲率不大于 40%;②每位患者平均等待检查的时间不超过 5 分钟。试确定最佳 B 超设备台数 C。

解:依题意得 $\lambda = \dfrac{60}{6} = 10$(人/小时)$, \mu = \dfrac{60}{20} = 3$(人/小时)$, \rho = \dfrac{10}{3}$ 满足第一个目标的条件是

$$\begin{cases} 1 - \dfrac{10}{3C} \leqslant 0.4 \\ \dfrac{10}{3C} < 1 \end{cases}$$

解出: $4 \leqslant C \leqslant 5$。

满足第二个目标的条件是: $W_q \leqslant \dfrac{5}{60} = 0.083\ 3$(小时)

当 $C = 4$ 时,解出 $W_q = 0.328\ 8$(小时)

当 $C = 5$ 时,解出 $W_q = 0.065\ 33$(小时)

所以,同时满足两个目标的条件是: $C = 5$。

当然,若不存在同时满足两个目标的 C 值,则需要修正其中某个目标。

习　题　八

1. 某医院 X 线室只有一名医生,来检查的患者人数服从泊松分布,平均每小时 4 人;患者检查时间服从负指数分布,平均每人需 12 分钟,求:

(1) X 线室的各项工作指标。

(2) 患者不必等待的概率。

2. 某医院门诊部只有一名医生,患者平均 20 分钟到达一个,医生对每个患者的诊治时间平均为 15 分钟,上述两种时间均为负指数分布。若该门诊希望到达的患者 90% 以上能有座位,则该医院至少应设置多少个座位?

3. 某医院理疗室只有 1 名医生,且理疗室内最多只能有 3 位患者等待理

疗。设理疗患者按泊松流到达理疗室,平均每小时到达 1 人,理疗时间服从负指数分布,平均每 1.25 小时理疗完 1 位患者。试求:

(1) 患者到达便可看病的概率。

(2) 患者流失的概率。

(3) 患者等待理疗的平均时间和队长。

4. 设某医院内科危重病房 1 位护士负责 5 个床位,病床经常住满。每个患者的需求服从泊松分布,平均每 2 小时 1 次,患者每次的护理时间服从负指数分布,平均为 20 分钟。试求:

(1) 没有患者需要护理的概率。

(2) 等待护理的患者平均数。

(3) 若该护士负责 6 个患者的护理,其他各项条件不变,则上述(1)和(2)的结果。

(4) 若希望至少 45% 时间内所有患者都不需要护理,则该护士最多负责护理的患者数。

5. 某医院机关文书室有 3 名打字员,每名打字员每小时能打 6 份文件。若该室平均每小时收到 15 份要打的文件。假设该室为 $M/M/C/\infty/\infty$ 系统。

(1) 求 3 名打字员忙于打字的概率。

(2) 该室主要运行指标。

(3) 若打字员分工包打不同科室的文件,每名打字员都平均每小时接到 5 份文件,试计算此情况下该室的各项工作指标,并与(2)比较。

6. 某电话交换台的呼叫强度服从平均每分钟 4 次的泊松分布,最多有 6 条线同时通话,每次通话时间服从平均 0.5 分钟的负指数分布。呼叫不通时,呼叫自动消失。试求:

(1) 系统空闲的概率。

(2) 呼叫不通的概率。

(3) 平均通话线路数。

7. 某院一台血液分析仪每份血样检测时间为 3 分钟,血样按泊松分布平均每小时到达 18 份。试求主要工作指标和仪器空闲概率。

8. 某医院有一个取药窗口,患者按泊松分布平均每小时到达 10 人。药剂员发药时间(小时)$t \sim N(0.05, 0.1^2)$。试求该药房空闲的概率和其他运行指标。

9. 到达只有一名医生诊所的患者有两类:急诊患者和普通患者。当急诊患者到达时,医生将暂停正在治疗的普通患者而为其服务。同类型患者按

FCFS服务规则进行。已知两类患者到达均服从泊松分布,急诊患者平均每天2人,普通患者每天6人;医生为两类患者治疗时间相同且服从负指数分布,平均每小时2人,若一天按8小时工作时间计算,试求:

(1) 两类患者分别在系统内的平均等待时间。

(2) 两类患者分别在系统内的平均队长。

10. 某工厂设备维修部要求维修的设备按泊松分布到达,平均每天17.5台。维修部工人每人每天平均维修10台,服从负指数分布。已知每名工人工资每天60元,因设备维修而造成的停产损失为每台每天300元。试确定该维修部的最佳工人数(停产损失费和工资支付费总和最小)。

参 考 文 献

1. 唐应辉,唐小我主编. 排队论. 北京:科学出版社,2006
2. 徐玖平,胡知能主编. 运筹学. 北京:科学出版社,2006
3. 秦侠主编. 卫生管理运筹学. 北京:人民卫生出版社,2005
4. 胡运权主编. 运筹学习题集. 第3版. 北京:清华大学出版社,2002
5. Gross D and Harris C M. Fundamentals of Queueing Theory, 2nd Edition. New York: John Wiley & Sons, 1985

第十章 库 存 论

库存论(theory of storage)又称存储论,是运筹学的一个重要分支。早在 1915 年哈里斯(F. Harris)首先建立了一个确定性的库存模型,并给出了最优解,即最佳批量公式,这个公式就是著名的经济订购批量公式(简称为 EOQ 公式)。经过近 100 年的发展,库存论已成为运筹学的一个独立分支,它在生产活动、物品营销中有着广泛的应用。

本章将介绍库存论的基本概念、几个基本的确定性库存模型、最后介绍几个随机性库存模型。

第一节 基 本 概 念

库存问题是社会生产和经营活动中广泛存在的一个问题。例如,一个工厂为了进行生产,就必须库存一定数量的原材料或半成品;一个商店为了满足顾客的需求,就必须库存足够的商品;一个医院为了治病救人,更需要库存足够的药品等等。在实际问题中,工厂对原材料的消耗、顾客对商品的需求、医院对药品的使用等在数量上基本趋于稳定。采购一次需要付出一笔采购费,未使用时每天每件物品需要付出库存费。那么,应该多长时间采购一次使总费用最少? 为了解决这一问题,需要兼顾两个方面,即采购费和库存费。事实上,如果一次大量采购,则库存费就会很大,而采购费就较小;反之,如果每次采购的数量很少,则库存费就会很小,而采购费就会很大。所以,如何确定最适当的采购次数是解决问题的关键。

由于各种因素的作用,消费与库存、需求与供应之间往往存在着不协调性。这种不协调性将会出现两种情况:一是"供过于求",造成产品积压,因库存过多带来损失;二是"供不应求",因库存不足,引起缺货带来损失。为权衡上述两种损失的大小,人们试图寻找一种方法来控制产品的库存量和库存时间,以使损失达到最小。所以,何时订货,保持什么样的库存量,既可满足需要又使总费用最少,就是库存论所要研究的问题。

库存论的基本方法就是首先将一个实际库存问题归结为一种数学模型,然后通过总费用分析找到最佳的库存量和订货时间。当生产或消费时,需从库存中取出一定数量的原料或物品以供使用,库存减少。当生产或消费不断进行时,库存不断减少,到一定时刻必须对库存给予补充,否则库存用完了,生产或消费就无法进行。一般来说,库存量因需求而减少,因补充而增加。为更好地讨论库存问题,首先需要了解库存论中的一些基本概念。

一、库存

库存是指生产或经营工作中需要储存的物品。对于医院而言,库存是指为了确保医院医疗工作的正常运行而储存的物品,如药品、医疗器械、易耗品等。

一个库存系统包括补充供应(购进)和需求(销)两个方面,也可以用"供-存-销"3个字来描述,即一个库存系统通过订货以及进货后的库存与销售来满足生产或经营的需求。

二、需求

对一个库存系统而言,需求就是它的输出,即从库存系统中取出一定数量的物资以满足生产或消费的需求,库存量因满足需求而减少。物资的需求方式可以是确定性的,也可以是随机性的。确定性的又可分为间断瞬间式的和均匀连续式的。图10-1、图10-2分别表示了这两种不同的输出方式。其中 S 是初始库存量,经过时间 t 后,库存量为 W,输出量为 $S-W$。

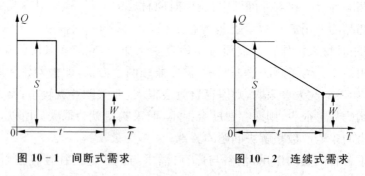

图10-1　间断式需求　　　　　　图10-2　连续式需求

对于确定性需求,其描述是比较直观的(图10-1、图10-2);而对于随机性需求,可以根据大量的统计资料,用直方图或某种随机分布来加以描述。

对于库存系统而言,需求是客观存在的,它不受库存系统制约,作为一名管理者必须了解或预测所存物资的客观需求规律。

三、备运期

库存因需求而不断减少,必须加以补充,否则,最终无法满足需求。补充就是对库存的输入,可以通过向供货商订购或者自行生产以达到增加库存的目的。库存系统应该对于补充订货的订货时间及每次订货的数量加以合理控制。

从订货到货物进入"库存"往往需要一段时间,我们把这一段时间称为备运期(拖后时间)。为了确保能在既定的时间库存得到补充,必须提前订货,这段时间也称为提前时间。备运期(提前时间)可能很长,也可能很短;可能是随机的,也可能是确定的。

四、批量

批量是指某种物品一批(次)进货或投入的数量,它是库存论中常用的概念。对于管理者经常面对的问题是:货物多长时间补充一次,每次补充多少?这个问题也是本章重点要解决的问题。

五、库存策略

在库存论中把何时订货、每次订货量是多少的决策方案叫做库存策略。常见的库存策略有如下 3 种。

(一) t_0 循环策略

每隔 t_0 时间进货一次,进货量为 Q,使库存水平达到 S,这种策略方法有时也称为经济批量法。

(二) (s, S) 策略

当库存量 $x > s$ 时,不进货;当库存量 $x \leqslant s$ 时,则进货,使库存水平达到 S,即补充进货量 $Q = S - x$。

(三) (t_0, s, S) 策略

每经过 t_0 时间检查库存量 x。当库存量 $x > s$ 时,不进货;当库存量 $x \leqslant s$ 时,则进货,使库存量达到 S。

一般在确定库存策略时,首先是将实际问题抽象成数学模型,然后用数学的方法对模型进行定量研究,得到数量结论。这个结论是否正确,还要由实际问题进行检验。若结论与实际问题不符,还需对数学模型进行修改,直至模型与实际问题相符。

六、费用

库存论所要解决的核心问题是:何时订货、每次订货量是多少? 也就是说,如何制定库存策略是解决这一问题的关键。那么,库存策略的优劣又如

何来衡量呢？最直接的衡量标准是计算所制定的策略需耗用的平均费用是多少？因此,有必要对库存系统的费用进行详细的分析。

（一）订货费或装配费

对于供销单位而言,订货费是指订购一次的费用。如:需求部门请求订货;采购部门的估价、核对、定购、催查、联络通信、出差;检查部门的进货检查;仓库部门的验收、进库、搬运;财务部门的会计、出纳等所需费用。订货费有时也叫订购费或采购费。

补充库存时,如果不需向外厂订货,可由本厂自行生产解决,而装配费是指生产单位组织一次生产所需要的调整、装配等费用,如工具的安装、模具的更换、材料的安排、添置某些专业设备、机床的调整等所需费用。装配费有时也叫生产费。

订货费或装配费可用 C_3 表示。一般来说,订购费与订购量无关,而与订购次数有关,订购次数越多,订购费就越大。装配费也只是装配一次的费用,与生产的数量无关,而与生产的次数有关。在实际物品订购问题中,有时订购量超过某一数量,定购价格就可以打一个折扣,而在企业生产中,如果生产规模较大,生产费用也常常可以节约一些。

（二）库存费

库存费是指每一个单位物资库存一个单位时间的费用。它占物资价值的 20%～25% 较为合理,一般包括如下项目。

1. **利息** 指因物资占用资金而放弃获取利润的机会成本。该项费用可通过把库存占用资金存入银行所能获取的利息加以计算。利息是库存费中的一项重要支出,因此应设法加强控制物资的库存数量、加速物资周转,以降低利息。

2. **库存消耗** 库存消耗是指物资的库存消耗、陈旧和跌价损失。物资存在仓库中,除了腐蚀、变质、损坏、失窃等损耗外,还有因新产品出现,使原有物资价格下降所产生的无形损失。

3. **物资的保险费和税金等** 它是指在一定时期内,与库存相关的财产保险费以及因购进和销售物品应交纳的税金支出。例如,一些昂贵的设备与货物为降低因库存期间遭窃、损坏等带来损失风险,需购买相关保险,缴纳保险费。

4. **仓库费** 仓库费是指仓库的折旧费、保险费以及仓库的照明、自控设备、房租、地租等费用。

5. **仓库的搬运费** 仓库内部整理、堆放、盘点、保养等搬运的机械使用费、燃料费及工人的工资等。

6. **其他管理费** 保管人员的工资与福利费,办公设备与设施的折旧、修理费,办公用品费与低值易耗品购置费,差旅费,会议费等。

为了研究问题方便,我们经常将在讨论的时间内单位物资在单位时间的库存费看成常数,用 C_1 表示。

(三)缺货损失费

缺货损失费是指每件短缺物品在单位时间内的损失费。这项费用包括失去销售机会的损失、停工待料的损失以及影响利润、信誉的损失费等。

缺货损失费可以与缺货的数量有关,即缺货的数量越多,损失费越大;也可以与缺货的时间有关,即缺货的时间越长,损失费越大。如果在实际问题中不允许缺货,这时,可将缺货损失费看成是无穷大。

由于缺货损失费涉及因缺货所带来的信誉损失,所以它比订货费、库存费更难于精确计算。对于不同的行业、不同的物资,缺货损失费的确定往往有不同的标准,需具体问题具体分析,尽可能地将缺货损失费降到最低,并把因缺货造成的损失数量化。对于因缺货所带来的信誉损失大小很难估计,一般可通过集体讨论的方式来预测。

在研究库存问题中,我们经常将在讨论的时间内单位物资在单位时间的缺货损失费看成常数,用 C_2 表示。

由以上订购费、库存费、缺货损失费的讨论可知,为了保持所需的库存,要付出库存费;当库存减少时,为了补充库存,要付出订货费;当库存发生缺货时,要付出缺货损失费。库存费与所存物资的数量和时间成正比,若减少库存量,缩短了库存周期,库存费自然减少;但此时库存周期缩短,必然增加订货次数,使订货费增加;而为了防止因缺货所带来的损失,势必要增加货物的库存量,使库存费增加。可见,订购费、库存费、缺货损失费三者之间是互相制约、相互矛盾的。为了调整好三者的关系,做到科学、合理的安排,就要从库存系统:"供→存→销"入手,在保证库存系统总费用最小原则下,进行综合分析,寻找一个最佳的库存策略,即寻找到一个最佳的订货数量和订货时间。

七、库存模型

库存模型就是把实际库存问题抽象为数学模型,以寻找使订货费、库存费、缺货损失费之和最低的库存策略。经过数学家、经济学家近几十年的研究,已建立了一些行之有效的库存问题模型,如著名的经济订购批量公式(简记为 EOQ 公式)等。

从库存模型来看,按照变量类型可分为两类:一类是确定性库存模型,即模型中的变量都取确定的数值;另一类是随机性库存模型,即模型中的变量是随机变量,而不是确定的数值。下面我们按确定性库存模型、随机性库存模型两大类,分别介绍库存论中一些常用的数学模型,并给出相应的订货数量和订货时间,即给出各种库存模型的最佳库存策略。

第二节　确定性库存模型

确定性库存模型包括:①不允许缺货、瞬时到货模型;②不允许缺货、逐步到货模型;③允许缺货、瞬时到货、缺货要补模型;④允许缺货、逐步到货、缺货要补模型。在建立上述 4 种确定性库存模型时,需要满足下列条件:①以库中某一种物品作为研究对象;②备运时间已知,且为常数;③所研究时间内物品的需求量 D 为已知,且为常数。

一、不允许缺货、瞬时到货的经济订货模型(模型 I)

此模型也称为基本经济订货模型(basic economic quantity model),是库存论中最著名的经济订货模型。

适用此类模型的约束条件如下。

(1)用户的需求是连续的、均匀的,且需求速度为常数。

(2)可以认为备运期很短,近似为零,当库存量降至零时,可以立即得到补充,即一订货就到货。

(3)不允许缺货,可以认为若缺货就会失去商机或信誉,即缺货费用为无穷大,是无法承担的。

(4)每次订货量不变,用 Q 表示,订货费(C_3)不变,单位时间单位物资的库存费(后简称为单位库存费)(C_1)不变,即 C_1、C_3 为常数。

库存量变化情况如图 10-3 所示。其中,$\frac{Q}{2}$ 表示平均库存量,它是总库存量的一半,T_S 表示订货间隔时间。

在该模型中,由于不允许缺货,所以不考虑缺货损失费 C_2。因此,该模型中确定最佳订货量的目的,就是使得货物的库存费与订货费的总和最小。若减少订货次数,订货费就会降低,但同时会增加平均库存量从而使库存费增加,确定最佳订货量必须权衡两者。

使库存费用与订货费用的总和最少的订货量叫做经济批量或最佳批量。

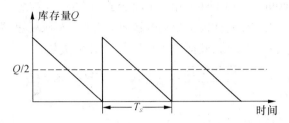

图 10 - 3　不允许缺货、瞬时到货的经济订货模型示意图

确定最佳批量、最佳订货次数是我们重点讨论的问题。

用 D 表示 T 时间内物品的需求量，N 表示 T 时间内的订货次数，则

$$N = \frac{D}{Q}$$

用 E 表示 T 时间内总库存费与总订货费之和，于是

$$E = \frac{Q}{2}C_1 T + \frac{D}{Q}C_3 \qquad (10 - 1)$$

其中，第一项总库存费等于平均库存量 $\left(\dfrac{Q}{2}\right)$ 与单位库存费 (C_1) 及时间 (T) 的积；第二项总订货费等于订货次数 $\left(N = \dfrac{D}{Q}\right)$ 与单位订货费 (C_3) 的积。

（一）经济批量公式

在式（10 - 1）中，C_1、C_3、D 及 T 都是常数，因此总费用 E 是每次订货量 Q 的函数。下面我们用一元函数微分法来求出总费用 E 的最小值，从而确定最佳批量 Q^* 及最佳订货次数。

由于 $\dfrac{dE}{dQ} = \dfrac{C_1 \cdot T}{2} - \dfrac{D}{Q^2} \cdot C_3$，令 $\dfrac{dE}{dQ} = 0$，即得 $\dfrac{C_1 \cdot T}{2} = \dfrac{D}{Q^2} \cdot C_3$

由上述方程解出的 Q 就是最佳批量 Q^*，即

$$Q^* = \sqrt{\frac{2 \cdot C_3 \cdot D}{T \cdot C_1}} \qquad (10 - 2)$$

令 $U = \dfrac{D}{T}$，即 U 表示单位时间物品的需求量（或称需求速度），则

$$Q^* = \sqrt{\frac{2 \cdot C_3 \cdot U}{C_1}} \qquad (10 - 3)$$

式（10 - 2）和式（10 - 3）就是库存论中著名的经济订货批量公式，简称经

济批量公式(economic ordering quantity 公式,EOQ 公式)。

当订货量为最佳批量(经济批量)Q^* 时,与之相对应的总费用、间隔期、订货次数分别为最小总费用、最佳间隔期和最佳订货次数。

将 $Q = Q^* = \sqrt{\dfrac{2 \cdot C_3 \cdot D}{T \cdot C_1}}$ 分别代入 $E = \dfrac{Q}{2}C_1 T + \dfrac{D}{Q}C_3$、$T_s = \dfrac{T}{N} = T \cdot \dfrac{Q}{D}$ 和 $N = \dfrac{D}{Q}$,可得

最小总费用:
$$E^* = \sqrt{2 \cdot C_1 \cdot C_3 \cdot T \cdot D} \qquad (10-4)$$

最佳间隔期:
$$T_s^* = \sqrt{\frac{2 \cdot T \cdot C_3}{D \cdot C_1}} \qquad (10-5)$$

最佳订货次数:
$$N^* = \sqrt{\frac{T \cdot C_1 \cdot D}{2 \cdot C_3}} \qquad (10-6)$$

【例1】　某社区医院每年需要一次性注射器 8 000 支,每支价格为 1 元,单位库存费是注射器价值的 20%,订购费每次 12.5 元,求最佳批量是多少?

解:已知 $T = 1$, $D = 8\,000$, $C_1 = 1 \times 20\% = 0.2$, $C_3 = 12.5$

由式(10-2)或式(10-3)得最佳批量

$$Q^* = \sqrt{\frac{2 \cdot C_3 \cdot D}{T \cdot C_1}} = \sqrt{\frac{2 \times 12.5 \times 8\,000}{1 \times 0.2}} = 1\,000(单位)$$

或

$$Q^* = \sqrt{\frac{2 \cdot C_3 \cdot U}{C_1}} = \sqrt{\frac{2 \times 12.5 \times 8\,000}{0.2}} = 1\,000(单位)$$

本例也可采用列表法求解。按每年订货次数为 1,2,3,…,使用公式 $E = \dfrac{Q}{2}C_1 T + \dfrac{D}{Q}C_3$ 求出对应的批量 Q 及年总费用 E,通过比较 E 的大小,找出最佳批量也是 1 000,读者可自行完成。

【例2】　某医院每年($T = 12$ 个月)均匀地消耗某种卫生材料 240 000 个单位。已知每单位该种卫生材料每月的库存费为 1 元,每采购一次该种卫生材料所需的订购费为 350 元,备用期为零。

问:①每次的合理订购量是多少? ②隔多少时间采购一次? ③最佳订购次数是多少? ④每年最小总费用是多少?

解:已知 $T = 12$(月),$D = 240\,000$(单位),$C_1 = 1$[元 /(单位·月)],$C_3 = 350$(元 / 次)。由式(10-2)、式(10-4)、式(10-5)和式(10-6)可分别求出 Q^*,

T_S^*，N^*，E^*。

$$Q^* = \sqrt{\frac{2 \cdot C_3 \cdot D}{T \cdot C_1}} = \sqrt{\frac{2 \times 240\,000 \times 350}{12 \times 1}} = 3\,742(单位)$$

$$T_S^* = \sqrt{\frac{2 \cdot T \cdot C_3}{D \cdot C_1}} = \sqrt{\frac{2 \times 12 \times 350}{240\,000 \times 1}} = 0.19(月)$$

$$N^* = \sqrt{\frac{T \cdot C_1 \cdot D}{2 \cdot C_3}} = \sqrt{\frac{12 \times 1 \times 240\,000}{2 \times 350}} = 64(次)$$

$$E^* = \sqrt{2 \cdot C_1 \cdot C_3 \cdot T \cdot D} = \sqrt{2 \times 1 \times 350 \times 12 \times 240\,000}$$
$$= 44\,899.89(元)$$

（二）经济批量公式的敏感性分析

可将例1中的订购费、库存费及总费用画成曲线图，如图10-4所示。其中总费用曲线最低点的横坐标，对应的就是最佳批量。

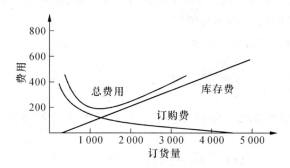

图10-4 订购费、库存费及总费用的曲线图

从图10-4中可以看出，在最小费用点附近有一比较平缓的区域。也就是说该区域批量的变化对总费用的变化影响不太敏感。于是，我们有必要研究当订货批量 Q 不等于经济批量 Q^*，而与 Q^* 有一定的偏差时，它对总费用的影响是不是显著，这就是敏感性分析问题。

如果当物品批量比经济批量增大10%而总费用仅增加1%，那么这个解（批量）就不太敏感；如果当物品批量比经济批量增大10%而总费用增加20%，那么这个解就太敏感了。在处理实际问题时，往往需要这种不敏感性。因为有了这种不敏感性，我们就不一定非取经济批量 Q^* 不可，也就是说，即使实际批量不是经济批量 Q^*，而在经济批量左右变动，给总费用带来的影响也不大。

下面我们进一步讨论这种不敏感性的范围，即超过怎样的范围，它就会变得敏感。

用 Q' 表示新的订购批量,δQ^* 表示 Q' 与经济批量 Q^* 的偏差,则

$$Q' = (1+\delta)Q^* \tag{10-7}$$

以 E' 表示当 Q^* 的偏差为 δQ^* 时的总费用,可推出如下公式

$$E' = \left[1 + \frac{\delta^2}{2(1+\delta)}\right]E^* \tag{10-8}$$

即批量变化 δQ^*,总费用的变化量为 $\dfrac{\delta^2}{2(1+\delta)}E^*$。

下面我们通过前面的例题来说明,总费用 E 是如何随着经济批量 Q^* 的变化而改变的。

【例3】　在例2中,$T = 12$(月),$D = 240\,000$(单位),$C_1 = 1$[元/(单位·月)],$C_3 = 350$(元/次),$Q^* = 3\,742$(单位),$E^* = 44\,899.89$(元)。如果订购批量不是3742个单位而是5613个单位,即不按经济批量订货,而使批量增加50%,试分析总费用 E 的增长情况。

解:由式(10-7),先求出 δ

$$\delta = \frac{Q'}{Q^*} - 1 = \frac{5\,613}{3\,742} - 1 = 0.5$$

即订货批量增加的百分率为50%。再根据式(10-8)计算

$$\frac{\delta^2}{2(1+\delta)} = \frac{0.5^2}{2(1+0.5)} = 0.083$$

总费用的增加值为 $0.083 \times E^*$,即

$$0.083 \times 44\,899.89 = 3\,726.69(\text{元})$$

当订货批量增加50%时,总费用增加3726.69元,总费用的增长率为8.3%,费用的增长率远远低于批量的增长率。

二、不允许缺货、逐步均匀到货的经济订货模型(模型Ⅱ)

本模型中逐步均匀到货指的是一订货就能逐步均匀到货。因此,除物品的生产需要一定时间,即供货不能立刻到齐,需逐步均匀到货外,本模型的其他假设条件与模型Ⅰ完全相同。

设:到货率(生产率、供给率)为 A(单位/天),销售率(使用率、需求率)为 U(单位/天)(且 $A > U$),订货量为 Q,则

供货持续时间为：$\dfrac{Q}{A}$,

在供货持续时间$\dfrac{Q}{A}$内货物的使用量为：$U \cdot \dfrac{Q}{A}$

最大库存量为：$Q - U \cdot \dfrac{Q}{A}$

平均库存量为：$\dfrac{1}{2}\left(Q - U \cdot \dfrac{Q}{A}\right)$

由于每当一部分货物到货时，有一部分货物已用掉，因此库存量总不会达到订货量Q，库存量的变化如图$10-5$所示。

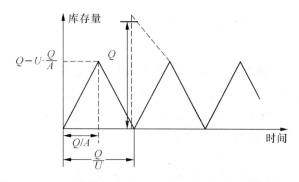

图 10 - 5　不允许缺货、逐步均匀到货的经济订货模型示意图

由图$10-5$可得

T时间内的总库存费为：$\dfrac{1}{2}C_1 \cdot T \cdot \left(Q - U \cdot \dfrac{Q}{A}\right)$

T时间内的总订货费为：$C_3 N = C_3 \cdot \dfrac{D}{Q}$

T时间内的总费用为：

$$E = \frac{1}{2}C_1 \cdot T \cdot \left(Q - U \cdot \frac{Q}{A}\right) + C_3 \cdot \frac{D}{Q} \qquad (10 - 9)$$

为求得最小总费用，对式$(10-9)$求E对Q的导数，并令$\dfrac{\mathrm{d}E}{\mathrm{d}Q} = 0$，故

$$C_1 \cdot T \cdot Q^2 \left(1 - \frac{U}{A}\right) - 2 \cdot C_3 \cdot D = 0$$

$$Q^2 = \frac{2 \cdot C_3 \cdot D}{C_1 \cdot T \cdot \left(1 - \dfrac{U}{A}\right)} = \frac{2 \cdot C_3 \cdot D \cdot A}{C_1 \cdot T \cdot (A - U)}$$

最佳批量为：

$$Q^* = \sqrt{\frac{2 \cdot C_3 \cdot D}{C_1 \cdot T \cdot \left(1 - \dfrac{U}{A}\right)}} = \sqrt{\frac{2 \cdot C_3 \cdot D \cdot A}{C_1 \cdot T \cdot (A - U)}} \qquad (10-10)$$

将式(10-10)代入式(10-9)得最小总费用：

$$E^* = \sqrt{2 \cdot T \cdot C_1 \cdot C_3 \cdot D \cdot \left(1 - \frac{U}{A}\right)} \qquad (10-11)$$

由式(10-10)和式(10-11)不难看出,当生产速度(生产率、供给率)A 很大时 $1 - \dfrac{U}{A} \rightarrow 1$,这时,式(10-10)和式(10-11)就和模型 I 中式(10-3)和式(10-4)完全一样。

A 很大可称无限供给率,所以模型 I 也叫做无限供给率、不允许缺货的经济订货模型;模型 II 也可叫做有限供给率、不允许缺货的经济订货模型。

【例 4】 某药物市场每年需求 6 500 箱,假设每个生产周期的初装费为 200 元,每年每箱药品的库存费为 3.2 元,每天生产 50 箱该药品(每年工作日按 250 天计算)。

问:每个生产周期的最佳生产量、每个生产周期所需天数、供货持续时间、最大库存量、一年的总库存费用各是多少?

解:已知 $T = 1$(年),$C_1 = 3.2$(元 /(箱·年)),$C_3 = 200$(元 /次),$D = 6\,500$(箱),$A = 50$(箱 /天),$U = 6\,500/250 = 26$(箱 /天),由式(10-10) 得

$$Q^* = \sqrt{\frac{2 \times 200 \times 6\,500}{3.2 \times 1 \times \left(1 - \dfrac{26}{50}\right)}} = 1\,301 \text{(箱)}$$

即每个生产周期的最佳生产量是 1 301 箱

每个生产周期数为：$N = \dfrac{D}{Q} = \dfrac{6\,500}{1\,301} = 5$

每个生产周期所需天数为：$\dfrac{250}{5} = 50$(天)

供货持续时间为：$\dfrac{Q}{A} = \dfrac{1\,301}{50} = 26$(天)

最大库存量为：

$$Q_{\max} = Q - U \cdot \frac{Q}{A} = Q\left(1 - \frac{U}{A}\right) = 1\,301 \times \left(1 - \frac{26}{50}\right) = 624 \text{(箱)}$$

根据式(10-11)算出 1 年的总库存费用：

$$E^* = \sqrt{2 \times 1 \times 200 \times 3.2 \times 6\,500 \times \left(1 - \frac{26}{50}\right)} = 1\,998(元)$$

从开始供货到第 26 天第一周期供货结束,这时库存量达到最大值 624 箱,然后库存量逐步减少,到第 50 天第一周期结束。接着,第二周期开始供货,到第 76 天第二周期供货结束,依此类推。

三、允许缺货、瞬时到货、缺货要补的经济订货模型(模型Ⅲ)

该模型也可称为无限供给率、允许缺货的经济订货模型。

前面讨论的经济订货模型,都是不允许缺货。但有时缺货不一定使总费用增大。因为要使不发生缺货,就要增大库存量,从而也就增加了库存费甚至订货费。增加的这部分费用很可能大于因缺货造成的损失费,若这种情况发生,应选择允许缺货模型。

为了建立允许缺货模型,我们做如下假设。

(1) 因缺货产生的损失费小于缺货部分的库存费。

(2) 每短缺单位物资的损失是可以度量的。

(3) 除允许缺货外,其他条件与模型Ⅰ完全一样。

库存的变化情况如图 10-6 所示。

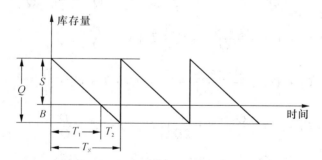

图 10-6 允许缺货、瞬时到货的经济订货模型示意图

在图 10-6 中,S 为最初库存量可以满足时间 T_1 的需求;$\frac{S}{2}$ 为该段时间的平均库存量;B 为允许缺货量,$B = Q - S$;$\frac{B}{2} = \frac{Q-S}{2}$ 为平均缺货量;C_2 为单位物资在单位时间内的缺货损失费;T_1 为不缺货时间;T_2 为缺货时间;T_s 为两次订货(到货)的间隔时间($T_s = T_1 + T_2$);Q, D, C_1, C_2, U 的含义同前。

由图 10 - 6 可知,当实际库存量降为零时,并不订货,直到缺货到 B 时才订货。因此

总库存费为:$\dfrac{S}{2} \cdot C_1 \cdot T_1 \cdot N$

总缺货费为:$\dfrac{Q-S}{2} \cdot C_2 \cdot T_2 \cdot N$

总订购费为:$C_3 \cdot N$

总费用:$E = \dfrac{S}{2} \cdot C_1 \cdot T_1 \cdot N + \dfrac{Q-S}{2} \cdot C_2 \cdot T_2 \cdot N + C_3 \cdot N$

在前面不允许缺货的模型里,总费用 E 只是变量 Q 的一元函数,而在允许缺货的模型中,总费用 E 是变量 Q、S 的二元函数。下面我们用多元函数的微分法求费用函数 E 的最小值点,从而求出最佳库存量、最佳缺货量、最佳间隔期、最小总费用等。

求法如下:

$$E = \frac{S}{2} \cdot C_1 \cdot T_1 \cdot N + \frac{Q-S}{2} \cdot C_2 \cdot T_2 \cdot N + C_3 \cdot N$$

$$= \left(\frac{S}{2} \cdot C_1 \cdot T_1 + \frac{Q-S}{2} \cdot C_2 \cdot T_2 + C_3 \right) \cdot N$$

$$= \left(\frac{S}{2} \cdot C_1 \cdot \frac{S}{Q} \cdot \frac{T}{N} \cdot \frac{D}{Q} + \frac{Q-S}{2} \cdot C_2 \cdot \frac{Q-S}{Q} \cdot \frac{T}{N} \cdot \frac{D}{Q} + C_3 \cdot \frac{D}{Q} \right)$$

$$= \frac{S^2}{2Q} \cdot C_1 \cdot T + \frac{(Q-S)^2}{2Q} \cdot C_2 \cdot T + C_3 \cdot \frac{D}{Q}$$

$$= \frac{S^2}{2Q} \cdot C_1 \cdot T + \frac{(Q^2 - 2QS + S^2)}{2Q} \cdot C_2 \cdot T + C_3 \cdot \frac{D}{Q}$$

$$= \frac{S^2}{2Q} \cdot C_1 \cdot T + \left(\frac{Q}{2} - S + \frac{S^2}{2Q} \right) \cdot C_2 \cdot T + C_3 \cdot \frac{D}{Q}$$

$$\frac{\partial E}{\partial Q} = -\frac{S^2 C_1 T}{2Q^2} + \frac{Q^2 - S^2}{2Q^2} C_2 T - \frac{C_3 D}{Q^2}$$

$$\frac{\partial E}{\partial S} = \frac{SC_1 T}{Q} - \frac{(Q-S)}{Q} C_2 T$$

令 $\dfrac{\partial E}{\partial Q} = 0$,$\dfrac{\partial E}{\partial S} = 0$,得

$$S = Q \cdot \frac{C_2}{C_1 + C_2}$$

$$Q^2 \cdot C_2 - (C_1 + C_2)S^2 = \frac{2C_3 D}{T}$$

消去 S, 得到最佳经济批量:

$$Q^* = \sqrt{\frac{2DC_3}{TC_1}\left(\frac{C_1 + C_2}{C_2}\right)} \qquad (10-12)$$

其余的公式直接给出结果。

最佳库存量: $\qquad S^* = \sqrt{\frac{2DC_3}{TC_1}\left(\frac{C_2}{C_1 + C_2}\right)} \qquad (10-13)$

最佳缺货量: $\qquad B^* = \sqrt{\frac{2DC_3}{TC_2}\left(\frac{C_1}{C_1 + C_2}\right)} \qquad (10-14)$

最佳间隔期: $\qquad T_S^* = \sqrt{\frac{2TC_3}{DC_1}\left(\frac{C_1 + C_2}{C_2}\right)} \qquad (10-15)$

最小总费用: $\qquad E^* = \sqrt{2DTC_1C_3\left(\frac{C_2}{C_1 + C_2}\right)} \qquad (10-16)$

显然, 当不允许缺货, 即 $C_2 \to \infty$, $\frac{C_2}{C_1 + C_2} \to 1$ 时

$$Q^* = \sqrt{\frac{2DC_3}{TC_1}}, \ E^* = \sqrt{2DTC_1C_3}, \ T_S^* = \sqrt{\frac{2TC_3}{DC_1}}$$

这与模型 I 中式(10-2)、式(10-4)和式(10-5)完全一致。

【例5】 已知 $C_2 = 2$[元/(单位·月)], 其他条件同例 2。试求出在允许缺货条件下的 Q^*, T_S^*, S^*, B^* 及 E^*。

解: 已知 $D = 240\,000$(单位), $T = 12$(月), $C_1 = 1$[元/(单位·月)], $C_2 = 2$(元/(单位·月)), $C_3 = 350$(元/次)。将这些数据分别代入式(10-12)至式(10-16)得

$$Q^* = \sqrt{\frac{2 \times 240\,000 \times 350}{12 \times 1}\left(\frac{1+2}{2}\right)} = 4\,583(单位)$$

$$T_S^* = \sqrt{\frac{2 \times 12 \times 350}{240\,000 \times 1}\left(\frac{1+2}{2}\right)} = 0.23$$

$$S^* = \sqrt{\frac{2 \times 240\,000 \times 350}{12 \times 1}\left(\frac{2}{1+2}\right)} = 3\,055(单位)$$

$$B^* = Q^* - S^* = 4\,583 - 3\,055 = 1\,528(单位)$$

$$E^* = \sqrt{2 \times 240\,000 \times 12 \times 1 \times 350 \times \left(\frac{2}{1+2}\right)} = 36\,660.61(元)$$

在例2中 $E^* = 44\,899.89$ 元,允许缺货条件下的总费用比不允许缺货条件下的总费用节省了 8 239.28 元。

四、允许缺货、逐步均匀到货、缺货要补的经济订货模型(模型Ⅳ)

该模型也称为有限供给率、允许缺货的经济订货模型。模型除允许缺货外,其余条件与模型Ⅱ完全相同。

在物品的订货过程中,由于生产、运输等条件的限制,货物往往不能一次到达,而是按照一定的到货率到达。这样就减少了库存量,由此减少了库存费用。由于允许缺货,还要考虑因缺货产生的损失。

模型库存量的变化情况如图 10 - 7 所示。

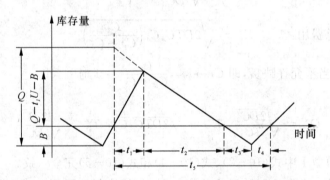

图 10 - 7　允许缺货、逐步均匀到货的经济订货模型示意图

设 t_1 为从库存量为零直到全部订货收到为止的时间; t_2 为从收到全部订货直到库存量又为零的时间; t_3 为从开始缺货直到新订购的货开始来到的时间; t_4 为从新订购的货开始来到直到所有缺货都交清(库存量又回到零)的时间; t_5 为供销周期, $t_5 = \sum_{i=1}^{4} t_i$; N 为订货次数, $N = \dfrac{D}{Q}$;符号 A , U , Q , B , C_1 , C_2 , C_3 的含义同前。

下面我们用多元函数的微分法,给出总费用函数 E 的最小值点,从而求出最佳经济批量 Q^* 、最佳缺货量 B^* 。

总库存费: $\dfrac{Q - t_1 \cdot U - B}{2} \cdot C_1 \cdot \dfrac{t_1 + t_2}{t_5} \cdot T = \dfrac{Q - t_1 \cdot U - B}{2} - C_1 \cdot (t_1 + t_2) \cdot N$

总缺货费: $\dfrac{B}{2} \cdot C_2 \cdot \dfrac{t_3 + t_4}{t_5} \cdot T = \dfrac{B}{2} \cdot C_2 \cdot (t_3 + t_4) \cdot N$

总订购费:$C_3 \cdot N$

总费用:

$$E = \frac{Q - t_1 \cdot U - B}{2} \cdot C_1 \cdot \frac{t_1 + t_2}{t_5} \cdot T + \frac{B}{2} \cdot C_2 \cdot \frac{t_3 + t_4}{t_5} \cdot T + C_3 \cdot N$$

$$= \frac{Q - t_1 \cdot U - B}{2} \cdot C_1 \cdot (t_1 + t_2) \cdot N + \frac{B}{2} \cdot C_2 \cdot (t_3 + t_4) \cdot N + C_3 \cdot N$$

要求总费用函数 E 的最小值点,需将 E 分别对变量 Q、B 求偏导数,并令其偏导数为零,解出总费用函数 E 的最小值点。得

$$Q^* = \sqrt{\frac{2C_3 D}{C_1 T \left(1 - \dfrac{U}{A}\right)} \cdot \left(\frac{C_1 + C_2}{C_2}\right)} = \sqrt{\frac{2C_3 D}{C_1 T} \cdot \left(\frac{C_1 + C_2}{C_2}\right) \cdot \frac{A}{(A - U)}}$$

$$(10 - 17)$$

$$B^* = \left(\frac{C_1}{C_1 + C_2}\right) \cdot \left(\frac{A - U}{A}\right) \cdot Q^* = \sqrt{\frac{2C_1 C_3 D}{C_2 (C_1 + C_2) T} \cdot \frac{A - U}{A}}$$

$$(10 - 18)$$

单位时间内最小总费用 $E^* = \sqrt{\dfrac{2C_1 C_3 D}{T} \cdot \left(\dfrac{C_2}{C_1 + C_2}\right) \cdot \dfrac{A - U}{A}}$ $\quad(10 - 19)$

【例 6】　某医院配制一种患者外用的消毒液,比从市场上购买同类消毒液便宜 3 元而效果无差异。已知每天可配制 200 瓶,医院每年需要 48 000 瓶(每年按 300 天计算)左右。每瓶的库存费每天为 1 元,每次配制的准备费为 1 000 元。问采用何种配制策略使总费用最低?

解:已知 $A = 200$(瓶／天),$T = 300$(天),$D = 48\,000$(瓶),$C_1 = 1$(元／(瓶·天)),$C_2 = 3$(元／(瓶·天)),$C_3 = 1\,000$(元／次)。

可算出 $U = \dfrac{48\,000}{300} = 160$(瓶／天)。

于是,由式(10 - 17)、式(10 - 18)和式(10 - 19)可分别得到

$$Q^* = \sqrt{\frac{2 \times 1\,000 \times 48\,000}{1 \times 300} \cdot \left(\frac{1 + 3}{3}\right) \cdot \frac{200}{200 - 160}}$$

$$= 1\,460.59 \approx 1\,461(\text{瓶})$$

$$B^* = \left(\frac{C_1}{C_1 + C_2}\right) \cdot \left(\frac{A - U}{A}\right) \cdot Q^* = \sqrt{\frac{2C_1 C_3 D}{C_2 (C_1 + C_2) T} \cdot \frac{A - U}{A}}$$

$$= \left(\frac{1}{1 + 3}\right) \times \left(\frac{200 - 160}{200}\right) \times 1\,461$$

$$= \sqrt{\frac{2 \times 1 \times 1\,000 \times 48\,000}{3 \times (1+3) \times 300} \times \frac{200-160}{200}}$$

$$= 73.03 \approx 73 (瓶)$$

$$E^* = \sqrt{\frac{2C_1 C_3 D}{T} \cdot \left(\frac{C_2}{C_1+C_2}\right) \cdot \frac{A-U}{A}}$$

$$= \sqrt{\frac{2 \times 1 \times 1\,000 \times 48\,000}{300} \times \left(\frac{3}{1+3}\right) \times \frac{200-160}{200}}$$

$$= 219.09 (元 / 天)$$

也就是说，当最佳经济批量 Q^* 为每次生产 1 461 瓶、最佳（大）缺货量 B^* 为 73 瓶时，总费用 E 最低，且最低总费用为每天 219.09 元。

五、有批发折扣的确定性模型

前面我们讨论的 4 种确定性模型是最基本、最常用的模型。使用这些模型时，要假设物品的订购单价是不变的，与订货（或生产）批量无关。因此，在计算经济批量时，就不需考虑物品价格因素。在实际供销问题中，供货单位为了扩大销售量，往往对订货单位采取某种优惠策略。最常用的销售策略是根据订货量的大小，规定不同的批发折扣。这时，订货批量越大，物品的单价就越低，这就要求订货方在决定订货批量时，要对物品的订货费、库存费统筹考虑，以调整自己的库存策略。

下面我们以模型 I（EOQ 模型，瞬时到货、不允许缺货）为例，说明有批发折扣情况下如何制定库存策略。其他模型有批发折扣情况下库存策略的制定也可类似得到。

用 $K(Q)$ 表示货物单价，其中 Q 为订货量，且有

$$K(Q) = \begin{cases} k_0, & 0 \leqslant Q < Q_1 \\ k_1, & Q_1 \leqslant Q < Q_2 \\ k_2, & Q_2 \leqslant Q < Q_3 \\ \quad \cdots\cdots \\ k_{m-1}, & Q_{m-1} \leqslant Q < Q_m \end{cases}$$

其中，Q_j 为货物订购量的分界点，且满足 $Q_j < Q_{j+1}$　$j = 1, 2, \cdots, m-1$；k_j 为货物单价，且满足 $k_j > k_{j+1}$　$j = 0, 1, 2, \cdots, m-2$。

显然，k_j 与 Q 有关，总费用 E 是 Q 的一元函数，即

$$E(Q) = k_j D + \frac{D}{Q}C_3 + \frac{1}{2}QC_1 \qquad (10-20)$$

其中，C_1 为单位货物单位时间的库存费；C_3 为每次的订货费；D 为某时间内货物的需求量。

式(10-20)中的第一项为购进货物的成本。如货物单价不变，则该项为一常数（该项在模型 I 中没有考虑）；第二项为订购费，此项费用随 Q 的增大而减少；第三项为库存费。

总费用 E 是 Q 的一元函数，当 Q 取不同的分界点 Q_j 时，E 只差一个常数。图 10-8 是 $m=4$ 时，总费用 E 随不同订货量 Q 的变化曲线。

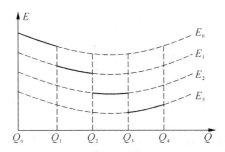

图 10-8 不同订货量时的总费用曲线

确定物品有折扣价情况下的库存策略步骤如下。

(1) 利用式(10-2) $Q^* = \sqrt{\dfrac{2 \cdot C_3 \cdot D}{T \cdot C_1}}$，求出最佳经济批量 Q^*。

(2) 若 $Q_{m-1} \leqslant Q^* < Q_m$，即 Q^* 处于折扣价的最高区间 $[Q_{m-1}, Q_m)$，则最佳经济批量 $Q = Q^*$。

(3) 若 $Q_{k-1} \leqslant Q^* < Q_k$，即 Q^* 处于某一折扣价区 $[Q_{k-1}, Q_k)$（含无折扣价格区），则最佳经济批量 $Q = Q_l$。其中

$$E(Q_l) = \min[E(Q^*), E(Q_k), E(Q_{k+1}), \cdots, E(Q_m)] \qquad (10-21)$$

【例 7】 某医院每年需要某种药品 30 000 箱，每次订购费为 500 元，每年每箱库存费为 0.2 元，药品单价的折扣情况如下：

$$K(Q) = \begin{cases} 1 & 0 \leqslant Q < 10\,000 \\ 0.98 & 10\,000 \leqslant Q < 30\,000 \\ 0.94 & 30\,000 \leqslant Q < 50\,000 \\ 0.90 & Q \geqslant 50\,000 \end{cases}$$

问：订购量为多少，才能使每年的平均总费用最小？

解:已知 $D=30\,000$(箱), $C_1=0.2$(元/(箱·年)), $C_3=500$(元/次), $T=1$(年)。

(1) 首先计算 Q^*

$$Q^* = \sqrt{\frac{2 \cdot C_3 \cdot D}{T \cdot C_1}} = \sqrt{\frac{2 \times 500 \times 30\,000}{1 \times 0.2}} = 12\,247.45 \approx 12\,247(\text{个})$$

(2) 计算 $E(Q^*)$、$E(Q_2)$、$E(Q_3)$

因为 $10\,000 < Q^* < 30\,000$,则由式(10-21)可知,需计算 $E(Q^*)$、$E(Q_2)$、$E(Q_3)$,并取其中最小者所对应的批量 Q_l 为最佳经济批量,即 $Q^* = Q_l$。

根据式(10-20),得

$$E(Q^*) = E(12\,247) = E(Q) = k_jD + \frac{D}{Q}C_3 + \frac{1}{2}QC_1$$

$$= 30\,000 \times 0.98 + \frac{30\,000}{12\,247} \times 500 + \frac{1}{2} \times 12\,247 \times 0.2 \approx 31\,849(\text{元})$$

$$E(Q_2) = E(30\,000) = E(Q) = k_jD + \frac{D}{Q}C_3 + \frac{1}{2}QC_1$$

$$= 30\,000 \times 0.94 + \frac{30\,000}{30\,000} \times 500 + \frac{1}{2} \times 30\,000 \times 0.2 = 31\,700(\text{元})$$

$$E(Q_3) = E(50\,000) = E(Q) = k_jD + \frac{D}{Q}C_3 + \frac{1}{2}QC_1$$

$$= 30\,000 \times 0.90 + \frac{30\,000}{50\,000} \times 500 + \frac{1}{2} \times 50\,000 \times 0.2 = 32\,300(\text{元})$$

而 $\min[E(Q^*), E(Q_2), E(Q_3)] = E(Q_2)$,故应取 $Q_2 = 30\,000$ 为最佳订购批量,即 $Q^* = 30\,000$(个)

第三节　随机性库存模型

在确定性模型中需求是确定的。然而,实际问题中需求也可能是随机的,且其概率分布为已知,这时需用随机性库存模型来解决库存问题。

随机性库存模型是根据物资需求的特点,在不断掌握动态变化的基础上,采用适当的方法对库存物资进行库存控制,既保证供应,又保持在一个合理水平上。合理的库存量可减少因货物订多后卖不出去而造成损失的风险,也减少因货物订少后供不应求而失掉销售机会的风险,使利润降低。下面介绍几种主要的、常用的模型。

一、单周期随机库存模型

单周期随机库存模型就是一种物资一次性订货。而且规定它与下一个过程的订货不发生联系,当货物销完时,并不马上补充进货。这类库存问题很多。例如:某印刷厂要为下一年印多少本某种日历? 某商店每天要订多少个新鲜面包? 报童每天应准备多少份报纸? 某医院每季度要订购多少个一次性注射器,既满足需求,又不会因产品过剩过期而造成损失,等等。

(一)简单单周期模型

该模型通过计算损失的期望值大小,给出简单单周期模型,确定问题的临界值,从而解出最佳订购批量。以下分离散型变量与连续型变量讨论。

1. 离散型 设 k 为卖出每件产品所获得的利润;h 为剩下每件产品的赔偿费(损失费);r 和 $P(r)$ 分别表示可能卖出的产品数量(需求量)及相应的概率。则可用下面公式求出最佳订购批量

$$\sum_{r=0}^{Q-1} P(r) < \frac{k}{h+k} \leqslant \sum_{r=0}^{Q} P(r) \qquad (10-22)$$

其中,$\dfrac{k}{h+k}$ 称为临界值,表示最佳订购批量的概率。

我们可通过式(10-22)计算累计概率,并与临界值比较,以确定所对应的 Q 值,该值就是最佳订购批量 Q^*。

【例8】 有一零售面包代销商,每天早上需从面包店购买一定数量的面包出售。假设面包不能隔夜,又知每个面包的进价为 0.3 元,卖价为 0.5 元,若到晚上 8 点还不能全部售完,则以每个 0.2 元削价处理完毕。已知面包销售量 r 及其概率分布如表 10-1。

表 10-1 面包销售量 r 的概率分布

销售量 r	900	1 000	1 100	1 200	1 300	1 400	1 500
概率 $P(r)$	0.05	0.20	0.20	0.25	0.20	0.08	0.02

问零售面包代销商应向面包店购买多少数量的面包才能使所获得的利润最大?

解:已知 $k = 0.5 - 0.3 = 0.2$(元/个),$h = 0.3 - 0.2 = 0.1$(元/个)

$$临界值 = \frac{k}{h+k} = \frac{0.2}{0.1+0.2} = 0.667$$

因

$$\sum_{r=0}^{900} P(r) = P(900) = 0.05$$

$$\sum_{r=0}^{1\,000} P(r) = P(900) + P(1\,000) = 0.05 + 0.20 = 0.25$$

$$\sum_{r=0}^{1\,100} P(r) = P(900) + P(1\,000) + P(1\,100)$$

$$= 0.05 + 0.20 + 0.20 = 0.45$$

$$\sum_{r=0}^{1\,200} P(r) = P(900) + P(1\,000) + P(1\,100) + P(1\,200)$$

$$= 0.05 + 0.20 + 0.20 + 0.25 = 0.70$$

即 $\sum\limits_{r=0}^{1\,100} P(r) < 0.667 < \sum\limits_{r=0}^{1\,200} P(r)$

临界值 $0.667 < 0.70$,而 $\sum\limits_{r=0}^{1\,200} P(r) = 0.70$,因此面包代销商应向面包店购买 1 200 个面包。

2. **连续型** 前面需求量 r 是离散型随机变量,当需求量 r 是连续型随机变量时,也有与式(10 - 22)相类似的计算公式

$$\int_0^Q f(r)\mathrm{d}r = \frac{k}{h+k} \tag{10-23}$$

其中,$f(r)$ 是随机变量 r 的概率密度函数;k、h 的含义同前。可通过积分运算求出 Q。

【例 9】 某产品的需求量服从正态分布。已知 $\mu = 150$,$\sigma = 25$。又知每一件产品的进价为 8 元,卖价为 15 元。如销售不完退货,则每件产品按 5 元处理。问应如何选择订货量为最好?

解:$k = 15 - 8 = 7(元 / 个)$,$h = 8 - 5 = 3(元 / 个)$

$$\frac{k}{h+k} = \frac{7}{3+7} = 0.7$$

由 $\int_0^Z \varphi(Z)\mathrm{d}Z = \dfrac{k}{h+k} = 0.7$,查标准正态分布表可知,使上式成立的 Z 值为 0.52。

根据变换公式 $Z = \dfrac{Q^* - \mu}{\sigma}$,解出 Q^*

$$Q^* = \mu + Z \cdot \sigma = 150 + 0.52 \times 25 = 163(件)$$

即最佳订购量 $Q^* = 163$ 件。

（二）有初始库存量的单周期库存模型

S 为库存量；S^* 表示最佳库存量；I 表示初始库存量。

1. **离散型**　可按下列公式求最佳订购批量

$$\sum_{r \leqslant S_i} P(r) = \frac{C_2 - K}{C_1 + C_2} \qquad (10-24)$$

其中，r、$P(r)$、C_1、C_2 的含义同前，K 为货物单价。

式(10-24)右端的临界值 $M = \dfrac{C_2 - K}{C_1 + C_2}$ 恒小于 1。

为使等式成立，S^* 选 $\sum\limits_{r \leqslant S_i} P(r) \geqslant M$ 中 S_i 的最小值，这时 $Q^* = S^* - I$。

【**例 10**】　某商店代销一种产品。每件进价 3 元，单位时间内每件产品应付库存费 1 元，若出现缺货，每件承担缺货费 16 元。已知产品需求概率如表 10-2 所示，且店内原有 10 件存货。问仍需向厂家订购多少件产品，才能使总费用的期望值最小？

表 10-2　不同 r 值的概率分布及累计概率

r	$P(r)$	$\sum P(r)$	r	$P(r)$	$\sum P(r)$
17	0.02	0.02	21	0.20	0.74
18	0.06	0.08	22	0.14	0.88
19	0.12	0.20	23	0.08	0.96
20	0.34	0.54	24	0.04	1.00

解：已知 $C_1 = 1$(元/(件·单位时间))，$C_2 = 16$(元/件)，$K = 3$(元/件)，$I = 10$(件)。

求 S 的最小整数值，使下式成立

$$\sum_{r \leqslant S_i} P(r) \geqslant \frac{C_2 - K}{C_1 + C_2} = \frac{16 - 3}{1 + 16} \approx 0.764\,7$$

由表 10-2 可得

$$\sum_{r \leqslant 21} P(r) = 0.74 < 0.764\,7$$

$$\sum_{r \leqslant 22} P(r) = 0.88 > 0.764\,7$$

故 $S^* = 22$(件),于是

$$Q^* = S^* - I = 22 - 10 = 12(\text{件})$$

该商品再订购 12 件,就能使总费用的期望值达到最小。

2. **连续型** 如果 r 为连续型随机变量,其临界值公式与式(10-24)类似,即

$$\int_0^S f(r)\mathrm{d}r = \frac{C_2 - K}{C_1 + C_2} = M \qquad (10-25)$$

其中,$f(r)$ 是随机变量 r 的概率密度函数,可通过积分运算求出 S。

【例 11】 已知随机变量 r 服从 $\mu = 20$,$\sigma = 5$ 的正态分布,其他条件同例 10。为了使总费用期望值达到最小,问应订购多少件产品最好?

解:已知 $C_1 = 1$[元 /(件·单位时间)],$C_2 = 16$(元 /件),$K = 3$(元 /件),$I = 10$。

$$\int_0^S f(r)\mathrm{d}r = \frac{C_2 - K}{C_1 + C_2} = \frac{16 - 3}{1 + 16} \approx 0.764\ 7$$

因为 $r \sim N(20, 25)$ 为正态分布,所以,$Z = \dfrac{r - 20}{5} \sim N(0, 1)$ 为标准正态分布。

根据 $\int_0^Z \varphi(z)\mathrm{d}z = 0.764\ 7$

查标准正态分布表,得　　　　$Z = 0.72$

即·　　　　　　　　$Z = \dfrac{S - 20}{5} = 0.72$

解出　　　　　　　$S^* = 23.6 \approx 24(\text{件})$

$$Q^* = S^* - I = 24 - 10 = 14(\text{件})$$

即最佳订购量为 14 件。

显然,在实际问题中,当计算出的 $S^* < I$ 时,即 $Q^* = S^* - I < 0$,表明这时不需要订货。

二、多周期随机库存模型

在单周期随机库存模型中,两次订货之间不发生联系,只是独立的单周期订货。而在多周期随机库存模型中,备运期(即从提出订货的时刻起到交货的时刻为止的时段)为随机变量,或备运期确定而备运期内的需求量为随机变量。下面介绍两种常用的库存控制管理方法。

（一）定点控制法

定点控制法也称为定量控制法。它是控制订购点和订购量的一种方法。为了掌握库存的动态变化，经常采用盘点制度，即当物品发生进出变化时，随即盘点。当库存等于或低于规定的订购点时，就提出订货，且每次都订购一定数量的货物。该方法的特点是订购点和订购批量固定，下一次订购要等到库存量降到订购点时才提出。因此，订购间隔时间是不确定的。这种库存策略也称为 (s, S) 策略法。

显然，确定准确的订购点是这种方法的关键。订购点是由备运期的需求量和安全库存量两部分组成。

备运期的需求量与备运期的长短密切相关。由于每次定购后的备运时间往往不同，所以只能按过去历次备运时间实际值的平均值确定，一般可看成常数。如果备运期为常数，那么备运期的需求量可按历次备运期需求量的平均值确定。实际需求量将会在这一平均数上下波动而产生误差，这个误差服从正态分布。从正态分布理论可知，按平均需求量库存的物资只能保证不缺货的概率大约为 50%。在实际问题中，这一概率水平常常不能满足服务要求，而希望服务水平达到某种概率水平，这就需要引进安全库存量的概念。

安全库存量又称服务水平。为了满足某种服务水平而达到某个不缺货的概率，就要在备运期平均需求量的基础上再增加一定量的库存，这增加的库存就称为安全库存量。

下面给出建立订购点与订购量公式

订购点：
$$L + \beta \cdot \sigma_L \tag{10-26}$$

订购量：
$$Q = \sqrt{\frac{2 \cdot u \cdot C_3}{C_1}} \tag{10-27}$$

其中，L 为备运期平均需求量；β 为安全库存量系数，可根据不缺货的概率（服务水平）通过查正态分布表确定，σ_L 为备运期需求量的均方差，$\beta \cdot \sigma_L$ 表示安全库存量；u 为单位时间的平均需求量，$u = \dfrac{D}{T}$；Q、C_1 和 C_3 的符号意义同前。

定点控制法库存的变化情况见图 10-9。

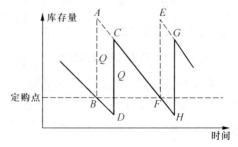

图 10-9　定点控制法示意图

【例 12】　某医院某种针剂的年需求量为 7 200 盒，库存费为 0.05

［元/(盒·月)］,每次的订购费为30元,根据长期的统计可知,备运期的平均需求量为100盒,其均方差为30。求服务水平为99%的订购点、订购量。

解:已知$C_1 = 0.05$［元/(盒·月)］,$C_3 = 30$(元/次),$D = 7\,200$(盒/年),$T = 12$(月),$L = 100$(盒),$\sigma_L = 30$。

当服务水平为99%时,查正态分布表得$\beta = 2.3$,

而$u = \dfrac{D}{T} = \dfrac{7\,200}{12} = 600$(盒/月)。于是

订购点:$L + \beta \cdot \sigma_L = 100 + 2.3 \times 30 = 169$(盒)

订购量:$Q = \sqrt{\dfrac{2 \cdot u \cdot C_3}{C_1}} = \sqrt{\dfrac{2 \times 600 \times 30}{0.05}} = 849$(盒)

定点控制法的优点是,能随时掌握库存动态,安全库存低,不容易发生缺货现象,并能及时订货;每次订购量固定且用经济批量,使总费用达到最低;因而,这种控制方法适用于用量比较稳定,缺货会造成较大损失的物资。

(二) 定期控制法

定期控制法是只研究固定定购间隔期的一种控制方法。该法采用定期盘点制度来掌握库存动态,按固定的时间间隔检查库存数量并随即提出订购。定购批量是根据盘点时的实际库存量和下一个定购周期的需求量来确定。这种控制方法的特点是:定购周期固定(定期控制),而订购量和订购点(期末剩余库存量)是不固定的。该库存策略也称为(t_0, s, S)策略法。

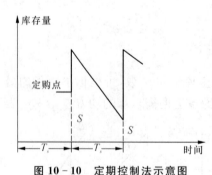

图 10 - 10　定期控制法示意图

定期控制法的订购量公式为

$$Q = u + \beta \cdot \sigma_u + L - S$$

$$(10 - 28)$$

其中,u为一个周期的平均需求量;σ_u为需求量的均方差;S为期末剩余库存量,其余符号同前。

定期控制法库存的变化情况见图10 - 10。

【例13】　某医院采用定期控制法每月订购一次,过去12个月某种针剂的需求量和备运期的需求量见表10 - 3所示。已知某月剩余库存量为200盒,求服务水平为95%的订购量。

表 10-3　某医院过去 1 年中某种针剂的月需求量及备运期的需求量

时间 （月）	月需求量 （盒）	备运期的需求量 （盒）	时间 （月）	月需求量 （盒）	备运期的需求量 （盒）
1	496	224	7	754	220
2	658	235	8	500	230
3	941	170	9	534	240
4	529	180	10	804	225
5	559	200	11	731	215
6	634	210	12	835	222

解：当服务水平为 95% 时，查正态分布表得 $\beta = 1.65$

$$u = \frac{496 + 658 + \cdots + 835}{12} = 664.58$$

$$\sigma_u = \sqrt{\frac{(496 - 664.58)^2 + (658 - 664.58)^2 + \cdots + (835 - 664.58)^2}{12 - 1}}$$

$$\approx 147.82$$

$$L = \frac{224 + 235 + \cdots + 222}{12} = 214.25$$

$$Q = u + \beta \cdot \sigma_u + L - S = 664.58 + 1.65 \times 147.82 + 214.25 - 200$$
$$= 922.73 \approx 923（盒）$$

故该月的订购量为 923 盒。

定期控制法的优点是，订购量可根据需求量而确定，适应性大，对库存的控制比较严格；定期控制即定购周期固定，便于编制定购计划；多种物资同时定期检查，可以合并订购，降低订购费用。由此可见，该种控制法适用于需求量变化大，进出货物频繁，难于进行连续盘点的库存物资。

第四节　库存问题的实际应用

前面所介绍的确定型和随机型库存模型，只是库存问题中的最基本模型。这些模型是在一定假设条件下成立的，而实际问题往往比这些模型还要复杂。因此，如何把实际问题抽象成数学模型是管理应用的关键。这一节我们介绍库存问题的两个应用实例，使读者更好地了解库存问题模型的多样性、复杂性及应用的广泛性。

一、库存面积有约束问题

【例14】 某医院需订购 3 种不同的卫生材料。已知仓库最大存放面积为 200 平方米,且假设卫生材料不能叠放,不容许缺货,订货后瞬时到货。3 种不同卫生材料的需求量、定购费、库存费和占地面积的有关资料见表 10-4 所示。

表 10-4 3 种不同卫生材料的各种费用

项 目	第一种材料 ($i=1$)	第二种材料 ($i=2$)	第三种材料 ($i=3$)
需求量 U_i(桶/月)	32	24	20
订购费 C_{3i}(元)	25	18	20
库存费 C_{1i}(元/桶)	1	1.5	2
占地面积 b_i(平方米/每桶)	4	3	2

问:在面积允许的条件下,求各种材料的最佳订货量。

解:这是一个库存场地有约束条件的库存问题。

(1) 库存场地有约束条件的模型公式和计算步骤。

1) 求出在不考虑仓库面积约束情况下的 3 种材料的经济订购量 Q_i,计算公式为

$$Q_i = \sqrt{\frac{2C_{3i}U_i}{C_{1i}}} \quad i = 1, 2, 3 \qquad (10-29)$$

其中,U_i 为第 i 种材料每月的需求量 ($i = 1, 2, 3$);C_{3i} 为第 i 种材料一次订购费($i = 1, 2, 3$);C_{1i} 为第 i 种材料单位库存费($i = 1, 2, 3$)。

2) 求最佳经济订购量。若 3 种货物所需存放面积之和小于等于仓库面积,即 $b_1Q_1 + b_2Q_2 + b_3Q_3 \leqslant B$,可由式(10-29)算出 Q_i,得最佳经济订购量。上式中,b_i 为每单位第 i 种材料占地面积(平方米,$i = 1, 2, 3$),B 为仓库最大库存面积。

若 3 种货物所需存放面积之和大于仓库面积,即 $b_1Q_1 + b_2Q_2 + b_3Q_3 > B$,则需用拉格朗日法求解,计算公式为

$$Q_1^* = \sqrt{\frac{2C_{31}U_1}{C_{11} + 2\lambda b_1}} \qquad (10-30)$$

$$Q_2^* = \sqrt{\frac{2C_{32}U_2}{C_{12} + 2\lambda b_2}} \qquad (10-31)$$

$$Q_3^* = \sqrt{\frac{2C_{33}U_3}{C_{13} + 2\lambda b_3}} \qquad (10-32)$$

$$b_1 Q_1^* + b_2 Q_2^* + b_3 Q_3^* - B = 0 \qquad (10-33)$$

其中,λ 为拉格朗日参数。

求解参数 λ 值的计算比较麻烦,一般采用试算法求解,得到 λ 值后再分别代入式(10-30)、式(10-31)和式(10-32)中,求出 $Q_i^*(i=1, 2, 3)$。

3)求总费用。设 3 种货物的费用分别为:$E_1(Q_1)$、$E_2(Q_2)$、$E_3(Q_3)$,则总费用为

$$E(Q_1, Q_2, Q_3) = E_1(Q_1) + E_2(Q_2) + E_3(Q_3) \qquad (10-34)$$

其中,$E_i(Q_i) = \dfrac{U_i}{Q_i} \cdot C_{3i} + \dfrac{Q_i}{2} \cdot C_{1i}$,$i = 1, 2, 3$。

(2)求解。

1)首先计算在不考虑仓库面积约束情况下的经济订购量。

$$Q_1 = \sqrt{\frac{2C_{31}U_1}{C_{11}}} = \sqrt{\frac{2 \times 25 \times 32}{1}} = 40(桶)$$

$$Q_2 = \sqrt{\frac{2C_{32}U_2}{C_{12}}} = \sqrt{\frac{2 \times 18 \times 24}{1.5}} = 24(桶)$$

$$Q_3 = \sqrt{\frac{2C_{33}U_3}{C_{13}}} = \sqrt{\frac{2 \times 20 \times 20}{2}} = 20(桶)$$

2)求最佳经济订购量。本例中,$B = 200$,而 $b_1 Q_1 + b_2 Q_2 + b_3 Q_3 = 4 \times 40 + 3 \times 24 + 2 \times 20 = 272 > 200$(平方米),因此需要用拉格朗日法求解最佳经济订购量。

根据式(10-30)至式(10-33)并化简得

$$160\sqrt{\frac{1}{1+8\lambda}} + 72\sqrt{\frac{1}{1+4\lambda}} + 40\sqrt{\frac{1}{1+2\lambda}} - 200 = 0$$

下面用试算法确定参数 λ 值。

记 $\varphi(\lambda) = 160\sqrt{\dfrac{1}{1+8\lambda}} + 72\sqrt{\dfrac{1}{1+4\lambda}} + 40\sqrt{\dfrac{1}{1+2\lambda}}$

则当 $\lambda = 0$ 时,$\varphi(0) = 272$,正是仓库面积无限制的情形;当 $\lambda > 0$ 时,$\varphi(\lambda) < 272$,$\varphi(\lambda)$ 是 λ 的单调递减函数,要使得 $Q_i(i = 1, 2, 3)$ 变小,必须 $\lambda > 0$;当 $\lambda = 0.5$ 时,$\varphi(\lambda) = 141.408 < 200$,说明这时仓库仍有富余,于是得到 λ

的取值范围为 $0 < \lambda < 0.5$。

表 10-5 给出了试算法的计算结果。

表 10-5   不同 λ 值的计算结果

λ 值	$\varphi(\lambda)-200$ 的值	λ 值	$\varphi(\lambda)-200$ 的值
0.5	-58.592	0.149 6	-0.007
0.25	-24.052	0.149	0.170
0.15	-0.125	0.1	16.623

$\varphi(\lambda)-200$ 的值为负,说明仓库仍有富余空间;$\varphi(\lambda)-200$ 的值为正,说明仓库空间不足。当 $\lambda=0.149\ 6$ 时,$\varphi(\lambda)-200=-0.007$,故取 $\lambda=0.149\ 6$。

将 $\lambda=0.149\ 6$ 分别代入式(10-30)、式(10-31)和式(10-32)中,得

$$Q_1^* \approx 27(桶),Q_2^* \approx 19(桶),Q_3^* \approx 18(桶)$$

3) 求总费用。根据式(10-34),可计算出订购这 3 种材料,每月付出的总费用为

$$
\begin{aligned}
E(Q_1^*,Q_2^*,Q_3^*) &= E_1(Q_1^*)+E_2(Q_2^*)+E_3(Q_3^*) \\
&= \left(\frac{U_1}{Q_1^*}\cdot C_{31}+\frac{Q_1^*}{2}\cdot C_{11}\right)+\left(\frac{U_2}{Q_2^*}\cdot C_{32}+\frac{Q_2^*}{2}\cdot C_{12}\right) \\
&\quad +\left(\frac{U_3}{Q_3^*}\cdot C_{33}+\frac{Q_3^*}{2}\cdot C_{13}\right) \\
&= \left(\frac{32}{27}\times 25+\frac{27}{2}\times 1\right)+\left(\frac{24}{19}\times 18+\frac{19}{2}\times 1.5\right) \\
&\quad +\left(\frac{20}{17}\times 20+\frac{17}{2}\times 2\right) \\
&= 120.5(元)
\end{aligned}
$$

若没有库存面积的限制,则每月付出的总费用为

$$
\begin{aligned}
E(Q_1,Q_2,Q_3) &= E_1(Q_1)+E_2(Q_2)+E_3(Q_3) \\
&= \left(\frac{U_1}{Q_1}\cdot C_{31}+\frac{Q_1}{2}\cdot C_{11}\right)+\left(\frac{U_2}{Q_2}\cdot C_{32}+\frac{Q_2}{2}\cdot C_{12}\right) \\
&\quad +\left(\frac{U_3}{Q_3}\cdot C_{33}+\frac{Q_3}{2}\cdot C_{13}\right) \\
&= \left(\frac{32}{40}\times 25+\frac{40}{2}\times 1\right)+\left(\frac{24}{24}\times 18+\frac{24}{2}\times 1.5\right) \\
&\quad +\left(\frac{20}{20}\times 20+\frac{20}{2}\times 2\right)
\end{aligned}
$$

$$= 116(元)$$

二、专家门诊安排问题

【例 15】　已知某医院某科每天专家门诊的需求量是一个离散型随机变量。设该科专家门诊每服务 10 人次可获利润 600 元。如果当天医院安排的专家门诊服务能力超过患者的需求量,则每超过 10 人次,医院将亏损 300 元。根据长期的统计结果可知,医院该科每天专家门诊的需求量 r 及相应的概率 $P(r)$ 如表 10 - 6 所示。

表 10 - 6　专家门诊的需求量 r 及相应的概率 $P(r)$

r(10 人次)	0	1	2	3	4
$P(r)$	0.05	0.15	0.40	0.30	0.10

为获得最大利润,医院每天应安排的专家门诊服务能力为多少(人次)?

解:该例中,患者需求为离散型随机变量,且医院今天过剩的专家门诊服务能力不能用于明天(即相当于剩余服务能力不能库存)。我们可按求利润的最大期望值方法求问题的最优解。

假设医院该科每天专家门诊的服务能力为 40 人次,则

$r = 0$ 时,利润为 $-300 \times 4 = -1\,200(元)$

$r = 1$ 时,利润为 $1 \times 600 - 3 \times 300 = -300(元)$

$r = 2$ 时,利润为 $2 \times 600 - 3 \times 200 = 600(元)$

$r = 3$ 时,利润为 $3 \times 600 - 3 \times 100 = 1\,500(元)$

$r = 4$ 时,利润为 $4 \times 600 - 3 \times 0 = 2\,400(元)$

根据表 10 - 6 所提供的概率分布,计算出医院该科每天专家门诊的服务能力为 40 人次时,当天所获得利润的期望值。

$$E(4) = -1\,200 \times 0.05 - 300 \times 0.15 + 600 \times 0.40$$
$$+ 1\,500 \times 0.30 + 2\,400 \times 0.10 = 825(元)$$

相同的方法可计算出医院该科每天专家门诊的服务能力为 0 人次、10 人次、20 人次和 30 人次时,当天所获得利润的期望值。

假设医院该科每天专家门诊的服务能力为 0 人次,则

$$E(0) = 0 \times 0.05 + 0 \times 0.15 + 0 \times 0.40 + 0 \times 0.30 + 0 \times 0.10$$
$$= 0(元)$$

假设医院该科每天专家门诊的服务能力为 10 人次,则

$$E(1) = -300 \times 0.05 + 600 \times 0.15 + 600 \times 0.40 + 600$$
$$\times 0.30 + 600 \times 0.10 = 555(元)$$

假设医院该科每天专家门诊的服务能力为 20 人次,则

$$E(2) = -600 \times 0.05 + 300 \times 0.15 + 1\,200 \times 0.40 + 1\,200$$
$$\times 0.30 + 1\,200 \times 0.10 = 975(元)$$

假设医院该科每天专家门诊的服务能力为 30 人次,则

$$E(3) = -900 \times 0.05 - 0 \times 0.15 + 900 \times 0.40 + 1\,800$$
$$\times 0.30 + 1\,800 \times 0.10 = 1\,035(元)$$

比较 $E(0)$、$E(1)$、$E(2)$、$E(3)$ 和 $E(4)$ 可知,其中 $E(3) = 1\,035(元)$ 为最大。

故,医院该科每天专家门诊的服务能力为 30 人次时,使医院获得利润最大,且最大利润为 1 035 元。

本章所讨论的库存论模型是最常见、最基本的模型。对于一些特殊的或者比较复杂的库存问题,求解时可应用运筹学的其他方法,如线性规划、动态规划、排队论或模拟方法;特别是对库存论模型中基本模型的求解,可利用有关的计算机软件(如第十五章所介绍的 WinQBS),使库存论模型的求解更加方便、准确和快捷。

大量的实践经验证明,库存论的应用十分广泛,它的发展潜力巨大,对机构、企业、医院提高经济效益、改善经营管理,常常可提供一些行之有效的方法。

习 题 九

1. 某医院每年平均需求某种针剂 2 000 盒,每盒价值 2 元,每盒的月库存费为价值的 5%,每订购一次的费用为 20 元,假设货物为瞬时到货,不允许缺货。试求:

(1) 最佳经济批量、最佳订购间隔期、最小费用各是多少?

(2) 当经济批量减少至 129 盒或增大至 387 盒时,最小费用分别增长了多少元?

(3) 当最佳经济批量增加或减少多少盒时,才能使最小费用增长 25%?

(4) 当 C_1 改变为原来的 $\frac{1}{4}$ 时,最佳经济批量变为多少?当 C_3 扩大为原

来的 2 倍时,最佳经济批量变为多少? 解释 C_1、C_3 变化后使最佳经济批量发生变化是否符合实际意义。

2. 如果上题中,仍为瞬时到货,但允许缺货,每月每盒缺货损失费为价值的 25％。求最佳经济批量、最佳订购间隔期、最小费用各是多少?

3. 通过比较不允许缺货和允许缺货的最小总费用公式 E^*,说明为什么允许缺货的总费用比不允许缺货的总费用低,最多只能相等。

4. 某食品店出售蛋糕,每盒成本为 5 元,售价 7 元。若到期卖不完,则削价为每盒 4 元销售完毕。已知蛋糕销售数量 r 及其相应的概率分布如表 10 - 7 所示。问应如何订货才能使利润最高?

表 10 - 7　蛋糕销售量 r 及相应的概率 $P(r)$

r(个)	90	100	110	120	130	140
$P(r)$	0.05	0.20	0.40	0.20	0.10	0.05

5. 某医院青霉素针剂的月需求及备运期情况如表 10 - 8 所示。假设青霉素的需求服从正态分布, $C_1 = 0.1[$元 $/($盒·月$)]$, $C_3 = 17($元 / 次$)$, $S = 100$ 盒。试求:

(1) 在服务水平为 95％时,定点控制的订购点、订购量各是多少?

(2) 在服务水平为 99％时,以月为周期定期控制的订购量是多少?

表 10 - 8　某医院青霉素针剂的月需求量与备运期需求量

时间 (月)	月需求量 (盒)	备运期需求量 (盒)	时间 (月)	月需求量 (盒)	备运期需求量 (盒)
1	290	109	7	440	130
2	250	114	8	490	119
3	320	54	9	340	124
4	400	73	10	200	185
5	370	91	11	140	160
6	350	101	12	550	140

参 考 文 献

1. 邓成梁. 运筹学的原理和方法. 第 2 版. 武汉:华中科技大学出版社,2001

2. 宁宣熙. 运筹学实用教程. 北京:科学出版社,2002

3. 薛迪主编. 卫生管理运筹学. 上海:复旦大学出版社,2004

4. 秦侠主编. 卫生管理运筹学. 北京:人民卫生出版社,2005

第十一章 对策论

对策论的发展始于 20 世纪,但早在两千多年前,孙武的后代孙膑就运用孙子兵法为田忌谋划赛马策略,巧胜齐王,成为对策论思想成功应用的一个案例。20 世纪 20 年代,法国数学家波雷尔(Borel)用最佳策略的概念研究了下棋等决策问题。系统对策论的形成则以 1944 年冯·诺依曼(V. Neumann)和摩根斯坦(Morgensten)合著出版的《对策论与经济行为》一书为标志。20 世纪 50~60 年代是对策论研究、发展的重要阶段。纳什(Nash)在 1950 年和 1951 年发表了 2 篇关于非合作对策的重要文章,明确提出了"纳什均衡"(Nash equilibrium)这一基本概念。Tunker 于 1950 年定义了"囚徒困境"(prisoners' dilemma)。他们两人的著作基本上奠定了非合作对策理论的基石。60 年代后,泽尔腾(Selten)将纳什均衡的重要概念引入动态分析,提出"精炼纳什均衡"的概念;海萨尼(Harsanyi)将不完全信息引入对策论的研究,提出"贝叶斯纳什均衡"的概念。

目前对策论在定价、招投标、谈判、拍卖、委托—代理以及很多重要的经营决策中得到应用,它已成为现代经济学的重要基础。

第一节 对策论概述

对策论(game theory)又称博弈论,是研究具有对抗或竞争性质现象的数学理论和方法。现实中存在大量的具有对抗或竞争性质的现象,如下棋、打牌、体育比赛、企业争夺市场展开的广告战、军事斗争中的两军对垒等。对抗或竞争的各方都希望采取对自己最有利的策略,战胜对手,因此任何一方做出决定时都必须考虑其他对手可能采取的策略。对策论研究竞争各方是否存在最有利的策略,以及如何找到这些策略。

一、对策问题的要素

对策问题形形色色,但本质上都包含局中人、策略、收益函数这 3 个基本要素。

(一)局中人

局中人(player)是指在一个对策行为中,有权决定自己行动方案的参与者。它可以是一个自然人,也可以是一个公司、国家等。如在某一种药品的市场份额竞争中,参与的医药公司就是局中人;围棋比赛中对局双方就是局中人,但比赛的棋谱记录员不是局中人。局中人可以有两方,也可以有多方。当存在多方的情况下,局中人之间可以有结盟和不结盟之分。

对策论的研究建立在局中人都是理性的这一假设前提下。所谓"理性",简单地讲就是选择策略时总是选择对自己最有利的策略。对策论中的局中人不存在侥幸心理,即局中人都理性地认为其他局中人也是理性的,而不期待对方犯错误。

(二)策略

在一局对策中,可供局中人选择的一个实际可行的完整行动方案称为一个策略(strategy)。策略必须是局中人在对策中的一个独立的、完整的行动,不能只是完整行动的某一步。例如,在"田忌赛马"的对策故事中,孙膑提出的"下马对齐王上马,上马对齐王中马,中马对齐王下马"就是一个完整的策略,而"下马对齐王上马"只是其中的一步,不是完整的策略。

每个局中人的全部策略构成该局中人的策略集。每个局中人从各自策略集中选定一个策略后,放在一起所形成的一组策略称为一个局势。

(三)收益函数

当每个局中人从策略集中选定策略形成一个局势后,每个局中人都有输赢得失,称为收益函数(payoffs)。通常用正数表示赢得,负数表示损失。

二、对策问题的类型

把所有具有局中人、策略、收益函数这 3 个要素的对策问题的理论模型称为对策模型。对策模型根据局中人的数量可以分为两人对策、多人对策,多人对策又可分为合作对策与非合作对策;根据对策中可选策略的数量可分为有限对策、无限对策;根据局中人收益之和是否为零(收益和为零意味着一方所得即为他方所失,即利益是对立的),可分为零和对策、非零和对策,后者包括常和对策与变和对策;根据对策过程特征可分为静态对策与动态对策;根据信息结构可分为完全信息对策与不完全信息对策等等。对策的分类有很大的主观性,随着研究的深入,对策的分类方法也会发生变化。图 11-1 是一个分类示意图。本章主要讨论二人零和对策与二人非零和对策。

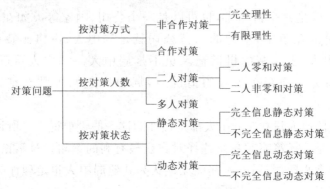

图 11 - 1　对策问题的类型

第二节　二人有限零和对策

二人有限零和对策指对策中只有两个局中人,一个局中人的赢得恰是另一局中人的损失,且局中人的策略均为有限的对策。

一、模型与优超原则

(一)模型

在日常生活中,二人有限零和对策的事例经常存在,下面介绍两个典型的例子。

【例 1】　剪刀、锤子、布游戏

甲、乙两名儿童在游戏中双方分别同时做手势,可以伸出拳头(代表锤子)、手掌(代表布)或食中两指(代表剪刀)。规则是剪刀赢布、布赢锤子、锤子赢剪刀,赢者得 1 分。若双方所出相同,为和局,均得零分。试建立甲儿童的赢得矩阵。

解:这个对策共有甲、乙两个局中人,各有 3 个策略,即出拳头、出手掌、出两个手指。根据上述规则,可以列出甲儿童的赢得矩阵,见表 11 - 1。

表 11 - 1　甲、乙两人游戏中甲的赢得矩阵

甲	乙		
	锤子	布	剪刀
锤子	0	−1	1
布	1	0	−1
剪刀	−1	1	0

其中,"1"表示甲赢1分,"−1"表示甲输1分,"0"表示平手。

读者可以去建立乙儿童的赢得矩阵,就会发现每个局势下甲、乙的得分和为零。

【例2】 上海市某两所高校举办乒乓球比赛,规定双方各出3名选手,每名选手获胜则其学校获1分。根据以往经验,已知双方6名选手的胜负关系如表11−2。试确定高校甲的赢得矩阵。

表 11−2 甲、乙两校比赛胜负关系

甲校	乙校	胜负关系	甲校	乙校	胜负关系	甲校	乙校	胜负关系
Ⅰ号	1号	Ⅰ号胜	Ⅱ号	1号	Ⅱ号胜	Ⅲ号	1号	1号胜
	2号	2号胜		2号	Ⅱ号胜		2号	2号胜
	3号	3号胜		3号	3号胜		3号	Ⅲ号胜

解:根据题意,每个学校的出阵顺序可以有6种,乙校是(1,2,3)、(1,3,2)、(2,1,3)、(2,3,1)、(3,1,2)和(3,2,1),甲校同理。

根据题意,可得到甲校的赢得矩阵如表11−3。

表 11−3 甲校的赢得矩阵

甲	乙					
	(1, 2, 3)	(1, 3, 2)	(2, 1, 3)	(2, 3, 1)	(3, 1, 2)	(3, 2, 1)
(Ⅰ,Ⅱ,Ⅲ)	3	1	2	0	1	1
(Ⅰ,Ⅲ,Ⅱ)	1	3	0	2	1	1
(Ⅱ,Ⅰ,Ⅲ)	2	1	3	1	1	0
(Ⅱ,Ⅲ,Ⅰ)	1	2	1	3	0	1
(Ⅲ,Ⅰ,Ⅱ)	0	1	1	1	3	2
(Ⅲ,Ⅱ,Ⅰ)	1	0	1	1	2	3

我们可以将上述的二人有限零和对策的实际问题抽象为二人有限零和对策的模型:

设在二人有限零和对策中,局中人 A 有 m 个纯策略 $a_1, a_2, \cdots, a_m$,局中人 B 有 n 个纯策略 $b_1, b_2, \cdots, b_n$,局中人 A 在局势 (a_i, b_j) 下的赢得为 c_{ij},则可得局中人 A 的赢得如表11−4。

局中人 A 的赢得通常可以写成一个矩阵

$$C = \begin{pmatrix} c_{11} & c_{12} & \cdots & c_{1n} \\ c_{21} & c_{22} & \cdots & c_{2n} \\ \cdots & \cdots & \cdots & \cdots \\ c_{m1} & c_{m2} & \cdots & c_{mn} \end{pmatrix}$$

表 11 - 4　二人有限零和对策

A	B			
	b_1	b_2	$\cdots$	b_n
a_1	c_{11}	c_{12}	$\cdots$	c_{1n}
a_2	c_{21}	c_{22}	$\cdots$	c_{2n}
$\cdots$	$\cdots$	$\cdots$	$\cdots$	$\cdots$
a_m	c_{m1}	c_{m2}	$\cdots$	c_{mn}

所以二人有限零和对策又称为矩阵对策。若记局中人 A 的策略集为 $S_A = \{a_1, a_2, \cdots, a_m\}$，局中人 B 的策略集为 $S_B = \{b_1, b_2, \cdots, b_n\}$，局中人 A 的赢得矩阵 $C = \{c_{ij}\}$，则该二人有限零和对策记为 $G = \{S_A, S_B; C\}$。

（二）优超

二人有限零和对策 $G = \{S_A, S_B; C\}$ 中，若存在 A 的两个策略 a_l 与 a_k 对任意的 j 均有 $c_{lj} \geqslant c_{kj}$，且存在某一 j_0 有 $c_{l, j_0} > c_{k, j_0}$，则称策略 a_l 优超策略 a_k，也称策略 a_k 是相对于策略 a_l 的严格劣策略；也就是说，无论 B 采用什么策略，A 采取策略 a_l 始终比采取策略 a_k 赢得更多，这时 A 的策略 a_l 就优超策略 a_k。若存在 B 的两个策略 b_p 与 b_q 对任意的 i 均有 $c_{ip} \geqslant c_{iq}$，且存在某一 i_0 有 $c_{i_0, p}$，$p > c_{i_0, q}$，则称策略 b_q 优超策略 b_p，策略 b_p 是相对于策略 b_q 的严格劣策略；也就是说，无论 A 采用什么策略，B 采取策略 b_q 始终比采取策略 b_p 损失更少，这时 B 的策略 b_q 优超策略 b_p。这种情况出现时，A 可以从自己的策略集中删除严格劣策略 a_k，B 可以从自己的策略集中删除严格劣策略 b_p，这样对策问题可以得到一定程度的简化。

【例 3】　设二人有限零和对策 $G = \{S_A, S_B; C\}$，其中

$$C = \begin{bmatrix} 1 & 4 & 8 & 7 \\ 3 & 2 & 3 & 2 \\ 0 & 3 & 6 & 1 \\ 0 & 4 & 3 & 7 \end{bmatrix}$$

化简这个对策。

解：注意到 A 的赢得矩阵 C 中第 1 行与第 3、4 行的关系，可知 A 的策略 a_1 优超策略 a_3 与 a_4，可以从 A 的策略集中划去 a_3 与 a_4 得到赢得矩阵 C_1

$$C_1 = \begin{bmatrix} 1 & 4 & 8 & 7 \\ 3 & 2 & 3 & 2 \end{bmatrix}$$

这时又注意到 A 的赢得矩阵 C_1 中第 2 列与第 3、4 列的关系，可知 B 的策略 b_2 优超策略 b_3 与 b_4，可以从 B 的策略集中划去 b_3 与 b_4 得到赢得矩阵 C_2

$$C_2 = \begin{bmatrix} 1 & 4 \\ 3 & 2 \end{bmatrix}$$

二、纯策略对策

（一）最大最小和最小最大准则

在决策论中我们讨论了决策的不同准则，任何人在作出某种决策时都依赖某种准则，而准则的选取与决策者偏好和信息量的大小有关。在对策问题中，任何一方对对方在本次对策行动中究竟准备采取哪一种策略可以说是一无所知，双方处于完全竞争的环境中，因此各自都采取"理性的"态度，即在最不理想的情况下去争取最好的结果。

在对策 $G = \{S_A, S_B; C\}$ 中，对局中人 A 而言"理性的"决策准则便是"最大最小（maximin）准则"，即先得到每一种策略下的最小赢得，再在这些最小赢得中找出最大赢得；对局中人 B 而言"理性的"决策准则便是"最小最大（minimax）准则"，即先得到每一种策略下的最大损失，再在这些最大损失中找出最小损失。

具体讲，在二人有限零和对策 $G = \{S_A, S_B; C\}$ 中，局中人 A 的策略集 $S_A = \{a_1, a_2, \cdots, a_m\}$，$B$ 的策略集 $S_B = \{b_1, b_2, \cdots, b_n\}$，局中人 A 的赢得矩阵 $C = \{c_{ij}\}$。当 A 依据最大最小准则选择策略时，他总认为不论他选哪一个策略都将得到最坏的结局。即当选择策略 a_1 时，得到的收入为 $\min_j\{c_{1j}\}$，当选择策略 a_2 时，得到的收入为 $\min_j\{c_{2j}\}$，$\cdots$，当选择策略 a_m 时，得到的收入为 $\min_j\{c_{mj}\}$，然后从这些最坏结局（最小赢得）中选出最好的，即

$$\max_i[\min_j\{c_{1j}\}, \min_j\{c_{2j}\}, \cdots, \min_j\{c_{mj}\}] = \max_i[\min_j\{c_{ij}\}]$$

我们令 $v_a = \max_i[\min_j\{c_{ij}\}]$，它是局中人 A 的至少赢得。

同理，当 B 依据最小最大准则选择策略时，他总认为不论他选哪一个策略都将得到最坏的结局。即当选择策略 b_1 时，损失为 $\max_i\{c_{i1}\}$，当选择策略 b_2 时，损失为 $\max_i\{c_{i2}\}$，$\cdots$，当选择策略 b_n 时，损失为 $\max_i\{c_{in}\}$，然后从这些最坏结局（最大损失）中选出最好的，即

$$\min_j[\max_i\{c_{i1}\}, \max_i\{c_{i2}\}, \cdots, \max_i\{c_{in}\}] = \min_j[\max_i\{c_{ij}\}]$$

我们令 $v_b = \min_j[\max_i\{c_{ij}\}]$，它是局中人 B 的至多损失。

容易得到，局中人 A 的至少赢得不超过局中人 B 的至多损失，即 $v_a \leqslant v_b$。这是因为 v_a、v_b 是矩阵 C 的元素，设 $v_a = c_{i_1 j_1}$，$v_b = c_{i_2 j_2}$，由于 $c_{i_1 j_1}$ 是同行最小的，因此有 $c_{i_1 j_1} \leqslant c_{i_1 j_2}$，而 $c_{i_2 j_2}$ 是同列最大的，因此有 $c_{i_1 j_2} \leqslant c_{i_2 j_2}$，从而 $v_a = c_{i_1 j_1} \leqslant c_{i_1 j_2} \leqslant c_{i_2 j_2} = v_b$。

如果对策 G 不只进行一次，要连续重复独立地进行，局中人 A 的赢得（也是 B 的损失）的平均值称为对策 G 的值。显然有：$v_a \leqslant v \leqslant v_b$。

（二）有鞍点的对策

在矩阵对策中，若 $v_a = v_b$，即 $c_{i_1 j_1} = c_{i_2 j_2} = c_{i_t j_t}$，则 $c_{i_t j_t}$ 既是同行中最小又是同列中最大的元素，即对任意的 i，j 有

$$c_{i, j_t} \leqslant c_{i_t, j_t} \leqslant c_{i_t, j}$$

称 $c_{i_t j_t}$ 为鞍点。若对策问题具有鞍点，称之为有鞍点的对策。下面用例子说明有鞍点的对策的性质。

【例 4】 设有矩阵对策 $G = \{S_A, S_B; C\}$，其中

$$C = \begin{bmatrix} 6 & 5 \\ 5 & 4 \end{bmatrix}$$

试求 A、B 各自的最优策略及对策值。

解：A 采取策略 a_1 时，最小收入是 5；采取策略 a_2 时，最小收入是 4；这之中的最大收入是 5，因此 A 有理由选择策略 a_1，这样其至少收入是 5（即 $v_a = 5$）。

B 采取策略 b_1 时，最大损失是 6；采取策略 b_2 时，最大损失是 5；这之中的最小损失是 5，因此 B 有理由选择策略 b_2，这样其至多损失 5（即 $v_b = 5$）。

这样，当 A 采取策略 a_1，B 采取策略 b_2，即出现局势（a_1，b_2）时，A 将取得它的至少收入 5，B 将取得它的至多损失 5。如果对策重复进行，A 会一直采取策略 a_1，B 会一直采取策略 b_2 吗？也就是说，局势（a_1，b_2）是稳定的吗？假设 A 决定一直采取策略 a_1，B 若换作采取策略 b_1，结果 B 的损失（也是 A 的赢得）从 5 提高到 6，显然 B 不愿意这么做，B 有理由决定一直采取策略 b_2。当 B 决定一直采取策略 b_2 时，若 A 换作采取策略 a_2，结果 A 的赢得（也是 B 的损失）从 5 降低为 4，显然 A 不愿意这么做。因此，重复对策的结果是双方都保持固定的策略（A 采取策略 a_1，B 采取策略 b_2），局势（a_1，b_2）稳定出现，$v_a = v_b = 5$，从而对策值 $v = 5$。

这时矩阵 C 中元素 $c_{12} = 5$ 便是鞍点，因为它既是同行中最小的又是同列中最大的。鞍点对应的策略 a_1 和策略 b_2 将在对策重复进行时被固定采用，这种局中人采用的固定策略称为纯策略。

一般地,对矩阵对策 $G = \{S_A , S_B ; C\}$,若

$$\max_i[\min_j\{c_{ij}\}] = \min_j[\max_i\{c_{ij}\}] = c_{i,j_t}$$

成立,则 c_{i,j_t} 是鞍点,称鞍点 c_{i,j_t} 对应的纯策略 a_{i_t} 与 b_{j_t} 分别是局中人 A 与 B 的最优纯策略,称局势 (a_{i_t} , b_{j_t}) 为平衡局势,或称 (a_{i_t} , b_{j_t}) 为对策 G 的解。

【例 5】 设有矩阵对策 $G = \{S_A , S_B ; C\}$,其中

$$C = \begin{bmatrix} 6 & 2 & 8 \\ 9 & 4 & 5 \\ 5 & 3 & 6 \end{bmatrix}$$

试求 A、B 各自的最优纯策略及对策值。

解:A 按最大最小准则决策:

A 采取策略 a_1 时,最小收入是 $\min\{6, 2, 8\} = 2$

A 采取策略 a_2 时,最小收入是 $\min\{9, 4, 5\} = 4$

A 采取策略 a_3 时,最小收入是 $\min\{5, 3, 6\} = 3$

A 从这 3 个最坏结果中选出一个最好的:

$$v_a = \max[2, 4, 3] = 4$$

B 按最小最大准则决策:

B 采取策略 b_1 时,最大损失是 $\max\{6, 9, 5\} = 9$

B 采取策略 b_2 时,最大损失是 $\max\{2, 4, 3\} = 4$

B 采取策略 b_3 时,最大损失是 $\max\{8, 5, 6\} = 8$

B 从这 3 个最坏结果中选出一个最好的:

$$v_b = \min[9, 4, 8] = 4$$

这个求解过程列入表 11 - 5 中为

表 11 - 5 二人有限零和对策的鞍点

A	B			各行最小值
	b_1	b_2	b_3	
a_1	6	2	8	2
a_2	9	4	5	4*
a_3	5	3	6	3
各列最大值	9	4*	8	

所以 $v_a = v_b = 4$，$c_{22} = 4$ 是对策的鞍点，对策中 A、B 各自的最优纯策略分别是策略 a_2、策略 b_2，对策值 $v = 4$，(a_2, b_2) 是平衡局势。

三、混合策略对策

（一）混合策略的提出

实际问题中，有鞍点的对策很少，很多矩阵对策没有鞍点。

【例 6】　A、B 双方进行对策，A 方的赢得矩阵如表 11 - 6，试讨论其平衡局势。

表 11 - 6　A 的赢得矩阵

A	B	
	b_1	b_2
a_1	3	6
a_2	5	4

解：A 按最大最小准则求出它的至少赢得 $v_a = 4$，B 按最小最大准则求出它的至多损失 $v_b = 5$，显然这个对策没有鞍点（表 11 - 7）。

表 11 - 7　不存在鞍点的二人零和对策

A	B		各行最小值
	b_1	b_2	
a_1	3	6	3
a_2	5	4	4*
各列最大值	5*	6	

这时，A、B 是否会为了确保至少赢得、至多损失而一直分别采用策略 a_2、策略 b_1 呢？也就是说，(a_2, b_1) 能否成为平衡局势呢？

假设对策重复进行，如果 A 一直采用策略 a_2，B 如果采用策略 b_1 损失为 5，但 B 换用策略 b_2，损失从 5 降为 4，所以这时 B 一定会改用策略 b_2；当 B 一直采用策略 b_2 时，A 不会坚持采用策略 a_2，因为 A 换用策略 a_1，赢得会从 4 增加为 6，所以这时 A 一定会改用策略 a_1；当 A 一直采用策略 a_1 时，B 也不会坚持采用策略 b_2，因为 B 换用策略 b_1，损失从 6 降为 3；当 B 一直采用策略 b_1 时，A 也不会坚持采用策略 a_1，因为 A 换用策略 a_2，赢得会从 3 增加为 5，……也就是说，任何一方都不会固定采用某一纯策略，因为这样会让对方占便宜，而是各种策略随机使用，这种选择策略的方法称为"混合策略"。

设局中人 A 分别以概率 x_1，x_2，$\cdots$，x_m 混合使用他的 m 种策略，其中 $\sum_{i=1}^{m} x_i = 1$，$x_i \geqslant 0$；局中人 B 分别以概率 y_1，y_2，$\cdots$，y_n 混合使用他的 n 种策略，其中 $\sum_{j=1}^{n} y_j = 1$，$y_j \geqslant 0$（表 11-8）。

表 11-8　二人零和对策的混合策略

A		B			
		y_1 b_1	y_2 b_2	$\cdots$	y_n b_n
x_1	a_1	c_{11}	c_{12}	$\cdots$	c_{1n}
x_2	a_2	c_{21}	c_{22}	$\cdots$	c_{2n}
$\cdots$	$\cdots$	$\cdots$	$\cdots$	$\cdots$	$\cdots$
x_m	a_m	c_{m1}	c_{m2}	$\cdots$	c_{mn}

A 的混合策略可以用 A 混合使用他的 m 种策略的概率分布 $x = (x_1, x_2, \cdots, x_m)$ 表示，B 的混合策略可以用 B 混合使用他的 n 种策略的概率分布 $y = (y_1, y_2, \cdots, y_n)$ 表示。这时 A 的混合策略集为 $S_A^* = \{x \mid \sum_{i=1}^{m} x_i = 1, x_i \geqslant 0\}$，$B$ 的混合策略集为 $S_B^* = \{y \mid \sum_{j=1}^{n} y_j = 1, y_j \geqslant 0\}$。当 A 采用混合策略 $x = (x_1, x_2, \cdots, x_m)$，$B$ 采用混合策略 $y = (y_1, y_2, \cdots, y_n)$ 时，A 的赢得期望值为：$E(x, y) = \sum_{i=1}^{m} \sum_{j=1}^{n} c_{ij} x_i y_j = xCy^T$，这样纯策略意义上的矩阵对策 $G = \{S_A, S_B; C\}$ 扩充为混合策略意义上的矩阵对策，记为 $G^* = \{S_A^*, S_B^*; E\}$。

（二）混合策略的求解

对矩阵对策 $G = \{S_A, S_B; C\}$ 在混合策略意义上扩充为 $G^* = \{S_A^*, S_B^*; E\}$，若存在混合策略 $x^* \in S_A^*$，$y^* \in S_B^*$ 使得对任意的 $x \in S_A^*$，$y \in S_B^*$ 有

$$E(x, y^*) \leqslant E(x^*, y^*) \leqslant E(x^*, y)$$

则称 (x^*, y^*) 为对策 G 在混合策略意义上的解，(x^*, y^*) 是 $E(x, y)$ 的鞍点，也称为混合策略意义下矩阵对策 G^* 的鞍点。

定理 1　对任一矩阵对策 $G = \{S_A, S_B; C\}$，一定存在混合策略意义上的解。

证明略。这一定理确保了混合策略意义上对策解的存在。

我们引入一个新的记号。在混合策略矩阵对策 $G^* = \{S_A^*, S_B^*; E\}$ 中,当局中人 A 采用纯策略 a_i,B 采用混合策略 $y = (y_1, y_2, \cdots, y_n)$ 时,A 的赢得期望值记为 $E(i, y) = \sum_{j=1}^{n} c_{ij} y_j$;反过来局中人 B 采用纯策略 b_j,A 采用混合策略 $x = (x_1, x_2, \cdots, x_m)$ 时,A 的赢得的期望值记为 $E(x, j) = \sum_{i=1}^{m} c_{ij} x_i$。

1. 2×2 矩阵对策的图解法 我们用图解法求解例6中对策问题在混合策略意义上的解。假设局中人 A 以概率 x 和 $1-x$ 分别随机使用策略 a_1 和策略 a_2,即采用混合策略 $(x, 1-x)$,当 B 采用纯策略 b_1 时,A 的期望收入为

$$E(x, 1) = 3x + 5(1-x) = 5 - 2x$$

当 B 采用纯策略 b_2 时,A 的期望收入为

$$E(x, 2) = 6x + 4(1-x) = 4 + 2x$$

这时,$E(x, 1)$ 与 $E(x, 2)$ 是关于 x 的一次函数,其图像是直线(图11-2),其中 x 的取值范围为 $[0, 1]$。

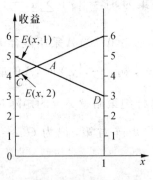

图 11-2 矩阵对策的混合策略图解(1)

显然,局中人 A 按最大最小准则决策时,他总是在两种期望收入线 $E(x, 1)$ 与 $E(x, 2)$ 中寻找最不利情况中的最有利。即按 $v_a = \max(\min(5-2x, 4+2x))$ 决策,从图11-2中看就是选取折线 CAD 的最高点 A,而 A 点处有 $E(x, 1) = E(x, 2)$,即 $5 - 2x = 4 + 2x$,解得 $x^* = 0.25$,$v_a = 4.5$。

同理,设局中人 B 以概率 y 和 $1-y$ 分别随机使用策略 b_1 和策略 b_2,即采用混合策略 $(y, 1-y)$。

当 A 采用纯策略 a_1 时,B 的期望损失为

$$E(1, y) = 3y + 6(1-y) = 6 - 3y$$

当 A 采用纯策略 a_2 时,B 的期望损失为

$$E(2, y) = 5y + 4(1-y) = 4 + y$$

这时,$E(1, y)$ 与 $E(2, y)$ 是关于 y 的一次函数,其图像是直线(图11-3),其中 y 的取值范围为 $[0, 1]$。

显然,局中人 B 按最小最大准则决策时,他总是在两种期望损失 $E(1, y)$ 与 $E(2, y)$ 中寻找最不利情况中的最有利。即按 $v_b = \min(\max(6 - 3y, 4 + y))$ 决策,从图 11-3 中看就是选取折线 EBF 的最低点 B,而 B 点处有 $E(1, y) = E(2, y)$,即 $6 - 3y = 4 + y$,解得 $y^* = 0.5$,$v_b = 4.5$。

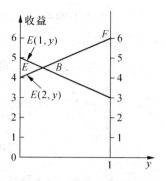

图 11-3 矩阵对策的混合策略图解(2)

因为 $v_a = v_b = 4.5$,所以得鞍点 $((0.25, 0.75), (0.5, 0.5))$。即局中人 A 分别以概率 0.25 和 0.75 选取策略 a_1 和策略 a_2,局中人 B 分别以概率 0.5 和 0.5 选取策略 b_1 和策略 b_2,这两个混合策略组合构成上述对策问题在混合策略意义上的解。

2. 线性规划解法

定理 2 (x^*, y^*) 为对策 G 在混合策略意义上的解的充要条件是

$$E(i, y^*) \leqslant E(x^*, y^*) \leqslant E(x^*, j)$$

对任意的 i、j 成立,其中 $i = 1, 2, \cdots, m$;$j = 1, 2, \cdots, n$。

证明略。这一定理简化了混合策略意义下对策解的判定,从而导出下面求解方法。

定理 3 (x^*, y^*) 为对策 G 在混合策略意义上的解的充要条件是:x^*,y^* 分别是下列两个线性规划问题的解:

$$(\text{I}) \begin{cases} \max v_A \\ \displaystyle\sum_{i=1}^{m} c_{ij}x_i \geqslant v_A, \ j = 1, 2, \cdots, n \\ \displaystyle\sum_{i=1}^{m} x_i = 1 \\ x_i \geqslant 0, \ i = 1, 2, \cdots, m \end{cases}$$

$$(\text{II}) \begin{cases} \min v_B \\ \displaystyle\sum_{j=1}^{n} c_{ij}y_j \leqslant v_B, \ i = 1, 2, \cdots, m \\ \displaystyle\sum_{j=1}^{n} y_j = 1 \\ y_j \geqslant 0, \ j = 1, 2, \cdots, n \end{cases}$$

证明略。

对定理 3 中的两个线性规划模型进行变形，可以得到求解混合策略解的线性规划方法。

在（Ⅰ）中，设 $v_A > 0$，则令 $v'_A = \dfrac{1}{v_A}$，$x'_i = \dfrac{x_i}{v_A}$，$(i = 1, 2, \cdots, m)$，注意到 $\displaystyle\sum_{i=1}^{m} x_i = 1$，则 $\displaystyle\sum_{i=1}^{m} x'_i = \dfrac{1}{v_A} = v'_A$，（Ⅰ）等价于下述线性规划

$$（Ⅰ'）\begin{cases} \min v'_A = \displaystyle\sum_{i=1}^{m} x'_i \\ \displaystyle\sum_{i=1}^{m} c_{ij} x'_i \geqslant 1 \quad j = 1, 2, \cdots, n \\ x'_i \geqslant 0 \quad i = 1, 2, \cdots, m \end{cases}$$

同理，在（Ⅱ）中，设 $v_B > 0$，则令 $v'_B = \dfrac{1}{v_B}$，$y'_j = \dfrac{y_j}{v_B}$，$(j = 1, 2, \cdots, n)$，注意到 $\displaystyle\sum_{j=1}^{n} y_j = 1$，则 $\displaystyle\sum_{j=1}^{n} y'_j = \dfrac{1}{v_B} = v'_B$，（Ⅱ）等价于下述线性规划

$$（Ⅱ'）\begin{cases} \max v'_B = \displaystyle\sum_{j=1}^{n} y'_j \\ \displaystyle\sum_{j=1}^{n} c_{ij} y'_j \leqslant 1 \quad i = 1, 2, \cdots, m \\ y'_j \geqslant 0 \quad j = 1, 2, \cdots, n \end{cases}$$

显然，（Ⅰ'）与（Ⅱ'）是互为对偶的线性规划问题。求出最优解后，再利用上述关系式求出原对策问题的解及对策值。

【例 7】 利用线性规划方法，求赢得矩阵为

$$C = \begin{bmatrix} 4 & 5 & 2 \\ 7 & -3 & 4 \\ -2 & 5 & 8 \end{bmatrix}$$

的矩阵对策的混合策略。

解：此问题可化为两个互为对偶的线性规划问题：

$$（Ⅰ'）\begin{cases} \min v'_A = x'_1 + x'_2 + x'_3 \\ 4x'_1 + 5x'_2 + 2x'_3 \geqslant 1 \\ 7x'_1 - 3x'_2 + 4x'_3 \geqslant 1 \\ -2x'_1 + 5x'_2 + 8x'_3 \geqslant 1 \\ x'_1, \ x'_2, \ x'_3 \geqslant 0 \end{cases}$$

$$
(\text{II}')\begin{cases}
\max v'_B = y'_1 + y'_2 + y'_3 \\
4y'_1 + 7y'_2 - 2y'_3 \leqslant 1 \\
5y'_1 - 3y'_2 + 5y'_3 \leqslant 1 \\
2y'_1 + 4y'_2 + 8y'_3 \leqslant 1 \\
y'_1,\ y'_2,\ y'_3 \geqslant 0
\end{cases}
$$

用单纯形法解线性规划问题(II′),得最终单纯形表(表 11-9)。

表 11-9 最终单纯形表

	y'_1	y'_2	y'_3	y'_4	y'_5	y'_6	b
y'_2	0	1	0	0.068 5	−0.082 2	0.068 5	0.054 8
y'_1	1	0	0	0.100 5	0.146 1	−0.066 2	0.180 4
y'_3	0	0	1	−0.059 4	0.004 6	0.107 3	0.052 5
$\overline{C}_j$	0	0	0	−0.106 9	−0.068 5	−0.109 6	0.287 7

从而得问题(II′)的解:$y' = (0.180\ 4,\ 0.054\ 8,\ 0.052\ 5)$,$v'_B = 0.287\ 7$,根据关系 $v'_B = \dfrac{1}{v_B}$,$y'_j = \dfrac{y_j}{v_B}$,$(j = 1,\ 2,\ \cdots,\ n)$,得 $v_B = \dfrac{1}{v'_B} = 3.475\ 8$,局中人 B 的混合策略:$y = v_B \cdot y' = (0.627\ 0,\ 0.190\ 5,\ 0.182\ 5)$。

因(I′)与(II′)互为对偶,从(II′)的最终单纯形表易得:$x' = (0.106\ 9,\ 0.068\ 5,\ 0.109\ 6)$,$v'_A = 0.287\ 7$,据关系 $v'_A = \dfrac{1}{v_A}$,$x'_i = \dfrac{x_i}{v_A}$ $(i = 1,\ 2,\ \cdots,\ m)$,得 $v_A = \dfrac{1}{v'_A} = 3.475\ 8$,局中人 A 的混合策略:$x = v_A \cdot x' = (0.371\ 6,\ 0.238\ 1,\ 0.380\ 9)$。

从而得混合策略意义上的解 $(x^*,\ y^*)$,其中 $x^* = (0.371\ 6,\ 0.238\ 1,\ 0.380\ 9)$,$y^* = (0.627\ 0,\ 0.190\ 5,\ 0.182\ 5)$,对策值 $v_G = 3.475\ 8$。

第三节 二人有限非零和对策

二人有限非零和对策是二人有限零和对策的拓展,对策中只有两个局中人,但一个局中人的赢得并非是另一局中人的损失,即两个局中人的赢得代数和不为零,且策略集均为有限的对策。

一、模型

囚徒困境是二人有限非零和对策的典型案例,下面通过介绍囚徒困境的案例以帮助理解二人有限非零和对策模型。

【例8】 囚徒困境

现有因藏有被盗物品而正分别接受警方审讯的两个囚犯。这两个人都明白,如果拒不坦白,现有的证据并不足以证明他们曾经偷盗,而只能以窝藏赃物罪判处一年监禁。两人要是都坦白,将各被判监禁9年。但是,如果有一人坦白而另一人不坦白,那么供出同伙的人将会获得释放,另一个就得被判监禁10年(表11-10)。

表 11-10　囚徒的赢得矩阵

甲	乙	
	坦白	不坦白
坦白	$(-9, -9)$	$(0, -10)$
不坦白	$(-10, 0)$	$(-1, -1)$

其中,第一个数字表示甲被判监禁的时间,第二个数字表示乙被判监禁的时间。这是一个二人有限非零和对策。

甲、乙两人的策略组合共有4个:(坦白,坦白)、(坦白,不坦白)、(不坦白,坦白)、(不坦白,不坦白)。在旁观者看来,对二人总体上最有利的策略组合是(不坦白,不坦白),但遗憾的是这个策略组合不是稳定的,稳定的策略组合是(坦白,坦白)。因为假定甲坦白,乙若不坦白则判处10年,乙若坦白则判处9年,乙选择坦白更有利;假定甲不坦白,乙若不坦白则判处1年,乙若坦白则立即释放,乙选择坦白更有利。从而坦白便成了乙的占优策略,即不论甲采用什么策略,乙选择坦白总是更有利。同理可以分析出坦白也是甲的占优策略,即不论乙采用什么策略,甲选择坦白总是更有利。因而,(坦白,坦白)成了稳定的策略组合。

上述囚徒困境问题可以用甲、乙两人的两个赢得矩阵表达,即

$$C_A = \begin{bmatrix} -9 & 0 \\ -10 & -1 \end{bmatrix}$$

$$C_B = \begin{bmatrix} -9 & -10 \\ 0 & -1 \end{bmatrix}$$

所以,二人有限非零和对策又称为双矩阵对策。

一般地,设某对策中有两个局中人 A 和 B,局中人 A 有 m 个纯策略 a_1, a_2, $\cdots$, a_m,局中人 B 有 n 个纯策略 b_1, b_2, $\cdots$, b_n,局中人 A 在局势 (a_i, b_j) 下的赢得为 c_{ij}^A,局中人 B 在局势 (a_i, b_j) 下的赢得为 c_{ij}^B,则可得局中人 A 和 B

的赢得如表 11-11 所示。

表 11-11 二人有限非零和对策的赢得矩阵

A	\multicolumn{4}{c}{B}
	b_1	b_2	$\cdots$	b_n
a_1	(c_{11}^A, c_{11}^B)	(c_{12}^A, c_{12}^B)	$\cdots$	(c_{1n}^A, c_{1n}^B)
a_2	(c_{21}^A, c_{21}^B)	(c_{22}^A, c_{22}^B)	$\cdots$	(c_{2n}^A, c_{2n}^B)
$\cdots$	$\cdots$	$\cdots$	$\cdots$	$\cdots$
a_m	(c_{m1}^A, c_{m1}^B)	(c_{m2}^A, c_{m2}^B)	$\cdots$	(c_{mn}^A, c_{mn}^B)

这里存在 i^*, j^* 使 $c_{i^*j^*} + d_{i^*j^*} \neq 0$,这一对策即为二人有限非零和对策,两人的赢得可记入双矩阵 $\overline{C} = (C_A, C_B) = ((c_{ij}^A, c_{ij}^B))$,即

$$\overline{C} = \begin{cases} (c_{11}^A, c_{11}^B) & (c_{12}^A, c_{12}^B) & \cdots & (c_{1n}^A, c_{1n}^B) \\ (c_{21}^A, c_{21}^B) & (c_{22}^A, c_{22}^B) & \cdots & (c_{2n}^A, c_{2n}^B) \\ \vdots & \vdots & & \vdots \\ (c_{m1}^A, c_{m1}^B) & (c_{m2}^A, c_{m2}^B) & \cdots & (c_{mn}^A, c_{mn}^B) \end{cases}$$

所以,二人有限非零和对策又称为双矩阵对策。若记局中人 A 的策略集为 $S_A = \{a_1, a_2, \cdots, a_m\}$,局中人 B 的策略集为 $S_B = \{b_1, b_2, \cdots, b_n\}$,两局中人的赢得双矩阵为 $\overline{C} = (C_A, C_B) = ((c_{ij}^A, c_{ij}^B))$,则该二人有限非零和对策记为 $G = \{S_A, S_B; \overline{C}\}$。

二、纳什均衡

纳什均衡是一种局势(策略组合),在这一局势下,任何一个局中人都不愿意单方面改变自己的策略,也就是说,假若别的局中人不改变其策略,某一局中人改变策略后,他的赢得只会减少;或者说某一局中人选择这局势中的策略,是对其他局中人在这一局势中所选策略的最优反应。纳什均衡是对策论中最重要的概念。

定义 在一个二人有限非零和对策 $G = \{S_A, S_B; \overline{C}\}$ 中,设在局势 (a_i, b_j) 下,局中人 A 的赢得函数记为 $u_A(a_i, b_j)$,局中人 B 的赢得函数记为 $u_B(a_i, b_j)$,若存在局势 (a_{i^*}, b_{j^*}),使得对局中人 A,其所选策略 a_{i^*} 是局中人 B 所选策略 b_{j^*} 的最优反应策略,即 $\forall a_i \in S_A$ 有 $u_A(a_{i^*}, b_{j^*}) \geqslant u_A(a_i, b_{j^*})$;对局中人 B,其所选策略 b_{j^*} 也是局中人 A 所选策略 a_{i^*} 的最优反应策略,即 $\forall b_j \in S_B$ 有 $u_B(a_{i^*}, b_{j^*}) \geqslant u_B(a_{i^*}, b_j)$,则称局势 (a_{i^*}, b_{j^*}) 是对策 G 的一个纳什均衡。

双矩阵对策的纳什均衡称为双矩阵对策的解。与矩阵对策类似,双矩阵对策的解也分为纯策略和混合策略两种情形讨论,从而双矩阵对策的纳什均衡也分为纯策略纳什均衡和混合策略纳什均衡,两者的不同仅在于赢得函数的不同。

三、纯策略对策

(一)优超

与矩阵对策类似,双矩阵对策中也可能存在优超策略。在双矩阵对策 $G = \{S_A, S_B; \overline{C}\}$ 中,若存在 A 的两个策略 a_l 与 a_k 对任意的 j 均有 $c_{l, j}^A > c_{k, j}^A$,且存在某一 j_0 有 $c_{l, j_0}^A > c_{k, j_0}^A$,则称策略 a_l 优超策略 a_k,也称策略 a_k 是相对于策略 a_l 的严格劣策略。若存在 B 的两个策略 b_p 与 b_q 对任意的 i 均有 $c_{i, p}^B > c_{i, q}^B$,且存在某一 i_0 有 $c_{i_0, p}^B > c_{i_0, q}^B$,则称策略 b_p 优超策略 b_q,策略 b_q 是相对于策略 b_p 的严格劣策略。这种情况出现时,A 可以从自己的策略集中删除严格劣策略 a_k,B 可以从自己的策略集中删除严格劣策略 b_q,这样对策问题可以得到一定程度的简化。

(二)划线法

对具有纯策略纳什均衡解的双矩阵对策,可以采用划线法求解。

【例 9】 设有二人有限非零和对策 $G = \{S_A, S_B; \overline{C}\}$,两人的策略和收益值如表 11 - 12,求其纯策略纳什均衡。

表 11 - 12　双方的赢得矩阵

A	B		
	b_1	b_2	b_3
a_1	(5, 7)	(7, 6)	(4, 5)
a_2	(5, 5)	(6, 7)	(4, 5)
a_3	(6, 5)	(5, 6)	(5, 7)

解:首先运用优超原则删除劣策略。易知 A 的策略 a_1 优超策略 a_2,删除策略 a_2,得表 11 - 13。

表 11 - 13　删除劣策略后双方的赢得矩阵

A	B		
	b_1	b_2	b_3
a_1	(5, 7)	(7, 6)	(4, 5)
a_3	(6, 5)	(5, 6)	(5, 7)

因为纳什均衡是每个局中人对其他局中人策略的最优反应。对局中人 A 来讲,若 B 采取策略 b_1,A 的最优反应是采取策略 a_3,A 收益为6,在6下面打一横线;若 B 采取策略 b_2,A 的最优反应是采取策略 a_1,A 收益为7,在7下面打一横线;若 B 采取策略 b_3,A 的最优反应是采取策略 a_3,A 收益为5,在5下面打一横线。对局中人 B 来讲,若 A 采取策略 a_1,B 的最优反应是采取策略 b_1,B 收益为7,在7下面打一横线;若 A 采取策略 a_3,B 的最优反应是采取策略 b_3,B 收益为7,在7下面打一横线。收益值下都打了横线的组合,便为所求的纯策略纳什均衡解,即(5,7),对应的策略组合为(a_3,b_3)。显然,局势(a_3,b_3)是一稳定局势,当一方不改变策略时,另一方的任何策略改变只会造成自己收益的减少。

读者可以运用划线法求出上述囚徒困境问题的纯策略纳什均衡(坦白,坦白)。

四、混合策略对策

与矩阵对策下的混合策略类似,双矩阵对策中,局中人通常可能不会在重复对策时始终采用某一策略,而是在多个策略之间随机地选择,即采用混合策略。

在双矩阵对策 $G = \{S_A,S_B;\overline{C}\}$ 中,A 的混合策略可以用 A 混合使用他的 m 种策略的概率分布 $x = (x_1,x_2,\cdots,x_m)$ 表示,B 的混合策略可以用 B 混合使用他的 n 种策略的概率分布 $y = (y_1,y_2,\cdots,y_n)$ 表示。这时 A 的混合策略集为 $S_A^* = \{x \mid \sum\limits_{i=1}^{m} x_i = 1,x_i \geqslant 0\}$,$B$ 的混合策略集为 $S_B^* = \{y \mid \sum\limits_{j=1}^{n} y_j = 1,y_j \geqslant 0\}$,当 A 采用混合策略 $x = (x_1,x_2,\cdots,x_m)$,B 采用混合策略 $y = (y_1,y_2,\cdots,y_n)$ 时,A 的赢得期望值为:$E_A(x,y) = \sum\limits_{i=1}^{m} \sum\limits_{j=1}^{n} c_{ij}^A x_i y_j = x \cdot C_A \cdot y^T$,$B$ 的赢得期望值为:$E_B(x,y) = \sum\limits_{i=1}^{m} \sum\limits_{j=1}^{n} c_{ij}^B x_i y_j = x \cdot C_B \cdot y^T$,这样纯策略意义上的矩阵对策 $G = \{S_A,S_B;\overline{C}\}$ 扩充为混合策略意义上的矩阵对策,记为 $G^* = \{S_A^*,S_B^*;E_A,E_B\}$。

下面通过一个例子,给出求 2×2 双矩阵对策混合纳什均衡的图解法。

【例 10】 求双矩阵对策 $G = \{S_A,S_B;\overline{C}\}$ 的解,其中

$$\overline{C} = \begin{pmatrix} (2,1) & (4,2) \\ (6,2) & (3,1) \end{pmatrix}$$

解：设 A 采用混合策略 $(x, 1-x)$，B 采用混合策略 $(y, 1-y)$，A 的赢得期望值为

$$E_A(x, y) = x \cdot C_A \cdot y^T = (x, 1-x)\begin{pmatrix} 2 & 4 \\ 6 & 3 \end{pmatrix}\begin{pmatrix} y \\ 1-y \end{pmatrix}$$
$$= x(1-5y) + (3+3y)$$

局中人 A 选择 x 使 $E_A(x, y)$ 取得最大。由上式容易看出，当 $0 \leqslant y < \dfrac{1}{5}$ 时，$E_A(x, y)$ 取得最大的 x 是 $x = 1$；当 $y = \dfrac{1}{5}$ 时，使 $E_A(x, y)$ 取得最大的 x 是区间 $[0, 1]$；当 $\dfrac{1}{5} < y \leqslant 1$ 时，使 $E_A(x, y)$ 取得最大的 x 是 $x = 0$，即

$$x = \begin{cases} 1 & 0 \leqslant y < \dfrac{1}{5} \\ [0, 1] & y = \dfrac{1}{5} \\ 0 & \dfrac{1}{5} < y \leqslant 1 \end{cases}$$

将这个结果画入图 11 - 4 中。

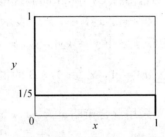

图 11 - 4　双矩阵对策的混合策略图解

同理，B 的赢得期望值为：

$$E_B(x, y) = x \cdot C_B \cdot y^T = (x, 1-x)\begin{pmatrix} 1 & 2 \\ 2 & 1 \end{pmatrix}\begin{pmatrix} y \\ 1-y \end{pmatrix}$$
$$= y(1-2x) + (1+x)$$

局中人 B 选择 y 使 $E_B(x, y)$ 取得最大。由上式容易看出，当 $0 \leqslant x < \dfrac{1}{2}$ 时，使 $E_B(x, y)$ 取得最大的 y 是 $y = 1$；当 $x = \dfrac{1}{2}$ 时，使 $E_B(x, y)$ 取得最大

的 y 是区间$[0,1]$；当 $\dfrac{1}{2}<x\leqslant 1$ 时，使 $E_B(x,y)$ 取得最大的 y 是 $y=0$，即

$$
y=\begin{cases}1 & 0\leqslant x<\dfrac{1}{2}\\[2mm] [0,1] & x=\dfrac{1}{2}\\[2mm] 0 & \dfrac{1}{2}<x\leqslant 1\end{cases}
$$

将这个结果(虚线)与上述结果画入图中，见图 $11-5$。

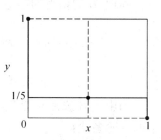

从图中看到的 2 条折线的 3 个交点便对应 3 个纳什均衡。交点 $x=0$，$y=1$ 对应纳什均衡 $x^*=(0,1)$，$y^*=(1,0)$；交点 $x=1$，$y=0$ 对应纳什均衡 $x^*=(1,0)$，$y^*=(0,1)$；交点 $x=1/2$，$y=1/5$ 对应纳什均衡 $x^*=(1/2,1/2)$，$y^*=(1/5,4/5)$。事实上，前两个纳什均衡也是纯策略意义上的纳什均衡，因此纯策略意

图 11 - 5 双矩阵对策的混合策略图解

义上的纳什均衡可以看作是混合策略意义上的纳什均衡的特例。

下面通过例子给出 2×2 双矩阵对策的另一种解法。

【**例 11**】 利用一阶条件求解例 10。

解：首先利用划线法求解 G 的纯策略纳什均衡。给定 B 选策略 b_1，A 最优反应是选策略 a_2，在 6 下面打一横线；给定 B 选策略 b_2，A 最优反应是选策略 a_1，在 4 下面打一横线；给定 A 选策略 a_1，B 最优反应是选策略 b_2，在 2 下面打一横线；给定 A 选策略 a_2，B 最优反应是选策略 b_1，在 2 下面打一横线。即

$$
\begin{array}{cc}
 & \begin{array}{cc} b_1 & \quad b_2 \end{array}\\
\begin{array}{c} a_1\\ a_2 \end{array} & \begin{pmatrix} (2,1) & (\underline{4},\underline{2})\\ (\underline{6},\underline{2}) & (3,1) \end{pmatrix}
\end{array}
$$

从而得到两个纯策略纳什均衡 (a_1,b_2) 与 (a_2,b_1)，用混合策略表示为 $((1,0),(0,1))$ 与 $((0,1),(1,0))$。

然后，设 A 采用混合策略 $(x,1-x)$，B 采用混合策略 $(y,1-y)$，则 A 的赢得期望值为

$$
E_A(x,y)=x\cdot C_A\cdot y^T=(x,1-x)\begin{pmatrix}2 & 4\\ 6 & 3\end{pmatrix}\begin{pmatrix}y\\ 1-y\end{pmatrix}
$$

$$= x(1-5y)+(3+3y)$$

局中人 A 选择 x 使 $E_A(x, y)$ 取得最大。利用函数极值的必要条件，得所谓的一阶条件

$$\frac{\partial E_A(x, y)}{\partial x}=0$$

即 $1-5y=0$，解得：$y=1/5$。

同理，B 的赢得期望值为

$$E_B(x, y)=x \cdot C_B \cdot y^T=(x, 1-x)\begin{pmatrix}1 & 2 \\ 2 & 1\end{pmatrix}\begin{pmatrix}y \\ 1-y\end{pmatrix}$$

$$= y(1-2x)+(1+x)$$

局中人 B 选择 y 使 $E_B(x, y)$ 取得最大。利用函数极值的必要条件，得所谓的一阶条件：

$$\frac{\partial E_B(x, y)}{\partial y}=0$$

即 $1-2x=0$，解得：$x=1/2$。

$x=1/2$ 与 $y=1/5$ 对应一混合策略纳什均衡：$(x^*, y^*)=((1/2, 1/2),(1/5, 4/5))$。

从而也得到该问题的 3 个纳什均衡：$((1, 0),(0, 1))$、$((0, 1),(1, 0))$、$((1/2, 1/2),(1/5, 4/5))$。

第四节　应　用　举　例

社保基金投资监管对策

随着我国社会保障基金和储备基金规模的日益扩大，基金的安全性问题成为我国社会保障事业发展的关键，因而，对其投资运营的有效监管就显得更为重要。

我国社保基金由国有股减持划入的资金和股权资产、中央财政拨入资金、经国务院批准以其他方式筹集的资金及其投资收益构成，投资管理根据《全国社会保障基金投资管理暂行办法》的规定运作。投资运作的方式是由社保基金理事会(以下简称理事会)直接运作与理事会委托投资管理人运作相结合。投资范围限于银行存款、买卖国债和其他具有良好流动性的金融工

具,包括上市流通的证券投资基金、股票、信用等级在投资级以上的企业债、金融债券等有价证券。理事会直接运作的范围限于银行存款、从一级市场购买国债,其他投资需委托社保基金投资管理人管理和运作。委托投资管理人管理和运作的社保基金资产由理事会选择的托管人托管。

目前,我国的社保基金监督机构包括劳动与社会保障部、财政部、证监会、保监会、银监会以及社保基金理事会。在具体投资运营监管的分工上,由劳动和社会保障部负责社保基金投资的监管;财政部拟定社保基金的财务管理制度,并组织实施对社保基金使用的财政监督;证监会负责对社保基金投资交易与信息披露的监管;保监会负责对社保基金投资的保险产品进行监管;银监会负责监管托管银行;社保基金理事会负责对基金管理公司的监管。这种监管模式是借鉴美国的分散监管模式,出发点是尽量发挥各部门的专业优势,在各自的监管领域发挥专业优势。我国目前处于经济和社会发展的转轨时期,各监管部门自身都是一个独立的经济利益体,各监管部门的"官员"都是独立的"经济人",其监管决策必然受到部门利益和经济人利益的影响,从而使得监管行为和行业政策发生变异,信息在各部门间的传递受到阻碍,甚至发生改变。此外,社保基金投资的多头监管,必然出现监管真空、执法不力、监管无序以及基金被挤占、挪用等违规行为,使得基金的安全性受到威胁,构成了当前我国社保基金投资监管不力的根源。

社保基金监督问题可以看作是基金投资管理和托管机构与监管机构之间的对策问题。假设基金投资管理机构和托管机构存在挪用资金违规行为时,监管机构不查处,则基金投资管理机构和托管机构得到的非法收益 V,但若被监管机构查处,则除没收非法收益外罚款 P,即获 $-P$ 的收益;监管机构不查处而基金投资管理机构和托管机构不存在违规行为时,监管机构因未出现违规行为获得社会赞誉和上级表彰,从而得到奖金 S;若违规而监管机构却没查处时,监管机构因失职被惩罚性扣款 D,即获得 $-D$ 的收益。进一步假设监管机构不查处的概率为 P_g,则查处的概率为 $1-P_g$,投资和托管机构违规的概率为 P_e,则不违规的概率为 $1-P_e$,赢得矩阵如表 11-14 所示。

表 11-14　社保基金监管对策问题中双方的赢得矩阵

基金投资管理机构	监 管 机 构	
	不查处(P_g)	查处($1-P_g$)
违规(P_e)	$(V, -D)$	$(-P, 0)$
不违规($1-P_e$)	$(0, S)$	$(0, 0)$

这是一个二人有限非零和对策,显然它没有纯策略纳什均衡。可以求出混合策略纳什均衡。监管机构与基金投资管理机构的赢得期望分别为

$$E_g = (P_e, 1-P_e) \begin{pmatrix} -D & 0 \\ S & 0 \end{pmatrix} \begin{pmatrix} P_g \\ 1-P_g \end{pmatrix} = P_g[-D \cdot P_e + (1-P_e) \cdot S]$$

$$E_e = (P_e, 1-P_e) \begin{pmatrix} V & -P \\ 0 & 0 \end{pmatrix} \begin{pmatrix} P_g \\ 1-P_g \end{pmatrix} = P_e[P_g \cdot V - (1-P_g) \cdot P]$$

利用一阶条件

$$\frac{\partial E_g}{\partial P_g} = -D \cdot P_e + (1-P_e) \cdot S = 0$$

$$\frac{\partial E_e}{\partial P_e} = P_g \cdot V - (1-P_g) \cdot P = 0$$

得

$$P_e^* = \frac{S}{D+S}$$

$$P_g^* = \frac{P}{V+P}$$

监管机构选择不查处策略的期望收益 $E_g = S(1-P_e) + P_e(-D)$。$P_e = P_e^*$ 刚好使 $E_g = 0$。假设投资管理机构和托管机构选择违规策略的概率大于 P_e^*,监管机构选择不查处策略的期望赢得小于 0,则它肯定会选择查处策略,这样基金投资管理机构和托管机构违规一次被查处一次有赔无赚,因此大于 P_e^* 的概率是不可取的;反过来,若投资管理机构和托管机构选择违规的概率小于 P_e^*,则监管机构的期望收益大于 0,因此,监管机构选择偷懒不查处策略是合算的,此时,即使投资管理机构和托管机构提高一些违规的概率,只要仍然不大于 P_e^*,监管机构总会选择不查处策略,投资管理机构和托管机构就不会有被查处的危险。由于投资管理机构和托管机构在保证不被查处抓住的前提下违规的概率越大,收获就越大,因此,它会使违规的概率趋向于 P_e^*,也就是说,它的混合策略的违规和不违规的概率分布为 P_e^* 和 $1-P_e^*$。同理可知投资管理和托管机构的混合策略中不查处和查处的概率分布为 P_g^* 和 $1-P_g^*$。

社保基金监管机构为了减少投资管理机构和托管机构的违规行为,加重惩罚,即增加 P,使得基金投资管理机构和托管机构在监管机构的混合策略下违规的期望赢得变为负值,因此在短期中会减少他们的违规行为,而 P 的增

加会导致 P_e^* 的增加,即会促使监管机构提高不查处的概率。而基金投资管理机构和托管机构混合策略的概率分布(P_e^*,$1-P_e^*$)是取决于监管机构的期望赢得,即取决于 S 和 $-D$,因此只要 S 和 $-D$ 不变,加重对社保基金投资管理机构和托管机构的惩罚虽然在短期内能抑制违规行为,但在长期中却只能使监管机构增加不查处的概率,而违规的问题却不会有所改善。

而加重对失职监管机构的惩罚意味着惩罚力度($-D$)的增加,此时,在投资管理机构和托管机构的混合策略不变的情况下,监管机构不查处的期望赢得为负值,即 $E_g = S(1-P_e) + P_e(-D) < 0$,因此监管机构肯定不敢再偷懒不查处,这样投资管理机构和托管机构首先会选择不违规,而长期中投资管理机构和托管机构仍然会选择混合策略,只能减少违规,使违规行为的概率 P_e^* 降低,监管机构会再次选择混合策略,达到新的混合策略均衡。

从上面的模型讨论中我们可以看出,若能有效地监督监管机构,并对执法不力、监管失职的监管机构加重惩罚,在短期内的效果会使监管机构真正尽职,而在长期中则起到了抑制投资管理机构和托管机构违规的作用。目前我国在缺乏有关社保基金法律规范的背景下,政府部门多头监管,难以有效地协调,共享监管信息难度大,对各监管机构的监管业绩缺乏评价指标和考核体系,没有奖惩机制,这是造成我国社保基金投资监管缺乏效率的根本原因。

习 题 十

1. A、B 两人在互不知道的情况下,各在纸上写 $\{-1, 0, 1\}$ 中 3 个数字的任意一个。设 A 所写的数字为 s,B 所写的数字为 t,答案公布后 B 付给 A 人民币 $[s(t-s) + t(t+s)]$ 元,写出此对策问题中 A 的赢得矩阵。

2. 设二人有限零和对策 $G = \{S_A, S_B; C\}$,其中 $C = \begin{bmatrix} 2 & 1 & 4 \\ 2 & 0 & 3 \\ -1 & 2 & 0 \end{bmatrix}$,利用优超原则化简这个对策。

3. 已知 A、B 二人零和对策中,A 的赢得矩阵如下,求双方的最优纯策略与对策值。

$$C = \begin{pmatrix} 0 & 4 & 1 & 3 \\ -1 & 3 & 0 & 2 \\ -1 & 0 & 4 & 1 \end{pmatrix}$$

4. A、B 矩阵对策中 A 的赢得矩阵如下,利用图解法求解最优策略与对策值。

$$C = \begin{pmatrix} 3 & 2 \\ 1 & 5 \end{pmatrix}$$

5. 利用线性规划方法求解矩阵对策 $G = \{S_A, S_B; C\}$,其中 $C = \begin{pmatrix} 1 & 2 & 3 \\ 4 & 0 & 1 \\ 2 & 3 & 0 \end{pmatrix}$。

6. 用划线法求解下列二人非零和对策的纯策略纳什均衡。

(1) $\overline{C} = \begin{pmatrix} (3,3) & (4,4) \\ (1,1) & (5,5) \end{pmatrix}$

(2) $\overline{C} = \begin{pmatrix} (2,1) & (5,2) & (6,4) \\ (6,3) & (2,3) & (4,1) \\ (5,2) & (3,1) & (4,2) \end{pmatrix}$

7. 用图解法或一阶条件求下列二人非零和对策的混合策略纳什均衡。

$$\overline{C} = \begin{pmatrix} (4,3) & (3,2) \\ (1,4) & (5,5) \end{pmatrix}$$

8. 运用对策论知识,结合所学专业,举出一个具有实际意义的对策问题,给出解并讨论其专业意义。

参 考 文 献

1. 薛迪主编.卫生管理运筹学.上海:复旦大学出版社,2004
2. 王建华.对策论.北京:清华大学出版社,1986
3. 赵景柱等.对策理论与应用.北京:中国科学技术出版社,1995
4. 张维迎著.博弈论与信息经济学.上海:上海三联书店,上海人民出版社,1996
5. 肖条军著.博弈论及其应用.上海:上海三联书店,2004
6. 熊伟编著.运筹学.北京:机械工业出版社,2005

7. 胡知能,徐玖平.运筹学.北京:科学出版社,2003

8. 胡运权等编著.运筹学基础及其应用.第4版.北京:高等教育出版社,2004

9. 袁仙品,周明.我国社保基金投资监管的博弈分析.新疆财经学院学报,2005(4):11~14

10. 宋涛,吴世玉,杨蓓.医疗"红包"的监督博弈分析.医学与社会,2006(8):51~53

第十二章　质量管理方法

　　质量是顾客的要求,随着社会、经济的发展,顾客的要求变化了,"质量"的内涵也发生了深刻的变化。过去由于商品经济不发达,人们对质量的要求主要是"无瑕疵",因此质量全过程控制主要在生产领域中实行;21世纪是质量的世纪,"零缺陷"、6σ成为热门话题。

　　卫生服务的质量是卫生服务体系绩效的重要体现之一,卫生服务质量也是社会各方所追求的目标。从管理角度来看,质量是组织核心竞争力的源泉,卫生服务的质量管理则是实现服务高质量的必要保证。本章主要介绍质量管理的方法。

第一节　概　　述

一、质量的概念

（一）质量和医疗质量

　　质量是指产品和服务的优劣程度,它是满足规定和顾客潜在需要的特征总和。质量的含义可以分成几个层次:符合性质量,以符合标准的程度作为衡量依据,"符合标准"就是合格的产品质量;适用性质量,以适合顾客需要的程度作为衡量的依据,朱兰博士认为质量是"产品在使用时能够成功满足用户需要的程度";满意性质量,即一组固有特性满足要求的程度,它不仅包括符合标准的要求,而且以顾客及其他相关方满意为衡量依据,体现"以顾客为关注焦点"的原则;卓越质量,顾客对质量的感知远远超出其期望,使顾客感到惊喜,质量意味着没有缺陷。根据卓越质量理念,质量的衡量依据主要有3项:①体现顾客价值,追求顾客满意和顾客忠诚;②降低资源成本,减少差错和缺陷;③降低和抵御风险。其实质是为顾客提供卓越的、富有魅力的质量。

　　质量概念的不断更新也使医疗质量的含义不断充实。从狭义角度,医疗质量主要是指医疗服务的及时性、有效性和安全性,又称诊疗质量;而从广义角度,它不仅涵盖诊疗质量的内容,还强调患者的满意度、医疗工作效率、医疗技术经济效果(投入-产出关系)以及医疗的连续性和系统性。世界卫生组织提出卫生服务反应性的概念,它是指卫生系统在多大程度上满足了人们对卫生系统非医疗服务改善的普遍合理期望。反应性一般包括受到尊重、得到及时治疗、具有自主权、对个人信息保密、具有选择医疗服务提供者的权利、医疗服务提供者以能够理解的方式与患者交流、在卫生服务过程中能够得到社会支持以及就医环境的舒适度。

（二）质量管理的概念

质量管理是在质量方面指挥、协调和控制组织的活动。质量管理的职责由最高管理者承担,也要求组织的全体人员承担义务并参与。质量管理包括战略策划、资源分配和其他有系统的活动。

医院质量管理是在医院系统中全面实行质量管理,按照医疗质量形成的规律,应用各种科学的方法,以保证和提高医疗质量达到预定目标的管理。

二、质量管理的发展简史

质量管理的产生和发展经历了传统质量管理、事后质量检验,统计质量控制和全面质量管理 4 个阶段。戴明（Deming）、费根堡姆（Feigenbaum）和朱兰（Juran）等对质量管理的发展作出了重大贡献。

全面质量管理的思想强调质量第一、用户第一,一切以预防为主,用数据说话,按 PDCA 循环办事。PDCA 循环是指计划（plan）,执行（do）,检查（check）和总结（action）循环上升的过程。它体现了质量管理的基本思路,也反映出管理理论的精髓。

质量管理的发展简史见表 12-1。

表 12-1　质量管理的发展简史

年　　代	质量管理主要事件
工业革命前	产品质量由各个工匠或手艺人自己控制
1875 年	泰勒的科学管理,最初的质量管理——检验活动与其他职能分离
1925 年	休哈特提出统计过程控制（SPC）理论——应用统计技术对生产过程进行监控
1950 年代	戴明提出质量改进的观点,强调大多数质量问题是生产和经营系统的问题;强调最高管理层对质量管理的责任,形成了对质量管理产生重大影响的"戴明十四法"
1960 年代初	朱兰、费根堡姆提出全面质量管理的概念,戴明、朱兰、费根堡姆的全面质量管理理论在日本被普遍接受,统计技术,特别是"因果图"、"流程图"、"直方图"、"检查单"、"散点图"、"排列图"、"控制图"等被称为"老七种"工具的方法,被普遍用于质量改进

(续表)

年　代	质量管理主要事件
1970 年代	日本质量管理学家对质量管理的理论和方法的发展做出了巨大贡献,这一时期产生了石川馨、田口玄一等世界著名质量管理专家。这一时期产生的管理方法和技术包括 JIT—准时化生产、Kanben—看板生产、Kaizen—质量改进、QFD—质量功能展开、田口方法等"新七种"工具
1980 年代	菲利浦·克罗斯比(Crosby)提出"零缺陷"的概念(zero defect)
1987 年	ISO9000 系列国际质量管理标准问世
1994 年	新的 ISO9000 标准更加完善,为世界绝大多数国家所采用
1990 年代末	全面质量管理(TQM)成为许多"世界级"企业的成功经验,证明它是一种使企业获得核心竞争力的管理战略

在卫生服务质量理论的发展过程中,美国学者 Avedis Donabedian 有着不凡的贡献。他于 1968 年首次提出质量评价的 3 个层次理论,即结构(structure)、过程(process)和结果(outcome)。图 12 - 1 是根据 Donabedian 理论绘制的质量评价的结构框架。

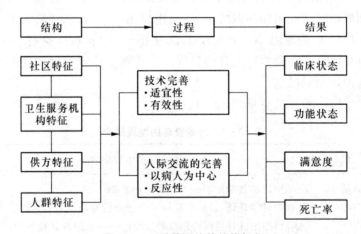

图 12 - 1　质量评价的结构框架

第二节　排　列　图

一、基本原理

排列图,也叫帕累托图(Pareto chart),是 19 世纪意大利经济学家维尔弗雷德·帕累托（Vilfredo Pareto）首先采用的,后由美国质量管理学家朱兰把它应用于质量管理。帕累托原理又称 80∶20 法则,是帕累托发现的。他对当时的社会财富分配问题进行了深入研究后发现,财富的绝大部分集中在少数人手中,他把这些人称为"极其重要的少数"。其余的人处在贫困之中,他把这些人称为"不重要的多数"。社会财富的 80% 掌握在 20% 的人手中,只要知道这 20% 的人的行动,就可以掌握社会总行动的 80%。即从 20% 的已知变量中,可推知另 80% 的结果。

排列图反映了"关键的少数和次要的多数"的观点。在影响质量的因素中,少数一些关键问题重复发生,成为管理者迫切需要解决的问题。排列图就是寻找少数关键因素的方法。朱兰提出了二八理念,即大约有 80% 的质量问题发生在现场,但责任却在管理者身上,而只要动员和依靠现场员工的努力和创造,就可以解决 80% 的质量问题。

二、绘制步骤

（1）收集一定时期的质量数据。

（2）把收集的数据按质量问题进行分层归类,在分层中要注意各个项目的排他性和特殊性,而各种项目应尽可能系统完整。

（3）按分类项目统计各个项目重复发生的次数,即频数,并计算各个项目的频率和累计频率,作整理表。

（4）以分类项目为横坐标,发生频数和累计频率分别为左、右纵坐标,按频数从大到小的顺序作直方图,根据累计频率对应的点连成折线。

（5）标注图的标题等。

【例 1】　一家医院医务处处长正在向院长汇报他们在过去一年中进行住院患者满意度电话调查的情况。针对不同的医务人员,不满意的例数分别为医生 80 例、护士 230 例、医技人员 150 例、入出院结账人员 50 例、工勤人员 250 例、其他人员 10 例。

首先根据按类别例数大小,作出整理表,见表 12－2,并作排列图 12－2。排列图一般由两个纵坐标、一个横坐标、一个直方图和一条曲线（帕累托线）组成。左边的纵坐标表示频数,右边的纵坐标表示累计频率,横坐标表示质量的项目或者影响质量的各种因素。用直方图表示不同因素频数的多少,由左向右按大小依次排列于横坐标上。帕累托线是在各因素上的累计频率点的连线。

表 12 - 2　住院患者不满意的例数与频率

医务人员分类	例数	频率(%)	累计频率(%)
工勤人员	250	32.5	32.5
护士	230	29.9	62.3
医技人员	150	19.5	81.8
医生	80	10.4	92.2
入出院结账人员	50	6.5	98.7
其他人员	10	1.3	100.0
合　计	770	100.0	

　　排列图绘制完毕后,在右边纵坐标频率的80％和90％处画横线,把图区分为 A、B、C 3 个区域。落入 A 区的累计频率点所对应的因素即为关键因素;累计百分比为80％～90％的因素,称为 B 类主要因素;其他为 C 类次要因素。一般关键因素不能太多,否则就失去了找主要矛盾的意义。

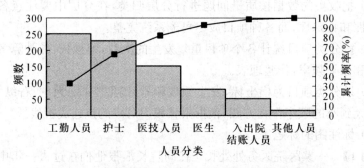

图 12 - 2　某医院住院患者电话调查不满意情况排列图

第三节　因果分析图

　　因果分析图又叫鱼刺图(fishbone diagram)或石川馨(Ishikawa)图,它是日本东京大学石川馨教授提出的一种有效方法。这是一种由结果找原因的方法,即根据反映出来的质量问题(结果)来寻找造成这种结果的大原因、中原因和小原因,然后有针对性地采取措施,解决质量问题的方法。

　　因果分析图作图的步骤如下。

　　(1)确定分析对象,明确问题,即针对什么问题寻找因果关系,最好能使用数据说话。

（2）召开有关人员的质量分析会，把影响质量问题的特性原因都列举出来，并找到能采取的具体措施。

（3）把影响因素进行分类，形成小原因、中原因和大原因，如有可能可以定量分析每个原因对结果产生多大程度的影响。

（4）绘制因果分析图，小原因、中原因和大原因，分别绘制为小枝、中枝和大枝。

因果分析图包括结果（问题）和原因两部分，如图12-3所示，有一目了然的效果。

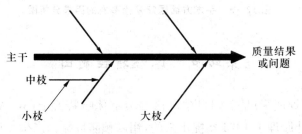

图 12 - 3　因果分析示意图

也可用树图（图12-4）来进行因果分析。

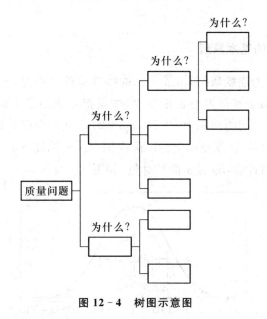

图 12 - 4　树图示意图

因果分析法可以帮助管理者发现导致质量差异的各种因素，为进行定量分析提供信息,图 12-5 具体分析了目前手术医疗差错多的一些原因,仅作参考。

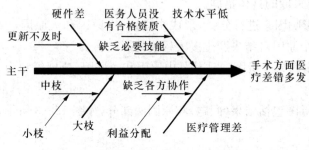

图 12-5　手术方面医疗差错多发的因果分析图

第四节　休哈特控制图

控制图(管理图)是美国贝尔电话实验室休哈特博士(W. A. Shewhart)根据数理统计原理于 1924 年提出来的,用以预防废品的产生。该图在质量控制中应用广泛,效果明显。1931 年,休哈特发表了《工业产品质量的经济控制》一书,对统计质量控制作了系统论述,从而建立了统计质量控制的理论基础。

一、控制图的基本原理

质量特性值为连续数据时,最常见的特性值的分布是正态分布。对于正态分布,不管均数 μ 和标准差 σ 是多少,如果把正态曲线下的面积定为 1,那么曲线下 $\mu\pm3\sigma$ 之间的面积为 99.7%,$\mu\pm2\sigma$ 之间的面积为 95.5%,$\mu\pm\sigma$ 之间的面积为 68.2%,这就是质量特性落在相应区间的概率。当对于抽样数据来说,$\overline{X}$ 是 μ 的估计值,S_d 是 σ 的估计值,如图 12-6 所示。

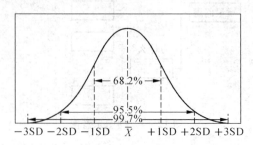

图 12-6　正态曲线下面积分布的示意图

在一般情况下,样本值纯粹出于偶然而落在 $\mu \pm 3\sigma$ 区间之外的概率只有 0.27%,即抽取 1 000 个样本平均只有 3 个属于这样的情况,这说明发生的可能性极小,接近于不会发生。但在异常情况下,即存在系统因素时,质量特性值将偏离原来的分布,落在 $\mu \pm 3\sigma$ 区间以外的概率远不止 0.27%。根据"小概率事件在一次试验中几乎不可能发生"的原理,在抽取有限次样本的条件下,如果发生,即推断异常。因此,一般把 $\mu \pm 3\sigma$ 作为区分正常与异常的界限。这就是美国统计学家休哈特首创的控制图的基本理论基础。

休哈特控制图(图 12-7)是根据图 12-6 演变而来。控制图是坐标图,纵坐标表明质量特性值,横坐标是时间顺序或采样号,坐标中的三条横线是控制界限。中线表示总体均数 μ 或样本数据的平均值 $\overline{X}$,记为 CL;控制上限表示为 $\mu \pm 3\sigma$ 或 $\overline{X} + 3S_d$,记为 UCL,控制下限表示为 $\mu - 3\sigma$ 或 $\overline{X} - 3S_d$,记为 LCL。图中的曲线是实际质量特性以一定时间顺序按坐标打点的连线。

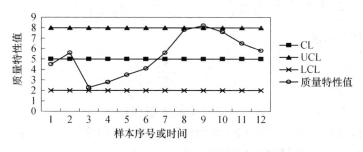

图 12-7　休哈特控制图

休哈特控制图的实质是区分偶然因素和系统因素所产生的质量波动,即偶然波动和系统波动。控制图是把数理统计学原理应用于质量管理,反映质量的中心趋势与离散趋势的变化,以便及时发现超限的异常状态,可以对系统因素的出现及时报警,设法找出存在的系统因素,采取措施,从而起到质量控制作用。

纯粹由于偶然而被判为异常,造成的虚发警报的错误称为第一类错误;而当系统因素已经出现,状态异常,而观察值仍在控制界限内而判为正常,称为第二类错误。如果加宽控制界限犯第二类错误的概率增大,而缩窄控制范围犯第一类错误的概率增大。无论采取哪一种控制界限,两种错误都存在,不过概率大小不同而已;要同时减少第一类错误和第二类错误,唯一的方法是增加样本量。长期实践经验表明,$\mu \pm 3\sigma$ 作控制界限是比较适宜的。

二、绘制控制图的基本步骤

控制图的基本步骤如下：

(1) 收集数据。

(2) 选择并确定统计指标。控制图常用的统计指标包括：

1）样本均数 $\overline{X}$

$$\overline{X} = \frac{\sum\limits_{i=1}^{n} Xi}{n}$$

2）样本标准差 S

$$S = \sqrt{\frac{\sum\limits_{i=1}^{n}(Xi - \overline{X})^2}{n-1}} = \sqrt{\frac{\sum\limits_{i=1}^{n} Xi^2 - \frac{1}{n}\left(\sum\limits_{i=1}^{n} Xi\right)^2}{n-1}}$$

3）样本标准误 S_x

$$S_x = \frac{S}{\sqrt{n}}$$

4）样本极差 R。它为样品变量中最大值和最小值的差。

5）移动极差 R_s。它指相邻两个样品变量之差的绝对值。计算时依次求每一个数据与其前面数据的差的绝对值。

(3) 作分析用控制图。根据收集数据，判断质量特性是否处于正常状态，进而对不正常状态进行调整使之正常，这里所使用的控制图称为分析用控制图。作分析用控制图首先根据所收集数据计算分析用控制图，并画在控制图上。把数据按时间或批号顺序在控制图上打点，并将点连成线，观察质量指标曲线的趋势，分析波动性质和程度。

(4) 作控制用控制图。当过程处于正常状态之后，剔除个别异常点后，可以计算控制用控制界限值，并画在控制图上。控制用控制图和分析用控制图的最大区别在于，前者必须排除既往数据中的极大和极小数据，在比较规律的数据基础上计算和绘制。

(5) 按期收集质量指标数据，在控制用控制图上打点，若出现异常点，则及时分析原因，并进行排除。

三、控制图的种类

按适用范围，控制图可分为两类：一类是计量指标控制图，适用于服从正态分布的连续型质量指标控制;另一类是计数指标控制图,适用于服从二项分布或泊松分布的离散型质量指标控制。

几种常见的控制图如下。

1. **单值控制图(X 图)** 单值控制图的特点是把统计或测量出的指标值直接在控制图上打点,不进行统计计算,简单可行,但是缺乏精度,无统计意义。

2. **平均值控制图($\overline{X}$ 图)** $\overline{X}$ 控制图主要用于观察样本的平均值的变化,适用于符合正态分布的数据资料。对于偏态分布资料,可以绘制中位数控制图。

3. **离散指标控制图** 直接把离散指标作为控制对象。由于离散指标的不同,可有标准偏差控制图、极差控制图和移动极差控制图。如以极差(R)控制图为例,主要用于观察样本的离散情况;$\overline{X}$-R 图是将两者联合使用,以观察过程是否正常。

4. **不良品率控制图(P 图)** P 图用于控制对象为不良率的场合,不良率是不良品个数与受检样品个数之比。

为使计算简便,将经常使用的根据 3σ 原则推导的综合系数,列入表 12－3。

表 12－3 控制图的中心线和控制界限的计算公式

控制图种类	中心线	控制界限	备注
$\overline{X}$	$\overline{X}$	$\overline{X} \pm A_2 \overline{R}$	$\overline{X} = \dfrac{\sum \overline{X}}{k}$,$k$ 为样本组数 $\overline{R} = \dfrac{\sum R}{k}$ A_2 为由样本大小决定的系数(见表 12－4)
X	$\overline{X}$	$\overline{X} \pm 2.66 \overline{R}_s$	$\overline{X} = \dfrac{\sum X}{n}$, $\overline{R}_s = \dfrac{\sum R_s}{n-1}$ n 为数据个数
R	$\overline{R}$	$D_4 \overline{R}$,$D_3 \overline{R}$	D_4,D_3(见表 12－4)
P	$\overline{P}$	$\overline{P} \pm 3 \sqrt{\dfrac{p(1-p)}{n}}$	$P = \dfrac{r}{n}$ r 为样本中不良品数 n 为样本总例数

表 12-4 控制界限用系数表

样 本 大 小	A_2	D_3	D_4
2	1.880	—	3.267
3	1.023	—	2.575
4	0.729	—	2.282
5	0.577	—	2.115
6	0.483	—	2.004
7	0.419	0.076	1.924
8	0.373	0.136	1.864
9	0.337	0.184	1.816
10	0.308	0.223	1.777

四、控制图的应用举例

【**例 2**】 从某医院妇产科 2001 年顺产出院产妇病例中,每月按出院时间顺序排列,随机抽取 6 例,其住院天数如表 12-5 所示,试作 $\overline{X}$-R 图分析。

表 12-5 2001 年某医院妇产科顺产病例住院天数

月 份	住 院 天 数						合计	均数	极差
	X_1	X_2	X_3	X_4	X_5	X_6			
1	8	6	9	7	5	7	42	7.0	4.0
2	6	5	8	7	6	8	40	6.7	3.0
3	4	8	7	9	6	12	46	7.7	8.0
4	8	7	6	11	7	5	44	7.3	6.0
5	8	5	8	3	7	10	40	6.7	7.0
6	6	7	6	5	8	6	38	6.3	3.0
7	5	11	10	9	6	8	49	8.2	6.0
8	6	10	9	9	7	11	51	8.5	5.0
9	8	7	4	8	7	9	43	7.2	5.0
10	9	6	11	7	8	5	46	7.7	6.0
11	8	11	8	10	7	7	51	8.5	4.0
12	9	11	7	10	8	6	51	8.5	5.0
								7.5	5.2

$\overline{X}$ 图:

$$CL = \overline{\overline{X}} = 7.5$$

$$\text{UCL} = \overline{\overline{X}} + A_2 \overline{R} = 7.5 + 0.483 \times 5.2 = 10.0;$$

$$\text{LCL} = \overline{\overline{X}} - A_2 \overline{R} = 7.5 - 0.483 \times 5.2 = 5.0_\circ$$

R 图：

$$\text{CL} = \overline{R} = 5.2;$$

$$\text{UCL} = D_4 \overline{R} = 2.004 \times 5.2 = 10.4;$$

$$\text{LCL} = D_3 \overline{R}(\text{不考虑})_\circ$$

图 12-8 是 $\overline{X}$ 图，图 12-9 是 R 图。从两个图中可以看出：各月的平均住院天数和住院天数的极差都在正常的波动范围内，说明过程处于正常状态，因此认为该分析用控制图可用作控制用控制图，在新的年度作为质量控制的工具。

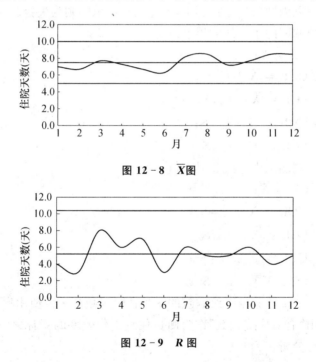

图 12-8　$\overline{X}$图

图 12-9　R 图

如果 $\overline{X}$ 图和 R 图打点超出上下限，则要对可能影响的因素进行分析。$\overline{X}$ 图和 R 图是从不同侧面共同反映医疗质量的状况。

五、控制图的作用

作为分析过程的工具，是控制图的一个重要应用。控制图有助于了解过程的进行情况，发现非偶然因素对质量的影响，并及时发现，尽快排除。控制图可以为质量评比提供定量数据支持。控制图也是标准化管理的体现,当然随着技术水平的提高和客观因素的变化,控制线要适时进行修订。

第五节　容许限控制图和可信限控制图

容许限控制图和可信限控制图是根据容许限和可信限的原理编制的。正态分布数据和偏态分布数据均可使用。

容许限控制图适用于单个测定值的控制,可信限控制图适用于平均值的控制。

作图的一般步骤为收集样本资料,剔除异常数据确定统计量,划出中心线和控制线,以样本顺序或时间顺序逐个标出检验结果或统计量。如果点子落在控制范围以内则质量在控制中,若超出控制范围则为失控。

容许限控制图的中心线和界限值:

中心线:$\mathrm{CL} = \overline{X}$;

控制线:$\mathrm{UCL} = \overline{X} + t_{0.01}S$;

$\quad\quad\quad \mathrm{LCL} = \overline{X} - t_{0.01}S$;

警戒线:$\mathrm{UCL} = \overline{X} + t_{0.05}S$;

$\quad\quad\quad \mathrm{LCL} = \overline{X} - t_{0.05}S$。

可信限控制图的中心线和界限值:

中心线:$\mathrm{CL} = \overline{X}$;

控制线:$\mathrm{UCL} = \overline{X} + t_{0.01}S_{\overline{x}}$;

$\quad\quad\quad \mathrm{LCL} = \overline{X} - t_{0.01}S_{\overline{x}}$;

警戒线:$\mathrm{UCL} = \overline{X} + t_{0.05}S_{\overline{x}}$;

$\quad\quad\quad \mathrm{LCL} = \overline{X} - t_{0.05}S_{\overline{x}}$。

【例3】　2002年某市三级医院的平均住院天数和床位使用率见表12-6。某研究者提出"有效住院天数"作为衡量住院工作效率的指标之一,试用可信限控制图进行分析。

各指标的公式如下:

平均住院天数=出院者住院总天数/出院人数;

床位使用率=实际占用总床日数/实际开放总床日数;

有效平均住院天数=平均住院天数/床位使用率;

各院有效住院天数的均数:$\overline{X} = 20.23$;

各院有效住院天数的标准差:$S = 6.49$;

表 12 - 6 2002 年某市三级医院的平均住院天数和床位使用率

三级医院编号	平均住院天数	床位使用率(%)	有效平均住院天数
1	15.67	114.30	13.71
2	16.75	98.79	16.96
3	23.43	94.97	24.67
4	14.02	101.42	13.82
5	16.30	103.03	15.82
6	31.86	89.51	35.59
7	15.19	100.19	15.16
8	17.26	86.24	20.01
9	17.66	96.88	18.23
10	23.56	105.23	22.39
11	15.70	109.11	14.39
12	19.16	68.61	27.93
13	17.67	94.10	18.78
14	28.78	92.67	31.06
15	17.52	99.66	17.58
16	19.19	109.58	17.51

各院有效住院天数的标准误：$S_{\bar{x}} = \dfrac{S}{\sqrt{n}} = \dfrac{6.49}{\sqrt{16}} = 1.62$；

$$v = n - 1 = 16 - 1 = 15, \ t_{0.01, 15} = 2.947;$$

控制线：$\text{UCL} = \overline{\overline{X}} + t_{0.01} S_{\bar{x}} = 20.23 + 2.947 \times 1.62 = 25$；

$\text{LCL} = \overline{\overline{X}} - t_{0.01} S_{\bar{x}} = 20.23 - 2.947 \times 1.62 = 15.46$。

图 12 - 10 是某市 16 家三级医院的有效平均住院天数的质量控制图。第

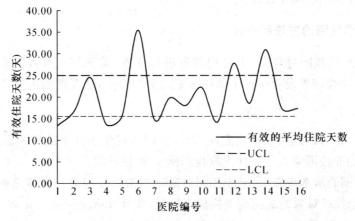

图 12 - 10 某市 16 家三级医院的有效平均住院天数的质量控制图

1、4、7 和 11 家医院该指标低于低限,而第 6、12 和 14 家医院指标高于高限。若考虑高于高限的医院住院天数过长,则剔除 3 个医院的数据,重新计算控制界限并作控制图。

第六节　选　控　图

由于受到一些不可控制的客观因素的影响,单纯利用控制图进行质量指标的评价和控制工作往往会产生偏差。如治愈率和平均住院天数是医院质量管理的焦点指标,和这两个指标相关的因素很多。例如:诊断符合率高、患者年纪轻、疾病轻微,治愈率也会高,是正相关;病情危重、身患疾病多、老年患者,治愈率就会降低,是负相关。因此,在质量控制中,不能只看树木,不见森林,医疗质量的高低,一方面取决于技术水平、敬业精神;另一方面也与病种、疾病危重程度、患者的人口学特征和社会学特征有关。在质量管理中,需要针对和控制的主要是前者。

在控制图中,能有选择地除去一个或几个非控因素的控制图,称为选控图。所谓的非控因素是指不可控制的因素,而可以控制的因素称为欲控因素。控制图不能区分欲控和非控因素,而选控图可以克服控制图的局限。它专门用于排除非控因素的影响,对欲控因素进行选择控制,即只显示欲控因素的异常而对非控因素则不予反映。

控制图着眼于质量指标 y 的数值大小,而选控图则着眼于 y 相对于其平均值的变化,非控因素主要是影响欲控因素的平均值水平。选控图考虑了相关指标的影响,用选控值排除这种影响,从而揭示了 y 指标的真实水平,提高了控制图的质量判断能力。

一、选控图的方法和步骤

在使用选控图时,实际上是把数据进行变换,即把每个欲控因素观测值 y_i 都减去非控因素发生条件下欲控因素的平均值 μ_i,从而得到选控值 X_{csi}。

$$X_{csi} = y_i - \mu_i \approx y_i - \hat{y}_i$$

式中,y_i 为欲控因素观测值;μ_i 为非控因素发生条件下欲控因素 y_i 的平均值;$\hat{y}_i$ 为非控因素发生条件下欲控因素 y_i 的估计值。

选控图的基本步骤:①求出控制对象—质量指标与非控因素之间的函数关系;②把控制对象的实测值变换成选控值,即计算 $X_{csi} = y_i - \mu_i \approx y_i - \hat{y}_i$;③计算 $\overline{X}$ 和标准差 S_{cs};④计算 X_{cs} 控制图的控制界限。

对质量指标和非控因素作相关回归分析,观察两者间是否相关。无相关关系或相关不密切则不必作选控图。欲控因素与非控因素的函数关系 $Y = f(X)$。若只有一个自变量的选控图是单因素选控图,只能排除一个非控因素的影响,可用一元回归分析;若有两个或两个以上非控因素的影响,要用多元回归分析。

$$Y = a + bX;$$

$$Y = \alpha + \beta_1 X_1 + \beta_2 X_2 + \cdots + \beta_n X_n。$$

二、应用实例

【例 4】　某医院 2002 年 10 个科室危重病例率与治疗有效率的数据见表 12 - 7,试用选控图对该院 10 个科室的治疗有效率进行分析。

(1) 确立控制对象-治疗有效率与非控因素-危重病例率之间的相关和函数关系。根据线性相关系数的计算公式,计算出相关系数 $\gamma = -0.67$。经统计检验,$|\gamma| > \gamma_{0.05, 10-2}$,故治疗有效率和危重病例率相关有统计学意义。

(2) 选择一元线形回归模型 $Y = a + bX$,计算 a 和 b。

$$b = \frac{lxy}{lxx} = -0.98;$$

$$a = \overline{y} - b\overline{x} = 96.82。$$

$y = 96.82 - 0.98x$ 即为治疗有效率和危重病例率的函数关系,分别把各科的危重病例率代入回归方程,就得到了相应的治疗有效率的估计值,见表 12 - 7。

表 12 - 7　某医院 2002 年 10 个科室危重病例率与治疗有效率

科　室	危重病例率(%) X_i	治疗有效率(%) y_i	治疗有效率估计值(%) $\hat{y}_i$	选控值 X_{cs}
内科	14.30	79.52	82.81	-3.29
普外科	3.10	90.91	93.78	-2.87
产科	2.00	99.84	94.86	4.98
妇科	5.00	89.98	91.92	-1.94
外宾特需科	8.30	92.60	88.69	3.91
泌尿科	0.60	96.16	96.23	-0.07
神外科	13.50	83.41	83.59	-0.18
皮肤科	2.80	99.06	94.08	4.98
神内科	8.30	75.37	88.69	-13.32
内分泌科	15.70	89.17	81.43	7.74
平均	7.36	89.60	89.61	-0.01

(3) 将治疗有效率的实际值变化成选控值 X_{cs}，结果见表 12 - 7。

(4) 计算控制界限。由于属单值控制，故控制界限可选用 $\overline{X} \pm 2.66R$，或 $\overline{X} \pm t_{0.01}S$，这里选用后者。

危重病例率：均数 $\overline{X} = 7.36$，标准差 $S_x = 5.54$；

治疗有效率：均数 $\overline{X} = 89.6$，标准差 $S_x = 8.10$；

选控有效率：均数 $\overline{X}_{cs} = -0.01$，标准差 $S_{cs} = 6.01$。

查表得 $t_{0.01(9)} = 3.25$。

危重病例率的中心线和控制界限：

$$CL = \overline{X} = 7.36;$$

$$UCL = \overline{X} + t_{0.01}S_x = 7.36 + 3.25 \times 5.54 = 25.37;$$

$$LCL = \overline{X} - t_{0.01}S_x = 7.36 - 3.25 \times 5.54 < 0(考虑 0)。$$

治疗有效率的中心线和控制界限：

$$CL = \overline{Y} = 89.6;$$

$$UCL = \overline{Y} + t_{0.01}S_y = 89.6 + 3.25 \times 8.10 = 115.93(考虑为 100);$$

$$LCL = \overline{Y} - t_{0.01}S_y = 89.6 - 3.25 \times 8.10 = 63.28。$$

选控有效率的中心线和控制界限：

$$CL = \overline{X}_{cs} = -0.01;$$

$$UCL = \overline{X}_{cs} + t_{0.01}S_{cs} = -0.01 + 3.25 \times 6.01 = 19.52;$$

$$LCL = \overline{X}_{cs} - t_{0.01}S_{cs} = -0.01 - 3.25 \times 6.01 = -19.54。$$

不考虑危重病例率，产科、皮肤科和泌尿科的治疗有效率最高；而内科和神经内科最低。但事实上，皮肤科、产科和泌尿科的危重病例率较低，而内分泌科、内科和神经外科的危重病例率较高，因此，单纯只看治疗有效率而不看危重病例率是不妥当的。选控图则排除了危重病例率对治疗有效率的影响，内分泌科、皮肤科、产科和外宾特需科的实际治疗有效率高于剔除危重病例因素的估计值，而其他科室的实际有效率则低于估计有效率(图 12 - 11，图 12 - 12 和图 12 - 13)。

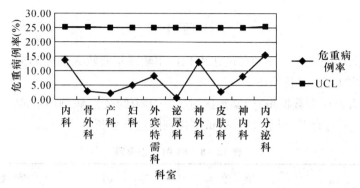

图 12-11 危重病例率控制图

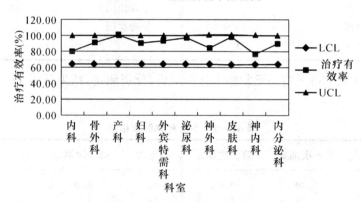

图 12-12 治疗有效率控制图

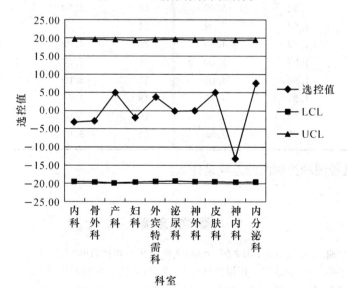

图 12-13 选控有效率的控制图

习 题 十 一

1. 某医院过去一年中住院患者死亡率较往年有较大幅度的提高,试用因果分析图的方法寻找原因。

2. 假设根据数据统计,某地区过去一年中的死亡病例中有 68 例死亡和医疗护理不当有关,见表 12-8,试用排列图进行分析。

表 12-8　68 例死亡原因

原　　因	例　数	原　　因	例　数
诊断原因	7	手术原因	26
抢救原因	23	护理原因	8
治疗实施原因	4		

3. 实验室每天将一已知标本分作两份,分别测定,结果见表 12-9,试作 $\overline{X}$-R 图。

表 12-9　平行样本测定结果

日　次	第一次测定	第二次测定	日　次	第一次测定	第二次测定
1	5.00	4.96	11	5.00	5.00
2	4.98	5.00	12	4.98	4.96
3	4.92	5.00	13	4.99	4.96
4	4.94	5.02	14	5.00	4.95
5	4.98	4.98	15	4.98	4.96
6	4.97	5.00	16	5.04	4.95
7	4.99	5.05	17	5.03	5.00
8	4.97	4.99	18	4.97	4.99
9	5.02	5.00	19	5.02	4.94
10	4.97	4.95	20	5.02	4.94

4. 选控图和控制图的差异是什么?

参 考 文 献

1. 杨树勤主编.卫生统计学.第 2 版.北京:人民卫生出版社,1987
2. 朱士俊主编.医院管理学·质量管理分册.北京:人民卫生出版社,2003
3. Palmer R F, Donabedian A. Striving for quality in health care:An inquiry into policy and practice. Ann Arbor,Michigan:Health Administration Press,1991

4. 董恒进主编.医院管理学.上海:上海医科大学出版社,2000
5. Andersen R M,Rice T H,Kominski G F. Changing the U. S. health care system. San Francisco:Jossey – Bass,2001

第十三章 综 合 评 价

卫生事业的发展需要相应的人力、物力和财力,要使有限的资源充分发挥作用、产生更大的效益,其关键是提高卫生事业的管理水平,提高工作效率。因此,如何评价一个卫生系统的绩效、评价卫生干预项目的效果、评价医院工作的优劣,是促进卫生事业发展的重要手段。本章主要介绍综合评价的概念、评价指标的选择方法、指标权重的确定方法和主要的综合评价方法及其应用。

第一节 综合评价的概述

随着决策科学的发展,科学的评价内容也在不断发展。所谓评价(evaluation),是通过对照某些标准来判断观测结果,并赋予这种结果一定意义和价值的过程。一般而言,观测结果仅能反映现状,只有通过评价之后,才能对现状的意义加以判断。

单一指标的评价易于实现,只要按一定的标准分别依据该指标的大小给研究对象一个评价等级或分数,依等级或分数高低便可排出优劣顺序;但是在卫生事业的实际工作中,现状是一个复杂的状况,它不是用某一单一指标能够说明问题,必须综合考察多个且相互具有一定关联的指标,由此依据多个有关指标对评价对象进行评价,并排出优劣顺序,这就是所谓综合评价(synthetical evaluation)。

一、综合评价的基本概念

综合评价就是对多指标影响的事物或现象,从整体观念出发,合理分析评价项目,抓住关键点,确定若干重要指标,用科学的方法作出评价,得出较符合客观实际的结论。当然,综合评价不同于多个分析指标的简单相加,而是在掌握有关历史资料的基础上,将各种有关因素的信息集中,依据其内在联系进行适当加工提炼,并密切结合医疗卫生工作实践,用数理统计方法或生物数学方法制订出恰当的评价模型,以谋求对评价对象的类别及其优劣等级进行较为客观的判断,为医疗卫生工作决策提供依据。

综合评价的特点有:①综合评价的方法学基础是数学,包括数理统计、概率论、运筹学、模糊数学等数学学科,它是统计学的拓展;②综合评价过程的实质是将多维数据通过一定的数学方法,转换为一维数据的过程,降维的思想始终贯穿其中;③综合评价的结果是使每一个评价对象获得一个优劣等级或指数值,以确定其相应的地位。

综合评价在卫生事业领域中具有广泛的应用,按照其评价目的,可分为如下几类。

1. **临床评价** 包括诊断性试验评价、治疗方法或药物评价、患者的预后评价等。

2. **卫生评价** 包括环境评价、生产或生活卫生状况优劣的评估、营养学评价、各类污染程度的评价等。

3. **卫生管理学评价** 主要包括卫生政策评价、卫生经济评价和综合效益评价。在应用中三者往往结合在一起,对医疗卫生政策、措施、医疗单位的管理水平、科研成果等的优劣予以评价。

4. **医疗技术的评估** 医疗技术的发展具有两重性:它一方面增强了人们防治疾病的能力,提高了人类的健康水平,给社会带来效益;另一方面也会带来一些消极影响和引起不良后果,如生命安全和健康受到威胁、环境污染、医疗费用过快上涨等。因此,这种评价往往贯穿于从技术发展到商品化的各个阶段。

二、综合评价的基本条件

在对卫生事业的某方面进行综合评价时,需要满足以下两个基本条件。

(一)要有一个高质量的、内容丰富的信息源

所谓信息,是关于主体和客体之间有关情况的消息,是一种提供确定因素、消除不确定因素的消息。缺乏这种消息,便无法认识事物间的相互联系,也无法探求事物的规律。因而,综合评价就是信息管理的全过程,即信息的收集、处理和分析的过程,只有在充分占有有关评价对象及其相关因素的信息基础上,才有可能做出较为可靠的评价。信息越多越真实,评价的准确性与可靠性越高。因此收集的信息数据,应符合以下要求。

1. **完整性** 收集的数据内容全面、无遗漏,范围齐全,时间连续。

2. **准确性** 收集的数据应准确反映实际情况,各项目之间无矛盾,各数字无不合理现象,这是最重要也是最基本的要求。

3. **及时性** 收集的数据有明确的时间限制,从某种意义上来说,信息的

价值取决于提供信息的时间。

4. **关联性**　收集的数据能反映相关的本质问题,不反映本质特征的数据不在收集范围之内,有利于提高工作效率。

5. **经济性**　要以最低的费用获取最多的所需数据。

（二）要提倡现有历史资料的综合利用

长期以来,许多卫生事业单位在利用各种现有的历史资料方面存在着调查研究多而资料分析少、登记材料与表格多而科学结论少、单指标分析多而多指标综合评价少等现象,这使现有的信息得不到充分利用。因此,充分利用现有的计算机技术,提倡卫生专业工作者与卫生管理工作者的广泛协作,实现现有历史资料的综合利用和实现信息的区域性与国际共享,将使通过各种途径而获取的各种信息发挥最大的作用,也将使各种形式的综合评价模型更加稳定可靠。

三、综合评价的一般步骤

对某事件进行多因素综合评价的过程,实质上就是一个科学研究与决策的过程,原则上应当包括评价设计、收集资料、整理资料和分析资料等几个基本阶段,在实施中应着重注意以下几个基本环节。

（1）根据评价目的选择恰当的评价指标(evaluation indicator),考察各指标间的内在联系,选择一些主要的、能反映事物本质的评价指标,这些指标应当明确、具体、可行、可靠,具有灵敏性、准确性和易得性。

（2）根据评价目的确定各评价指标在对某事物评价中的相对重要性,即各评价指标的权重。

（3）合理确定各单个指标的评价等级(evaluation grade)及其界限。

（4）资料的搜集,这是顺利完成综合评价的前提条件,在资料搜集过程中要注意资料的完整性、准确性、及时性、关联性和经济性。

（5）根据评价目的、数据特征选择适当的综合评价办法,并根据已掌握的历史资料建立综合评价模型(evaluation model),计算综合指标。

（6）评价的实施与评价模型准确性的验证,在综合评价实施的同时,应通过专家询问法、综合评价值预测法等对评价模型的合理性进行考察,作出评判。

四、评价指标的选择

在对卫生事业某方面进行评价时,必然要综合考察诸多指标对评价结果的影响。这些指标有些是可控的,有些是不可控的;有些是独立的,有些是相互关联的;有些对评价结果影响小,有些对评价结果影响大。人们有必要对影响指标进行分析,找出主要的、重要的指标,剔除次要的、对评价影响小的指标,一方面使得建立的评价模型简单化,能就某方面的本质进行评价;另一方面可以节省计算量,并有利于提高评价模型的精度与准确度。

选择评价指标的方法甚多,常用以下几种方法。

（一）凭经验选择评价指标

根据相关的理论和实践来分析各个指标对评价结果的影响,挑选那些与评价结果相关性强且确定性好、有一定区别能力、互相关联小的指标组成评价指标体系。

"系统分析法"是一种常用的凭经验挑选因子的方法,这种方法从整体出发,将与评价结果有关的诸指标按系统（或属性、类别）划分,在对各系统的因子进行分析的基础上,通过座谈或填写调查表的方法获得对各指标的专家评分,确定其主次,再从各系统内挑选主要的指标作为评价指标。在对有关历史资料掌握不多的基础上,此法可较简便地确定评价指标集。

（二）用单因素分析法挑选评价指标

在掌握有关历史资料的基础上,对所有可能的影响指标逐个进行单因素分析,依据可能的评价结果进行分组,并逐个进行单因子的假设检验,挑选那些在某一概率水准上显著的指标作为评价指标;或者将各指标与可能的评价结果进行简单相关分析,挑选那些相关的指标或相关较密切的指标作为评价指标。该法较为直观简便,但缺乏对所有的影响指标的全盘考虑,忽略了评价指标间的相互作用,因此最好结合其他方法使用。

（三）用多元相关分析法挑选评价指标

用多元相关分析法挑选评价指标,即所谓相关度分析。在掌握有关历史资料的基础上,以诸影响指标作为自变量,以可能的评价结果作为因变量进行多元线性相关分析,计算各影响指标与评价结果间的偏相关系数。一方面,可根据偏相关系数的绝对值大小将各影响指标排序;另一方面,可采用逐步回归分析挑选那些偏相关系数在某一概率水准上显著的影响指标作为评价因子。这种方法既考虑各影响指标的单独作用,又考虑各影响指标间的相互关系,无疑是一种效率较高的评价指标选择方法。

（四）用 AIC 信息准则挑选评价指标

这是 20 世纪 70 年代初期提出的一种选择模型的方法,这个方法基于所谓 AIC 统计量:

$$AIC = -2\ln(\text{模型最大似然度}) + 2 \times (\text{模型中独立参数个数})$$

$$(13-1)$$

所谓"模型最大似然度"，理解为 $\mathrm{Sup}\, f_\theta(x, \theta)$，此处 $f_\theta(x, \theta)$ 表示模型参数为 θ 时观察结果 x 的密度函数。不同模型的选择，意味着 θ 的形状不同，因而 $\mathrm{Sup}\, f_\theta(x, \theta)$ 也不同。式中第二项对模型中参数个数起约束作用，在"模型最大似然度"接近时参数个数越少越好。

对满足正态假定的线性回归模型而言，公式(13-1)经变换可得到

$$AIC = n\ln(RSSp) + 2p \qquad\qquad (13-2)$$

式中，n 为观测次数或样品数；$RSSp$ 为模型中含 p 个自变量时的剩余平方和；p 为模型中包含的自变量个数。

AIC 准则归结为：选择评价指标子集，使式(13-2)达到最小值。或者说，在各种自变量的组合中，挑选使得 AIC 为最小的那个组合作为挑选的评价指标子集。

（五）用指标聚类法挑选评价指标

在存在众多指标的情况下，可将相近指标聚成类，然后每类找一个典型指标作为该类指标的代表，从而用少量几个典型指标作为评价指标代替原来众多的指标建立评价模型。

在实际工作中，人们往往综合使用多种方法进行指标筛选，在获得较为满意的专业解释的基础上，优先考虑那些被多种方法同时选入的指标。

第二节　评价指标的权重估计

在利用挑选出来的评价指标建立评估模型时，应当考虑各指标对评价结果的影响大小，即各个评价指标在评价模型中的权重问题。

目前用于确定指标权重的方法很多，归纳起来有主观定权法和客观定权法两类。前者主要包括专家评分法、成对比较法、Saaty 权重法等；后者主要包括模糊定权法、秩和比法、嫡权法、相关系数法等。不论哪一种方法，所定权重分配有相对合理的一面，又有局限的一面。这体现为：定权重带有一定的主观性，用不同方法确定的权重分配可能不尽一致，这将导致权重分配的不确定性，最终可能导致评价结果的不确定性。因而，在实际工作中不论用哪一种方法确定权重分配，都应当依赖于较为合理的专业解释。

以下介绍几种较为常用而简便的定权方法。

一、专家评分法

专家评分法是一种依靠有关专家,凭借他们在某一学科领域内的理论知识和丰富经验,以打分的形式对各评价指标的相对重要性进行评估,然后借助统计手段,以确定各评价因子权重大小的方法。

（一）评估专家的选择

所谓专家,应当是在自己所擅长的领域很少犯错误的专门人才。擅长领域 A_i 是大系统 S 中某个子系统 S_i 的组成部分,评估专家在 A_i 领域拥有专门的知识和经验。例如,在临床医学系统中,A_i 领域可能是内科、外科、妇产科或儿科等。在 A_i 领域,评估专家应当拥有一定的信息储备量,如掌握专业理论、知识和方法、熟悉相关文献资料、具有与 A_i 领域相关的交叉学科知识、以往评估的经验、对该部门其他评估专家不同观点的独立见解等。

某一评估专家的水平可以用"擅长系数"来表示:

$$q = 1 - 2p$$

式中,q 为擅长系数;p 为答错的概率。

若答对的概率与答错的概率相等（$p = 0.50$）,则 $q = 0$;理想的"绝对正确"的评估专家,$p = 0$,$q = 1$。当然,答错的概率还取决于提问的复杂性与重要性。通常在选择评估专家时其擅长系数不应低于 0.80。

在选择专家的过程中,不仅要注意选择有一定名望的本学科专家,还需要选择有关的边缘学科及社会学与经济学方面的专家。选择承担各种技术领导职务的专家固然重要,但应考虑他们是否有足够的时间填写调查表。经验表明,一个身居要职的专家匆忙填写的调查表,其参考价值不如一个一般专家认真填写的调查表。对某些课题,如专家来源困难时,可挑选在该领域内从事 10 年以上技术工作的专业干部作为评估专家。

至于专家组人数,取决于评估问题的规模。人数太少,限制学科代表性;人数太多,难于组织与进行结果处理。据研究,对于预测而言,预测精度与参加人数呈函数关系,即随参加人数增加,预测精度提高。但当参加人数接近 15 人时,进一步增加专家对预测精度影响不大,此点似可供确定评估专业时借鉴。有人提出,专家组人数以 10～50 人为宜。

（二）2 种常用的专家评估方法

1. 直接评分法　这种评分方式可以是专家个人判断、专家会议或"头脑风暴"等各种方式。

个人判断,即分别征求专家个人意见,在专家各自单独给评价指标的相对重要性打分的基础上进行统计处理,以确定各评价指标的权重。该法的主要优点是专家打分时不受外界影响,没有心理压力,可以最大限度地发挥个人创造能力;主要缺点在于仅凭个人判断,易受专家知识深度与广度的影响,难免带来片面性。

专家会议,即召开所有被挑选的专家开会,以集体讨论的方式进行评分,然后再以统计手段确定各评价指标的权重。该法目前较为常用,其主要优点是可以交换意见,相互启发,弥补个人之不足。然而,专家会议也有明显的缺点,主要表现在易受心理因素的影响,不愿公开修正已发表的意见等。为了克服以上缺点,近年来有人提出召开"头脑风暴"式的专家会议。

所谓"头脑风暴",是通过专家间的相互交流,使专家的意见不断集中和精化。该方法作为一个创造性思维方法,已在预测与评价中得到广泛应用,这种方法对参与会议的专家及专家发表意见的方式都有一些相应的规定。例如,当参加会议的专家相互认识时,要从同一职位的人员中选取,领导人员不应参加,否则对下属人员将产生心理压力;当参加者互不认识时,可在不同职位的人员中选取,这时不论成员的职务与职称等级,都给予同等对待;而且提倡会议的参加者即席发言,不对别人的意见提出质疑和批评等。这样,将有助于克服一般专家会议的短处,而发扬"头脑风暴"的长处。

评价指标权重的确定,首先由参加评估的专家给各评价指标的相对重要性一个评价分数,通常用100分制评分法或10分制评分法,有时也可根据需要采用等差级数评分法或等比级数评分法。例如,将权重分为极重要、重要、一般和不重要4级时,各级权重评分之比可按等差(例如4∶3∶2∶1)给分或按等比(例如16∶8∶4∶2)给分。然后计算每一评价指标的平均分数,如果不考虑专家的权威程度,则根据各评价指标的平均分数便可确定各指标的权重;如果考虑专家的权威程度,则应计算每一评价指标的加权平均分数,并以此确定各指标的权重。

【例1】 选定6个专家对4个评价指标进行权重评估,得分见表13-1。

表 13-1　各评价指标得分

评价指标	专　　家					
	1	2	3	4	5	6
A	100	70	80	60	90	50
B	50	40	60	70	80	40
C	30	40	50	30	20	30
D	10	20	30	10	30	10

如果不考虑各专家的权威程度，则各评价指标的权重比例为：$W_A:W_B:W_C:W_D=75:57:33:18$。经归一化处理后，权重分配为：$W_A:W_B:W_C:W_D=0.41:0.31:0.18:0.10$。

如果考虑各专家的权威程度，则应计算另一个指标，即各专家权威程度系数。

专家的权威程度一般由两个因素决定：一个是专家水平及其打分的判断依据，用 A_j 表示；一个是专家对问题的熟悉程度，用 A_s 表示。专家权威程度以自我评估为主，有时也可相互评估。自我评估时，应填写判断依据及其影响程度表和对问题熟悉程度表（表 13-2 和表 13-3）。

表 13-2 专家判断依据及其影响程度

打分判断依据	对专家判断的影响程度		
	大	中	小
理论分析	0.3	0.2	0.1
实践经验	0.05	0.4	0.2
参考国内文献	0.05	0.05	0.05
参考国外文献	0.05	0.05	0.05
对国内外有关进展的了解	0.05	0.05	0.05
直观	0.05	0.05	0.05

表 13-3 专家对问题的熟悉程度系数

专 业	熟悉程度分值									
	0.1	0.2	0.3	0.4	0.5	0.6	0.7	0.8	0.9	1.0
内科										
外科										
妇产科										
……										
劳动卫生										
食品卫生										

分别根据表 13-2 与表 13-3 求出某专家的判断系数 A_j 与熟悉程度系数 A_s，该位专家权威程度系数为

$$A_a=(A_j+A_s)/2 \qquad (13-3)$$

A_a 求出后，把它作为权重，对各评价指标的评分值进行加权平均，即可得到加权后的权重分配。

2. **Saaty 权重法**　Saaty 权重法是在层次分析法中提出的,其主要步骤包括如下 5 个步骤。

(1)首先根据评价目的与选择的评价指标制定分层次的目标树图,如图 13-1。

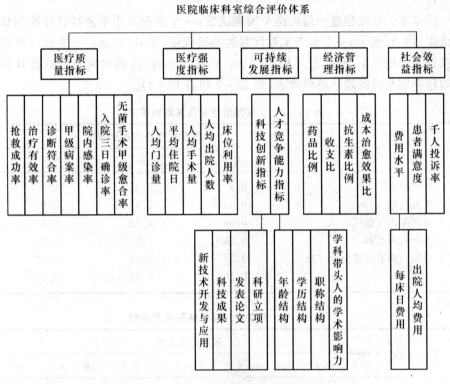

图 13-1　医院临床科室综合评价指标体系

(2)将各层评价指标进行对比打分,评分标准见表 13-4。

表 13-4　各层次指标对比评分标准

对比打分	x_i 与 x_j 比较程度	说　　明
1	同等重要	x_i 比 x_j 两者对目标的贡献相同
3	略为重要	根据经验 x_i 比 x_j 评价稍有利
5	基本重要	根据经验 x_i 比 x_j 评价更为有利
7	确实重要	根据经验 x_i 比 x_j 评价有利,且在实践中证明
9	绝对重要	x_i 比 x_j 重要程度明显
2、4、6、8	两相邻程度的中间值	需要折中时用

（3）根据各指标对比打分值，建立判断矩阵。如对图 13-1 的科室评价系统的第一层，用 Saaty 法估计各指标的权重分配（表 13-5）。

表 13-5　第一层目标判断矩阵

	医疗质量	可持续发展	社会效益	医疗强度	经济管理
医疗质量	$1(a_{11})$	$2(a_{12})$	$3(a_{13})$	$4(a_{14})$	$6(a_{15})$
可持续发展	$1/2(a_{21})$	$1(a_{22})$	$2(a_{23})$	$3(a_{24})$	$4(a_{25})$
社会效益	$1/3(a_{31})$	$1/2(a_{32})$	$1(a_{33})$	$2(a_{34})$	$3(a_{35})$
医疗强度	$1/4(a_{41})$	$1/3(a_{42})$	$1/2(a_{43})$	$1(a_{44})$	$2(a_{45})$
经济管理	$1/6(a_{51})$	$1/4(a_{52})$	$1/3(a_{53})$	$1/2(a_{54})$	$1(a_{55})$

（4）求判断矩阵的最大特征向量 W 与最大特征根 λ_{max}。

实际计算时，先用近似解法求各指标的权重：

$$W'_i = \sqrt[m]{a_{i1}a_{i2}\cdots a_{im}} \tag{13-4}$$

式中，W'_i 表示第 i 个指标的权重；a_{i1}，a_{i2}，$\cdots$，a_{im} 分别表示判断矩阵中第 i 行各元素；m 表示评价指标个数。

$$W'_1 = \sqrt[5]{1 \times 2 \times 3 \times 4 \times 6} = 2.702$$

$$W'_2 = \sqrt[5]{0.5 \times 1 \times 2 \times 3 \times 4} = 1.644$$

$$W'_3 = \sqrt[5]{\frac{1}{3} \times \frac{1}{2} \times 1 \times 2 \times 3} = 1.000$$

$$W'_4 = \sqrt[5]{\frac{1}{4} \times \frac{1}{3} \times \frac{1}{2} \times 1 \times 2} = 0.608$$

$$W'_5 = \sqrt[5]{\frac{1}{6} \times \frac{1}{4} \times \frac{1}{3} \times \frac{1}{2} \times 1} = 0.370$$

计算归一化权重系数　$W_i = \dfrac{W'_i}{\sum\limits_{i=1}^{m} W'_i}$

$$W_1 = 0.427, W_2 = 0.260, W_3 = 0.158,$$
$$W_4 = 0.096, W_5 = 0.059$$

求最大特征根公式：

$$\lambda_i = \frac{\sum\limits_{j}^{m} a_{ij}W_j}{W_i} \tag{13-5}$$

$$\lambda_{\max} = \frac{\sum\limits_{i=1}^{m} \lambda_i}{m} \tag{13-6}$$

本例 $\lambda_1 = \dfrac{1 \times 0.427 + 2 \times 0.260 + 3 \times 0.158 + 4 \times 0.096 + 6 \times 0.059}{0.427} =$
5.05，$\lambda_2 = 5.05$，$\lambda_3 = 5.05$，$\lambda_4 = 5.05$，$\lambda_5 = 5.06$

$$\lambda_{\max} = 5.06$$

（5）用一致性指标 CI 对确定的权重进行一致性检验，当只有 2 个评价指标时，无须进行一致性检验即可认为具有一致性，评价指标较多时应进行一致性检验。

求一致性指数 CI 为：
$$CI = \frac{\lambda_{\max} - m}{m - 1} \tag{13-7}$$

计算一致性比率 CR 为：
$$CR = \frac{CI}{RI} \tag{13-8}$$

式中，RI 为平均一致性指标值，它用以度量不同阶判断矩阵是否具有满意的一致性。RI 的数值随判断矩阵的阶数不同而变化，如表 13-6 所示。

表 13-6　1～9 阶判断矩阵的 RI 值

阶　数	1	2	3	4	5	6	7	8	9
RI	0.00	0.00	0.58	0.90	1.12	1.24	1.32	1.41	1.45

当随机一致性比率 $CR < 0.10$ 时，即认为判断矩阵具有满意的一致性，即本层各项权重无逻辑上混乱。否则就需要调整判断矩阵，并使之具有满意的一致性。

本例：
$$CI = \frac{\lambda_{\max} - m}{m - 1} = \frac{5.06 - 5}{5 - 1} = \frac{0.06}{4} = 0.015$$

$$CR = \frac{CI}{RI} = \frac{0.015}{1.12} = 0.013 < 0.10$$

说明判断矩阵具有满意的一致性，即各项权重无逻辑上的混乱。

二、统计计算法

用某些统计方法进行资料分析时，可得到有关因素权重分配的信息，例如，在多元回归分析及逐步回归分析中，各自变量的标准化偏回归系数值即可视为各指标权重分配的依据；此外，如计数资料判别分析中的指数、计量资料判别分析中各因子的贡献率、主成分分析中得到的因子载荷和贡献率等，都可为确定指标权重提供必要的信息；某些特定的统计方法，例如去除某死因后期望寿命的增量、PYLL（减寿年数）计算中各年龄组尚可生存的年数等，都可为各死因的相对重要性提供有关权重分配的信息；还可根据专业需要，自行设计权重计算的公式，例如拟选用 D·O、BOD，COD、酚、CN 这 5 项指标进行水污染程度综合评价，考虑到各单项指标在总体污染中的作用，对于不同用途的水应有不同侧重，因而对各单项指标应给予一定的权重。某单位采用根据分指标超标情况进行加权的方法，其计算公式为

$$W_i = \frac{C_i}{S_i} \tag{13-9}$$

式中，C_i 为第 i 种污染物在水中的浓度；S_i 为第 i 种污染物对于某种用途水的浓度标准值；W_i 为该污染物或该项评价指标在综合评价中的权重。

由于 D·O 指标与其他指标相反，其值越大说明水质越好，故计算权重时取其倒数。为了评价的方便，最后将各指标的权重值进行归一化处理。

第三节 综合指数法

早在 18 世纪中期，经济学家为评论物价变动，产生了最早的指数。随着社会的发展和进步，指数已广泛应用于社会经济、科学技术、医药卫生、文化教育和行政管理等专业领域。

指数（index）的定义有广义和狭义之分：广义的指数是"用来测定一个变量（或一组变量）对某个（或某些）特定变量值大小的相对数"，即各种相对指标都可称为指数；狭义的指数是"用来反映那些不能直接相加的各种事物组成的某种现象或结果的综合变动的相对数"。例如，医院工作质量指数就是根据管理部门提出的各项指标标准，包括治疗质量、床位利用、管理质量与护理质量 4 项目标及其子目标的测量值代入公认的计算模型中计算出的无量纲且具可比性的相对数，用来表达某单位的医疗质量。

一、指数的分类

从不同角度可将指数进行不同的分类，按所表达的总体范围不同，可分为个体指数（simple index）和总指数（total index）。

表达某一事物或现象的动态变化的指数称为个体指数。例如，某一病种的治愈指数、医院药房药品的价格指数等。综合描述多种事物或现象的动态平均变化程度的指数称为总指数。例如，公共场所卫生质量指数，临床科室

医疗质量指数等。

个体指数系单因素指数,计算简便,只需计算报告期(或监测)数据与对比期(或标准)数据的比值就可以了。其一般表达式为

$$Y = \begin{cases} \dfrac{X}{M} & \text{(高优指标或正向指标)} \\[2mm] \dfrac{M}{X} & \text{(低优指标或负向指标)} \end{cases}$$

式中,X 为某指标实测值;M 为某指标的标准值、参考值、平均值、预期值或理论值等。

如何选择 M,决定了指数的稳定性和代表性。通常 M 的选取为国有标准值、本医院 3 年内的平均值或同年度本医院各科室的平均值。

总指数简称指数,比个体指数(或分指数)要复杂很多,但它可以说明多种不同的事物或现象在不同时间上的总变化,也是反映多种不同事物的平均变动的方向和程度的相对数,实为一种多因素的指数,计算也颇为复杂。

二、综合指数的计算

综合指数(synthetic index)是编制总指数的基本计算形式,它通过某一种计算程序,综合多个指标的报告期数据(或监测数据)和对比期数据(或标准数据)的信息,定量地表达几个指标的综合平均变化程度,继而评价其优劣。然而,鉴于综合指数可以是个体指数的综合,其评价模型具有多样性,故需找到较为理想与公认的一般表达形式。常用的综合指数计算方法是同类指数相乘、异类指数相加,其表达式如下

$$I = \sum_{i=1}^{m} \prod_{j=1}^{n_j} y_{ij} \tag{13-10}$$

式中,I 为综合指数;m 为指标类别数;n_j 为各类别内的指标数;y_{ij} 为第 i 类第 j 项的个体指数。

三、实例分析

【例 2】 以某医院 2002 年 11 项质量与效率的指标(表 13-7),评价该年月别医院工作综合质量。

指标说明:

X_{11}:出院患者数

X_{21}:治疗有效率(%)

表 13 - 7 某医院 2002 年 11 项质量与效率指标数据

月份	(1) X_{11}	(2) X_{21}	(3) X_{22}	(4) X_{23}	(5) X_{31}	(6) X_{32}	(7) X_{33}	(8) X_{34}	(9) X_{41}	(10) X_{42}	(11) X_{51}
1	780	82.72	3.23	2.65	17.92	1.49	29.00	93.53	97.80	96.00	16.00
2	672	82.99	3.19	3.70	18.62	1.31	29.00	93.63	97.10	96.00	15.20
3	730	83.53	2.07	3.70	17.85	1.41	27.60	98.58	96.50	95.00	14.00
4	704	84.43	2.51	2.65	21.42	1.33	30.00	97.87	96.80	92.00	14.00
5	781	80.20	4.52	3.70	19.81	1.38	28.60	95.45	95.80	93.00	16.00
6	721	81.73	2.63	10.00	17.36	1.38	29.60	95.55	96.40	92.00	14.00
7	700	82.00	3.06	4.75	21.91	1.38	28.30	94.13	95.40	93.00	16.00
8	744	82.63	3.05	1.60	18.90	1.45	29.00	93.43	96.40	92.00	18.00
9	751	82.18	2.35	3.70	18.90	1.45	29.50	95.24	96.80	94.00	16.00
10	724	83.71	3.11	4.75	17.92	1.42	28.20	94.03	97.60	95.00	17.00
11	783	82.45	3.54	1.60	17.15	1.53	29.70	95.75	98.00	95.00	22.00
12	781	82.72	3.82	4.75	19.95	1.37	29.00	96.76	87.60	95.00	17.60
平均	734	82.61	3.09	3.96	18.98	1.41	28.96	95.33	96.02	94.00	16.32

X_{22}:病死率(%)

X_{23}:无菌手术感染率(%)

X_{31}:平均住院日

X_{32}:病床周转率(%)

X_{33}:平均病床工作日(天)

X_{34}:病床使用率(%)

X_{41}:门诊住院诊断符合率(%)

X_{42}:出入院诊断符合率(%)

X_{51}:陪住率(%)

解:首先将以上 11 项指标指数化,其中病死率、无菌手术感染率、平均住院日、陪住率为反向指标,其余均为正向指标,M 的选取为全年的平均值。计算的指数见表 13 - 8。

表 13 - 8 实际指标指数化及综合指数

月份	(1) Y_{11}	(2) Y_{21}	(3) Y_{22}	(4) Y_{23}	(5) Y_{31}	(6) Y_{32}	(7) Y_{33}	(8) Y_{34}	(9) Y_{41}	(10) Y_{42}	(11) Y_{51}	(12) I	顺次
1	1.06	1.00	0.96	1.50	1.06	1.06	1.00	0.98	1.02	1.02	1.02	5.66	5
2	0.92	1.00	0.97	1.07	1.02	0.93	1.00	0.98	1.01	1.02	1.07	5.00	7
3	0.99	1.01	1.49	1.07	1.06	1.00	0.95	1.03	1.01	1.01	1.17	5.84	4

（续表）

月份	(1) Y_{11}	(2) Y_{21}	(3) Y_{22}	(4) Y_{23}	(5) Y_{31}	(6) Y_{32}	(7) Y_{33}	(8) Y_{34}	(9) Y_{41}	(10) Y_{42}	(11) Y_{51}	(12) I	顺次
4	0.96	1.02	1.23	1.50	0.89	0.94	1.04	1.03	1.01	0.98	1.17	5.88	3
5	1.06	0.97	0.68	1.07	0.96	0.98	0.99	1.00	1.00	0.99	1.02	4.71	9
6	0.98	0.99	1.18	0.40	1.09	0.99	1.02	0.99	1.00	0.98	1.17	4.69	10
7	0.95	0.99	1.01	0.83	0.87	0.98	0.98	0.99	0.99	0.99	1.02	4.61	11
8	1.01	1.00	1.01	2.48	1.00	1.03	1.04	0.98	1.00	0.98	0.91	6.43	1
9	1.02	0.99	1.31	1.07	1.02	1.03	0.99	1.00	1.00	1.00	1.02	5.50	6
10	0.99	1.00	0.99	0.83	1.06	1.01	0.97	1.00	1.02	1.01	0.96	4.84	8
11	1.07	1.00	0.87	2.48	1.11	1.08	1.01	1.00	1.02	1.01	0.74	6.23	2
12	0.98	1.00	0.81	0.83	0.95	0.97	1.00	1.00	0.91	1.00	0.93	4.44	12

在上述 11 项指标中，治疗有效率、病死率、无菌手术感染率属于医疗质量类；平均住院日、病床周转率、平均病床工作日、病床使用率属于工作强度；门诊住院诊断符合率、出入院诊断符合率属于诊断水平；出院患者数与陪住率各自独成一类。则 11 项指标归为 5 类，由式（13 - 10）可计算出各月的综合指数。如：

$$I_1 = Y_{11} + Y_{21} \times Y_{22} \times Y_{23} + Y_{31} \times Y_{32} \times Y_{33} \times Y_{34} + Y_{41} \times Y_{42} + Y_{51}$$

$$= 1.06 + 1.00 \times 0.96 \times 1.50 + 1.06 \times 1.06 \times 1.00 \times 0.98$$

$$+ 1.02 \times 1.02 + 1.02$$

$$= 5.66$$

其余类推，结果见表 13 - 8 第 12 列。

依据综合指数的大小，可见 8 月与 11 月工作质量较优，而 12 月与 7 月工作质量较差。

综合指数法考虑了评价的系统性与全面性，但是没有将评价的不同指标施以不同的权重，这是该法的一个缺陷。

第四节　层次分析法

层次分析法（analytic hierarchy process，AHP）是由美国科学家 T. L. Saaty 于 20 世纪 70 年代提出的一种定性分析与定量分析相结合的系统分析方法。AHP 运用系统工程的原理，将研究问题（总体目标）分解，建立阶梯层次结构；构造两两比较判断矩阵；由判断矩阵计算各元素的相对权重；并计算各层元素的组合权重;以最下层作为衡量目标达到程度的评价指标;计算出一个综合评分指数,对评价对象的总评价目标进行评价,依其大小来确定评价对象的优劣。该方法能将以人的主观判断为主的定性分析定量化,将各种判断要素之间的差异数值化,帮助人们保持思维过程的一致性,是目前被广泛应用的一种综合评价方法。

层次分析法适用于多目标、多层次、多指标的决策分析,应用范围广泛,包括军事指挥、经济分析和计划、行为科学、管理信息系统、运筹学方法评价和教育等许多领域。目前,该法已用于卫生事业管理方面,如医院工作质量的评价。

一、层次分析法的基本步骤

1. 建立阶梯层次结构,形成目标树图 对总评价目标进行连续性分解,以得到不同层次的评价目标,建立阶梯层次结构,用目标树图将各层评价目标标示出来。

2. 建立两两比较判断矩阵,计算各指标相对权重 在每一层中将评价指标关于某个评价目标的重要程度做两两比较判断获得矩阵 A,通常通过求 A 的与特征值 m 相对应的特征向量,并将其归一化,即可得到该评价目标下各评价指标的权重系数。

3. 进行一致性检验 在计算归一化权重系数后,应检验所计算得到的权重系数是否符合逻辑。

4. 计算组合权重 即将各项指标在各层的权重连乘,得到各项指标的组合权重。

5. 综合指数的计算 公式为

$$GI = \sum_{i=1}^{m} C_i P_i \qquad (13-11)$$

式中,P_i 为第 i 个评价指标的个体指数;C_i 为第 i 个评价指标的组合权重;m 是评价指标的个数。

根据 GI 值的大小,即可对评价对象进行优劣排序。

二、实例分析

【例3】 某医院用层次分析法对该院某年各临床科室的工作效率进行评价。

解:(1)建立阶梯层次结构,形成目标树,如图 13-1。

（2）建立成对比较判断矩阵（表 13-9～表 13-17）。

表 13-9　第一层目标判断矩阵

项　目	医疗质量	可持续发展	社会效益	医疗强度	经济管理	权重
医疗质量	1	2	3	4	6	0.427
可持续发展	1/2	1	2	3	4	0.260
社会效益	1/3	1/2	1	2	3	0.158
医疗强度	1/4	1/3	1/2	1	2	0.096
经济管理	1/6	1/4	1/3	1/2	1	0.059

表 13-10　医疗质量目标判断矩阵

项　目	诊断符合率	治疗有效率	入院三日确诊率	抢救成功率	无菌手术甲级愈合率	院内感染率	甲级病案率	权重
抢救成功率	1/4	1/3	1/2	1	2	3	4	0.104 1
治疗有效率	1/2	1	2	3	4	5	6	0.241 4
诊断符合率	1	2	3	4	5	6	7	0.351 7
甲级病案率	1/7	1/6	1/5	1/4	1/3	1/2	1	0.031 2
院内感染率	1/6	1/5	1/4	1/3	1/2	1	2	0.044 7
入院三日确诊率	1/3	1/2	1	2	3	4	5	0.159 2
无菌手术甲级愈合率	1/5	1/4	1/3	1/2	1	2	3	0.067 6

表 13-11　医疗强度目标判断矩阵

项　目	平均住院日	人均出院人数	人均门诊量	床位利用率	人均手术量	权重
人均门诊量	1/4	1/3	1	3	4	0.142 5
平均住院日	1	3	4	5	7	0.477 2
人均手术量	1/7	1/5	1/4	1/3	1	0.042 7
人均出院人数	1/3	1	3	4	5	0.259 3
床位利用率	1/5	1/4	1/3	1	3	0.078 3

表 13-12　可持续发展目标判断矩阵

项　目	科技创新	人才竞争能力	权　重
科技创新	1	1/2	0.333
人才竞争能力	2	1	0.667

表 13-13 科技创新目标判断矩阵

项　　目	科技成果	发表论文	科研立项	新技术开发与应用	权重
新技术开发与应用	1/5	1/4	1/2	1	0.082 3
科技成果	1	2	4	5	0.481 5
发表论文	1/2	1	2	4	0.290 1
科研立项	1/4	1/2	1	2	0.146 1

表 13-14 人才竞争能力目标判断矩阵

项　　目	学科带头人的学术影响力	学历结构	职称结构	年龄结构	权重
年龄结构	1/5	1/4	1/2	1	0.082 3
学历结构	1/2	1	2	4	0.290 1
职称结构	1/4	1/2	1	2	0.146 1
学科带头人的学术影响力	1	2	4	5	0.481 5

表 13-15 经济管理目标判断矩阵

项　　目	成本治愈效果比	收支比	药品比例	抗生素比例	权　重
药品比例	1/4	1/2	1	2	0.146 1
收支比	1/2	1	2	4	0.290 1
抗生素比例	1/5	1/4	1/2	1	0.082 3
成本治愈效果比	1	2	4	5	0.481 5

表 13-16 社会效益目标判断矩阵

项　　目	费用水平	患者满意率	千人投诉率	权　重
费用水平	1	3	5	0.636 6
患者满意率	1/3	1	3	0.257 7
千人投诉率	1/5	1/3	1	0.105 7

表 13-17 费用水平目标判断矩阵

项　　目	每床日费用	出院人均费用	权　重
每床日费用	1	1/3	0.333
出院人均费用	3	1	0.667

(3) 计算组合权重。将各项指标在各层的权重连乘,各指标的组合权重为:

抢救成功率 $= 0.427 \times 0.104\,1 = 0.044\,5$

治疗有效率 $= 0.427 \times 0.241\,4 = 0.103\,1$

诊断符合率 $= 0.427 \times 0.351\,7 = 0.150\,2$

甲级病案率 $= 0.427 \times 0.031\,2 = 0.013\,3$

院内感染率 $= 0.427 \times 0.044\,7 = 0.019\,1$

入院三日确诊率 $= 0.427 \times 0.159\,2 = 0.068\,0$

无菌手术甲级愈合率 $= 0.427 \times 0.067\,6 = 0.028\,9$

人均门诊量 $= 0.096 \times 0.142\,5 = 0.013\,7$

平均住院日 $= 0.096 \times 0.477\,2 = 0.045\,8$

人均手术量 $= 0.096 \times 0.042\,7 = 0.004\,1$

人均出院人数 $= 0.096 \times 0.259\,3 = 0.024\,9$

床位利用率 $= 0.096 \times 0.078\,3 = 0.007\,5$

新技术开发与应用 $= 0.260 \times 0.333 \times 0.082\,3 = 0.007\,1$

科技成果 $= 0.260 \times 0.333 \times 0.481\,5 = 0.041\,7$

发表论文 $= 0.260 \times 0.333 \times 0.290\,1 = 0.025\,1$

科研立项 $= 0.260 \times 0.333 \times 0.146\,1 = 0.012\,6$

年龄结构 $= 0.260 \times 0.667 \times 0.082\,3 = 0.014\,3$

学历结构 $= 0.260 \times 0.667 \times 0.290\,1 = 0.050\,3$

职称结构 $= 0.260 \times 0.667 \times 0.146\,1 = 0.025\,3$

学科带头人的学术影响力 $= 0.260 \times 0.667 \times 0.481\,5 = 0.083\,5$

药品比例 $= 0.059 \times 0.146\,1 = 0.008\,6$

收支比 $= 0.059 \times 0.290\,1 = 0.017\,1$

抗生素比例 $= 0.059 \times 0.082\,3 = 0.004\,9$

成本治愈效果比 $= 0.059 \times 0.481\,5 = 0.028\,4$

每床日费用 $= 0.158 \times 0.636\,6 \times 0.333 = 0.033\,5$

出院人均费用 $= 0.158 \times 0.636\,6 \times 0.667 = 0.067\,1$

患者满意度 $= 0.158 \times 0.257\,7 = 0.040\,7$

千人投诉率 $= 0.158 \times 0.105\,7 = 0.016\,7$

(4) 计算部分科室的综合指数。部分科室的综合指数计算结果见表13-18。根据综合指数的大小,将各科排序,由好到劣的顺次是:科室 $A>$科室 $C>$科室 $E>$科室 $B>$科室 D。

表 13 - 18 部分科室的综合指数计算结果

指 标	权重	科室 A	科室 B	科室 C	科室 D	科室 E	标准值
抢救成功率	0.044 5	74.39	62.71	90.36	75.00	63.79	66.04
治疗有效率	0.103 1	96.33	89.27	97.63	97.28	96.76	92.07
诊断符合率	0.150 2	99.13	99.30	98.96	99.60	98.54	99.43
甲级病案率	0.013 3	100.00	99.32	99.80	100.00	100.00	99.77
院内感染率	0.019 1	4.42	0.68	0.20	3.47	6.61	2.70
入院三日确诊率	0.068 0	96.82	96.79	95.82	97.93	93.74	96.24
无菌手术甲级愈合率	0.028 9	100.00	100.00	99.67	100.00	100.00	99.69
人均门诊量	0.013 7	1 064.00	884.00	1 956.00	518.00	1 391.00	902.81
平均住院日	0.045 8	12.60	15.40	10.50	14.60	11.60	12.18
人均手术量	0.004 1	1.38	8.12	22.59	0.56	6.78	14.52
人均出院人数	0.024 9	52.33	31.48	68.03	46.04	50.28	46.77
床位利用率	0.007 5	110.70	105.59	151.82	101.32	95.23	112.30
新技术开发与应用	0.007 1	1.00	0.50	0.00	0.00	0.50	0.27
科技成果	0.041 7	1.00	0.50	0.00	0.00	0.50	0.27
发表论文	0.025 1	2.00	8.00	9.00	2.00	8.00	6.06
科研立项	0.012 6	1.00	1.00	0.00	0.00	0.50	0.26
年龄结构	0.014 3	2.00	12.00	10.00	2.00	6.00	5.42
学历结构	0.050 3	7.50	4.50	4.50	0.00	7.50	4.31
职称结构	0.025 3	10.50	17.00	21.00	4.00	9.00	9.53
学科带头人的学术影响力	0.083 5	1.00	0.50	0.50	0.00	1.00	0.50
药品比例	0.008 6	0.52	0.49	0.45	0.50	0.25	0.40
收支比	0.017 1	21.97	20.05	18.66	23.22	18.15	19.76
抗生素比例	0.004 9	0.32	0.12	0.22	0.15	0.06	0.13
成本治愈效果比	0.028 4	78.16	253.42	185.49	109.98	278.48	455.88
每床日费用	0.033 5	464.60	868.30	751.10	579.50	748.80	713.11
出院人均费用	0.067 1	5 823.00	13 628.00	8 086.40	8 688.60	8 794.10	8 569.26
患者满意度	0.040 7	98.02	97.99	97.02	99.13	94.94	97.44
千人投诉率	0.016 7	1.44	0.86	1.20	1.44	1.12	1.11
综合指数	—	1.29	1.11	1.27	0.74	1.17	

注:标准值为该医院各科室前 3 年的平均值。

第五节 TOPSIS 法

TOPSIS 法是"technique for order preference by similarity to ideal solution"的缩写,意为依据理想方案相似性的顺序优选技术。这是系统工程中有限方案多目标决策分析中的一种常用的决策方法,是借助多目标决策问题的理想解与负理想解去排序。该法概念简单,计算简便,近几年已广泛应用于卫生事业决策、医院综合效益的评价。

一、基本概念与原理

(一)正理想解与负理想解

所谓正理想解是设想中的最优结果,它的各个目标属性值是全部评价对象相应目标值的最优者;负理想解是设想中的最劣结果,它的各个目标属性值是全部评价对象相应目标值的最劣者。

(二)基本原理

基于归一化后的原始数据矩阵,建立目标空间,待评价对象可视为该空间上的点,正理想解与负理想解是这个空间上的两个特殊点。由此可获得每个评价对象与正理想解及负理想解间的空间距离 D^+ 和 D^-(常用欧氏距离表示),从而得到评价对象与正理想解的相对接近程度 C 值,根据 C 值大小来评价对象的优劣顺序。

二、基本步骤

(一)原始数据矩阵的建立

设有 n 个评价对象,m 个评价指标,得到一个 $n \times m$ 的原始数据矩阵,见表 13 - 19。

表 13 - 19　原始数据矩阵

评价对象	评价指标 1	评价指标 2	⋯	评价指标 m
对象 1	x_{11}	x_{12}	⋯	x_{1m}
对象 2	x_{21}	x_{22}	⋯	x_{2m}
⋯	⋯	⋯		⋯
对象 n	x_{n1}	x_{n2}	⋯	x_{nm}

(二)指标同趋势化

在综合评价过程中,有些评价指标是高优指标,有些评价指标是低优指标。因此,需要所有评价指标的变化方向一致,即同趋势化,即将所有的评价指标都转化成高优指标或低优指标。研究中最常用的是高优指标,其常见的转换方法如下。

（1）低优指标是绝对数指标

$$y_{ij} = \frac{1}{x_{ij}} \qquad (13-12)$$

（2）低优指标是相对数指标

$$y_{ij} = 1 - x_{ij} \qquad (13-13)$$

（3）评价指标是界点正向指标（目标越接近某一固定值 A_j 越好）

$$y_{ij} = A_j - |\, x_{ij} - A_j\, | \qquad (13-14)$$

（4）当评价指标是界点负向指标（目标越远离某一固定值 B_j 越好）时

$$y_{ij} = B_j + |\, x_{ij} - B_j\, | \qquad (13-15)$$

（三）归一化处理

对同趋势化后（高优指标）的原始数据矩阵进行归一化处理，建立归一化矩阵 Z

$$Z = \begin{bmatrix} z_{11} & z_{12} & \cdots & z_{1m} \\ z_{21} & z_{22} & \cdots & z_{2m} \\ \vdots & \vdots & \vdots & \vdots \\ z_{n1} & z_{n2} & \cdots & z_{nm} \end{bmatrix}$$

其中，$z_{ij} = \dfrac{y_{ij}}{\sqrt{\sum\limits_{i=1}^{n} y_{ij}^2}} \qquad i = 1, 2, \cdots, n \qquad j = 1, 2, \cdots, m$

（四）确定正理想解与负理想解

正理想解 $\quad Z^+ = (z_1^+, z_2^+, \cdots, z_m^+)$

负理想解 $\quad Z^- = (z_1^-, z_2^-, \cdots, z_m^-)$

其中，$z_j^+ = \max\limits_{1 \leqslant i \leqslant n}\{z_{ij}\}$，$z_j^- = \min\limits_{1 \leqslant i \leqslant n}\{z_{ij}\} \quad j = 1, 2, \cdots, m$。

（五）计算各评价对象与正理想解、负理想解的距离 D^+ 和 D^-

$$D_i^+ = \sqrt{\sum_{j=1}^{m} \omega_j (z_{ij} - z_j^+)^2} \qquad (13-16)$$

$$D_i^- = \sqrt{\sum_{j=1}^{m} \omega_j (z_{ij} - z_j^-)^2} \qquad (13-17)$$

式中,ω_j 表示指标 j 的权重系数,当各权重相同时 $\omega_j = 1$。

(六)计算各评价对象与正理想解的相对接近度系数 C_i

$$C_i = \frac{D_i^-}{D_i^+ + D_i^-} \qquad (13-18)$$

(七)依据相对接近度系数 C_i 的大小对评价对象的优劣进行排序

C_i 的取值范围 $[0, 1]$。C_i 值越接近 1,表明评价对象越接近正理想解,综合效率越好。C_i 值越接近 0,表明评价对象越接近负理想解,综合效率越低。

三、应用实例

【例4】 某医院某年对部分临床科室工作效率、强度的评价分析见表 13-20。

表 13-20 部分临床科室工作效率、强度的原始数据

项 目	科室 A	科室 B	科室 C	科室 D	科室 E	科室 F	科室 G	标准值
人均门诊量	1 383.00	1 363.00	1 874.00	731.00	1 104.00	1 084.00	1 132.00	902.81
平均住院日	9.60	11.00	9.20	15.50	8.40	7.00	12.20	12.18
人均手术量	9.29	0.49	20.00	21.48	42.53	0.40	2.23	14.52
人均出院量	58.85	61.72	74.71	38.47	37.32	44.70	52.65	46.77
床位利用率	100.64	113.06	124.76	120.82	83.76	174.22	75.48	112.30

解:(1)计算各指标的指数值,然后进行指标的同趋势化。

同趋势化后(高优指标)的数据矩阵 Y

$$Y = \begin{bmatrix} 1.53 & 1.51 & 2.08 & 0.81 & 1.22 & 1.20 & 1.25 \\ 1.27 & 1.11 & 1.32 & 0.79 & 1.45 & 1.74 & 1.00 \\ 0.64 & 0.03 & 1.38 & 1.48 & 2.93 & 0.03 & 0.15 \\ 1.26 & 1.32 & 1.60 & 0.82 & 0.80 & 0.96 & 1.13 \\ 0.90 & 1.01 & 1.11 & 1.08 & 0.75 & 1.55 & 0.67 \end{bmatrix}$$

式中,平均住院日是低优指标,取原始数据的倒数。

(2)进行归一化处理,建立归一化矩阵 Z。

$$Z = \begin{bmatrix} 0.16 & 0.16 & 0.22 & 0.08 & 0.13 & 0.13 & 0.13 \\ 0.15 & 0.13 & 0.15 & 0.09 & 0.17 & 0.20 & 0.12 \\ 0.10 & 0.01 & 0.21 & 0.22 & 0.44 & 0.00 & 0.02 \\ 0.16 & 0.17 & 0.20 & 0.10 & 0.10 & 0.12 & 0.14 \\ 0.13 & 0.14 & 0.16 & 0.15 & 0.11 & 0.22 & 0.10 \end{bmatrix}$$

（3）计算正理想解和负理想解。

正理想解 $Z^+ = (0.22, 0.20, 0.44, 0.20, 0.22)$

负理想解 $Z^- = (0.08, 0.09, 0.00, 0.10, 0.10)$

（4）计算各科室与正理想解、负理想解的距离 D^+、D^- 及相对接近度系数 C，取各权重相等 $\omega_j = 1$。

科室 A $D^+ = 0.367$ $D^- = 0.320$ $C_A = 0.465$

科室 B $D^+ = 0.453$ $D^- = 0.405$ $C_B = 0.472$

科室 C $D^+ = 0.245$ $D^- = 0.291$ $C_C = 0.542$

科室 D $D^+ = 0.302$ $D^- = 0.269$ $C_D = 0.471$

科室 E $D^+ = 0.180$ $D^- = 0.384$ $C_E = 0.681$

科室 F $D^+ = 0.453$ $D^- = 0.419$ $C_F = 0.481$

科室 G $D^+ = 0.456$ $D^- = 0.391$ $C_G = 0.462$

（5）评价结果。

各科评价由好到差的顺序是：科室 E＞科室 C＞科室 F＞科室 B＞科室 D＞科室 A＞科室 G。

第六节　模糊评价法

模糊评价法是借助模糊数学的理论，对模糊信息运用模糊分析的手段，求得综合评价的一个方法。

前述的几种方法都是对评价对象进行精确和清晰的描述，用数值来表达事件，形成了精确性。但在大多数的实际情况中，我们不可能获得所有的精确值，如医院管理质量的好坏、医务人员素质的高低等。因此，模糊性的现象是不可避免的，这类信息所形成的概念称为模糊概念。用模糊概念所作的判断称为模糊判断。

当被评价对象的各指标水平或等级间没有一个绝对的界限时，可用模糊矩阵描述他们之间的关系，即用模糊矩阵对每个指标作模糊判断，再根据各指标对总体评价贡献的大小确定相应的权重系数，通过权重系数和模糊评判矩阵复合运算，得到一个较为清晰的结果，进而给出评价对象的综合评价。

一、模糊评价的方法与步骤

（一）确定评价指标集合与综合评价等级集合

设 $U = \{U_1, U_2, \cdots, U_m\}$ 为 m 个评价指标的集合；$V = \{V_1, V_2, \cdots,$

V_n} 为综合评价等级集合。

（二）建立 U 与 V 的模糊评判矩阵 R

$$R = \begin{bmatrix} r_{11} & r_{12} & \cdots & r_{1n} \\ r_{21} & r_{22} & \cdots & r_{2n} \\ \vdots & \vdots & \vdots & \vdots \\ r_{m1} & r_{m2} & \cdots & r_{mn} \end{bmatrix}$$

式中，r_{ij} 表示第 i 个指标属于第 j 个等级的程度，且 $\sum\limits_{j=1}^{n} r_{ij} = 1 (i = 1, 2, \cdots, m)$。

模糊矩阵 R 的建立，主要有 3 种方法：①调查统计表法；②专家评分法；③相似度法。具体的计算步骤可参考相关的书籍。

（三）确定权重系数矩阵

根据各指标对总体评价贡献的大小，确定相应的权重系数矩阵 W

$$W = (W_1, W_2, \cdots, W_m)$$

式中，W_i 表示第 i 个指标权重系数，且 $\sum\limits_{i=1}^{m} W_i = 1$

（四）计算评价结果

权重系数矩阵和模糊评判矩阵的复合运算，得到评价结果 B

$$B = W \cdot R = (b_1, b_2, \cdots, b_n)$$

这里"·"的运算方法与普通矩阵的乘法类似，不同之处是将矩阵乘法中的"乘"换成取最小值，用"∧"表示；"加"换成取最大值，用"∨"表示。

例如：

$$N = (0.60 \quad 0.10 \quad 0.30) \cdot \begin{bmatrix} 0.65 & 0.22 & 0.13 \\ 0.13 & 0.80 & 0.07 \\ 0.10 & 0.70 & 0.20 \end{bmatrix}$$

$$= \begin{bmatrix} (0.60 \wedge 0.65) \vee (0.10 \wedge 0.13) \vee (0.30 \wedge 0.10), \\ (0.60 \wedge 0.22) \vee (0.10 \wedge 0.80) \vee (0.30 \wedge 0.70), \\ (0.60 \wedge 0.13) \vee (0.10 \wedge 0.07) \vee (0.30 \wedge 0.20) \end{bmatrix}$$

$$= (0.60 \vee 0.10 \vee 0.10, 0.22 \vee 0.10 \vee 0.30, 0.13 \vee 0.07 \vee 0.20)$$

$$= (0.60, 0.30, 0.20)$$

（五）对 B 作归一化处理

为了便于比较,对 $B = (b_1, b_2, \cdots, b_n)$ 作归一化处理,结果为模糊集合 C,即

$$C = \left(\frac{b_1}{\sum\limits_{i=1}^{n} b_i}, \frac{b_2}{\sum\limits_{i=1}^{n} b_i}, \cdots, \frac{b_n}{\sum\limits_{i=1}^{n} b_i} \right) = (C_1, C_2, \cdots, C_n)$$

如 $B = (0.60, 0.30, 0.20)$,归一化处理得

$$C = \left(\frac{0.6}{0.6 + 0.3 + 0.2}, \frac{0.3}{0.6 + 0.3 + 0.2}, \frac{0.2}{0.6 + 0.3 + 0.2} \right)$$
$$= (0.55, 0.27, 0.18)$$

（六）结果评定

取 C 的最大分量所对应的评价等级集合 V 中的等级,作为最后综合评价的结果。

二、应用实例

【例 5】 某医院从完成工作量、医生素质、服务态度、出勤情况 4 个方面对科室的工作进行评价。现在由 10 名医务工作人员组成考评小组,对各科室进行考评。评价等级为 1 级,即优、良、中、差。根据各科的每项指标,考评小组进行打分,得到 4 个等级的出现率,其中两科室的结果如表 13-21。用模糊评价方法对这两个科室进行评价。

表 13-21 两科室单项打分频数表

评价指标	科 室 甲				科 室 乙			
	优	良	中	差	优	良	中	差
完成工作量	8	1	1	0	5	4	1	0
医生素质	5	5	0	0	2	7	1	0
服务态度	8	2	0	0	7	1	1	1
出勤情况	7	1	2	0	8	1	1	0

解:(1) 列出模糊评判矩阵 R

$$R_{甲} = \begin{pmatrix} 0.8 & 0.1 & 0.1 & 0 \\ 0.5 & 0.5 & 0 & 0 \\ 0.8 & 0.2 & 0 & 0 \\ 0.7 & 0.1 & 0.2 & 0 \end{pmatrix}$$

$$R_{\text{乙}} = \begin{pmatrix} 0.5 & 0.4 & 0.1 & 0 \\ 0.2 & 0.7 & 0.1 & 0 \\ 0.7 & 0.1 & 0.1 & 0.1 \\ 0.8 & 0.1 & 0.1 & 0 \end{pmatrix}$$

(2) 考评指标的权重矩阵是

$$W = (0.40, 0.20, 0.25, 0.15)$$

(3) 分别对两科室进行模糊评价,则有

$$B_{\text{甲}} = W \cdot R_{\text{甲}} = (0.40, 0.20, 0.25, 0.15) \cdot \begin{pmatrix} 0.8 & 0.1 & 0.1 & 0 \\ 0.5 & 0.5 & 0 & 0 \\ 0.8 & 0.2 & 0 & 0 \\ 0.7 & 0.1 & 0.2 & 0 \end{pmatrix}$$

$$= (0.4, 0.2, 0.15, 0) \xrightarrow{\text{归一化}} (0.53, 0.27, 0.20, 0)$$

$$B_{\text{乙}} = W \cdot R_{\text{乙}} = (0.40, 0.20, 0.25, 0.15) \cdot \begin{pmatrix} 0.5 & 0.4 & 0.1 & 0 \\ 0.2 & 0.7 & 0.1 & 0 \\ 0.7 & 0.1 & 0.1 & 0.1 \\ 0.8 & 0.1 & 0.1 & 0 \end{pmatrix}$$

$$= (0.4, 0.4, 0.1, 0.1) \xrightarrow{\text{归一化}} (0.40, 0.40, 0.10, 0.10)$$

(4) 评判结果:科室甲为优秀,而科室乙介于优与良之间,因此科室甲优于科室乙。

习 题 十 二

1. 常用的综合评价方法有哪几种? 各有何优缺点?

2. 某社区卫生服务中心从服务态度、业务水平与工作量 3 个方面对医务人员的工作质量进行考评,评判等级为好、中、差 3 级。该社区卫生服务中心采用问卷评价的方式,共收回 100 份评估表,指标的权重及评估结果见表 13-22。

表 13-22 社区卫生服务中心考核权重与评估等级分布

指　　标	权重	好	中	差	合计
服务态度	0.20	65	27	8	100
业务水平	0.48	13	80	7	100
工作量	0.32	100	0	0	100

试用模糊评价法对该社区卫生服务中心医务人员的工作质量进行评价。

3. 某医院有 5 个临床科室,拟从医疗(包括治愈率、诊断符合率、床位周转率)、科研(包括科研成果、论文专著)、管理(包括服务满意度、出勤率)3 个方面进行评价,请用层次分析法比较各科室的工作质量高低。各科室的有关资料见表 13-23。

表 13-23 某医院临床科室各指标的状况

评价指标	临 床 科 室				
	1	2	3	4	5
治愈率(%)	83.6	90.1	89.4	96.0	98.0
诊断符合率(%)	90.3	85.1	89.9	88.1	86.0
床位周转率(%)	92.6	92.7	95.8	94.6	93.1
科研成果(项)	52.0	40.0	38.0	54.0	48.0
论文专著(篇、本)	40.3	34.0	30.3	41.4	38.2
服务满意度(%)	95.0	92.0	94.7	95.6	90.7
出勤率(%)	93.6	92.2	91.7	96.2	91.2

参 考 文 献

1. 方积乾.卫生统计学.第 5 版.北京:人民卫生出版社,2004
2. 薛迪主编.卫生管理运筹学.上海:复旦大学出版社,2004
3. 孙振球.医学综合评价方法及其应用.北京:化学工业出版社,2006
4. 徐天和.中国医学统计百科全书.统计管理与健康统计分册.北京:人民卫生出版社,2004

第十四章　蒙特卡罗随机模拟

模拟技术使用以来已经成为设计人员的一个重要工具,多年来在工农业生产设计、医疗卫生实践中被广泛应用,解决了大量的实际问题。在研究一个过程或系统时,例如社会经济系统、交通网络系统、医疗卫生系统等,由于问题的复杂性,往往不能直接利用解析方法去研究;有时也无法随意改变系统的环境和运行条件,以进行现场实验研究。随着计算机技术的发展,人们通过模拟来处理大型复杂问题,尤其对于一些过分复杂的、难以建立数学模型的实际系统,模拟方法成为一种有效的手段。本章主要介绍蒙特卡罗法的随机模拟及其在卫生管理中的应用。

第一节　蒙特卡罗法

蒙特卡罗法是 20 世纪 40 年代由冯·诺伊曼(Von Neumann)和威勒蒙(Velleman)在研制核武器时首次提出的。当时,在洛杉拉姆斯(Los Alamos)科学实验室的物理学家们被中子行为困惑,两位数学家提出一种解法,这种解法相当于把问题交给一个滚花的轮子,个别事件的概率逐步地汇合成一张总图,该图给出了近似的但实用的解答。由于洛杉拉姆斯的工作是保密的,冯·诺伊曼给它起了个名字叫"蒙特卡罗"("Monte Carlo")。蒙特卡罗法实际上是研究偶然事件的规律。由于此法应用在中子裂变问题中非常成功,所以被普遍传播,今天已经成为一个重要的运筹学技术。

一、基本思想与一般过程

(一)基本思想

蒙特卡罗法是模拟方法的一个重要类型。凡涉及包含随机因素的概率过程(或问题),用普通的分析方法难以处理,而使用物理试验的模拟方法又在技术上比较困难时,蒙特卡罗法就成为一种十分有效的方法。

蒙特卡罗法是针对某个随机现象,根据其概率结构进行抽样试验;每抽样试验一次,得到一个随机结果;当进行大量的试验时,就得到大量的随机结果;根据这些随机试验结果,可以按统计学的方法由样本推断总体,求解任何概率问题。

（二）一般过程

（1）产生均匀分布在(0，1)上的随机数 r_i($i=1,2,\cdots,N$)。

（2）根据随机数 r_i，确定随机变量 X 的模拟值 x_i($i=1,2,\cdots,N$)。

（3）计算依赖随机变量 X（可以为任意维）的统计量 $g(x_i)$($i=1,2,\cdots,N$)。

（4）用统计量 $g(x_1),\cdots,g(x_N)$ 的算术平均值 $\hat{G}_N=\dfrac{1}{N}\sum\limits_{i=1}^{N}g(x_i)$ 作为 G 的近似估计。

上述第 3 和第 4 步可以根据需要选择使用。

蒙特卡罗方法的误差为：$s=\dfrac{u_a\sigma}{\sqrt{N}}$

式中，a 为显著水平，$1-\alpha$ 为置信（或称可信）水平；u_a 为正态差，通常取 u_a 为 1.96、2.58 和 3，相应的置信水平分别为 0.95、0.99 和 0.997；σ 为随机变量 X 的标准差；N 为抽样数（试验数）。

对于给定的误差 s，N 值应取为：$N=\dfrac{u_a^2\sigma^2}{s^2}$。

在实际计算中，我们可用 $\hat{\sigma}=\left[\dfrac{1}{N}\sum\limits_{i=1}^{N}g^2(x_i)-\hat{G}_N\right]^{1/2}$ 来代替 σ。

二、随机数

随机模拟中，常常要用均匀分布随机数，均匀随机数的产生几乎是所有模拟方法和算法的基础。由于(0，1)区间上的均匀分布是最简单、最基本的连续分布，所以通常都以(0，1)上均匀分布的随机数为基础，用它来产生其他分布的随机数。对一个模拟人员来说，了解随机数发生器的好坏是非常重要的，因为一个模拟试验最终导出的错误信息或许是由随机数发生器的问题造成。随机数产生的一般方法可分为以下 3 类。

（一）利用随机数表产生随机数

我们把由一系列的随机数字组成的表称为随机数表。随机数表中，数字安排得很有趣——随机、均匀，而且独立。粗略地说，表中由 0，1，$\cdots$，9 的 10 个数字组成的数，排列得非常紊乱，分布得非常均匀，从任何一个数都无法预知它后面的一个数，所以随机数表又叫乱数表。表 14-1 是节录的一块随机数表。由随机数表便可以构成任意位数的随机数。例如，要得到具有 3 位小数的、在(0，1)区间内均匀分布的随机数，而在随机数表中得到的随机数字依次为 90 138　62 655　52 414…,则可利用这些随机数得到相应具有 3 位小数的、在(0，1)区间内均有分布的随机数,依次为 0.901, 0.386, 0.265, 0.552, 0.414, …。随机数表有很多,其中比较有名的是兰德公司的百万数字的随机数表。

表 14 - 1　随机数表

77 718	85 063	25 020	41 414	46 008	64 513	02 002	80 716	33 535	65 854
64 949	88 079	43 670	03 978	91 919	60 009	74 335	68 024	82 378	56 097
50 061	73 434	17 612	91 364	08 214	90 138	62 655	52 414	78 559	45 855
66 818	40 528	49 703	52 125	36 705	03 717	25 531	64 201	39 056	91 087
90 389	33 932	64 565	09 955	89 069	67 821	94 533	25 357	55 581	79 768
21 908	78 016	12 516	41 230	41 572	95 386	07 928	84 059	64 197	95 678
69 925	54 423	05 524	71 124	30 246	64 902	24 250	84 188	26 901	12 515
27 083	01 622	53 465	01 252	15 735	52 484	62 048	98 422	19 813	03 315
79 869	17 126	11 412	00 464	75 406	81 622	33 838	45 610	56 557	69 098
34 702	25 739	01 715	59 732	45 694	78 923	25 612	56 379	15 747	69 082
79 019	68 405	24 637	77 277	60 192	64 362	24 570	21 039	48 700	02 055
05 827	47 861	62 559	10 623	48 710	05 134	46 765	04 222	89 264	81 250
72 792	15 971	72 656	73 564	95 755	33 142	11 052	67 059	02 859	98 957
77 404	08 409	04 288	32 612	05 497	11 566	15 442	74 049	56 142	92 535
08 479	94 845	98 381	18 410	21 013	94 015	40 517	35 816	74 316	73 736
85 378	21 433	14 093	27 807	09 181	82 991	76 354	96 496	07 830	24 128
85 292	77 866	38 600	09 400	41 755	97 505	17 150	50 985	49 576	05 779
72 946	19 911	70 853	72 986	12 954	41 056	36 502	09 333	81 460	37 257
17 605	20 893	09 345	95 513	53 210	91 858	62 271	85 957	02 191	41 082
90 966	97 597	17 682	79 121	63 883	18 143	03 884	67 464	81 526	86 230

在计算机上应用随机数表的方法是将随机数表输入计算机中,但这类方法的主要缺点是,随机数的容量往往很有限。即使最大的 RAND 百万随机数表,也只相当于 20 万个 5 位随机数的序列。这对于求解比较复杂的问题,不能满足需要。

(二) 利用物理随机数发生器产生随机数

利用某些物理现象可以产生随机数,且为完全随机的。人们在计算机上安装一台物理随机数发生器后就可以直接在计算机上产生随机数。由于计算机多采用二进制,故以某种物理现象的发生与否分别记为 0 和 1,用这种办法产生的 0 和 1 填满计算机中某一单元数字部分的所有二进制位,当发生与不发生的概率 p 与 q 相同时,就可得到(0，1)区间内均匀分布的随机数。

使用物理随机数发生器在计算机上得到需要的随机数,可节省产生随机数的时间,提高机器的使用效率。但随机数发生器需要检验和维修以保持其稳定性。另外,这种随机数不能重复发生,从而不能对模拟问题进行复合检查。而且,这种随机数列有数量是否充分的问题,以及有偏差和相关性的问题。这些缺陷,大大降低了这类方法在计算机上使用的价值。

（三）利用数学方法产生伪随机数

利用数学方法产生伪随机数是指由一种迭代过程（即数学过程）产生一系列数的方法。虽然通过数学方法产生的这些数不是随机的,但在迭代过程开始前,每一项都是不能预计的。所以,只要这些所产生的成千上万的数,能通过一系列的局部随机性检验,如均匀性、独立性等检验,那么就可以把它当作随机数来使用。利用数学方法产生伪随机数是目前使用最广,发展最快的一种方法。

人们借助计算机可得到伪随机数,且只要在计算机中贮存一个或几个初始值即可,速度快、费用低。但是,这个方法存在周期现象。而且随着迭代过程的不同,其效果也不同。因此,应尽量采用随机性好、在计算机上容易实现、省时、伪随机数周期性长的方法。

第二节　随机变量的模拟

用蒙特卡罗法模拟概率问题,实质上归结为模拟随机变量。随机变量的模拟值是用随机数产生的。下面分别介绍离散随机变量模拟和连续随机变量模拟的方法。

一、离散随机变量的模拟

设 X 是一个分布已知的离散随机变量,X 的可能取值为 x_1,x_2,$\cdots$,x_n,对应的概率为 P_1,P_2,$\cdots$,P_n。用分布列表表达出来,即

$$X = x_i \qquad x_1,x_2,\cdots,x_n$$

$$P_i = P(X = x_i) \qquad P_1,P_2,\cdots,P_n$$

式中,$\sum_{i=1}^{n} P_i = 1$

将区间 $[0,1]$ 分成几个小区间:$I_1 = [0,P_1]$,$I_2 = [P_1,P_1 + P_2]$,$\cdots$,$I_k = [P_1 + \cdots + P_{k-1},P_1 + \cdots + P_{k-1} + P_k]$,$\cdots$,$I_n = [P_1 + \cdots + P_{n-1},1]$。然后,在随机数表中任取一个 2 位随机数,将此 2 位随机数除以 100,即得(0,

1)区间内的一个具有 2 位小数的随机数 r。若 r 属于小区间 I_k，我们就把 I_k 对应的变量值 x_k 取作为模拟值。这就是模拟离散随机变量的蒙特卡罗法。

这种做法的道理是：(0，1)区间内均匀分布的随机数落在小区间 I_k 的可能性是与它的区间长度 P_k 成正比的。换句话说，这种随机数有 P_k 的概率落在 I_k 中。而我们已知，X 取值 x_k 的概率为 P_k，亦即 X 的取值中有 $100P_k\%$ 取到 x_k。所以，"X 取值 x_k"和"r 落入 I_k"是相当的事件，我们就应当把 r 对应的 X 值取作 x_k。

为了清楚起见，我们将这种对应关系表示为图 14 – 1。

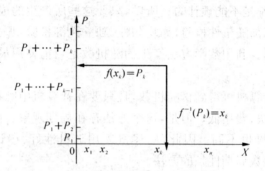

图 14 – 1　X 与 P 对应关系图

通常，求 x_k 的模拟值还可采用另一种办法，即从随机数表中任取一个 2 位均匀随机数 R，如果有 $100(P_1 + P_2 + \cdots + P_{k-1}) < R \leqslant 100(P_1 + P_2 + \cdots + P_k)$，则把 R 对应的 x_k 作为随机变量 X 的模拟值。这种做法与前面的做法显然是一致的。

下面通过一个例题来了解离散随机变量的模拟方法。

【例 1】　某疾病的治疗有 4 种预后(X)，即治愈(1)、好转(2)、无效(3)、死亡(4)。上述各种预后的分布规律为：

X	1	2	3	4
P	0.20	0.40	0.27	0.13

请模拟此离散随机变量 X 的 10 个可能值(即 10 次治疗的模拟预后)。

解：(1) 将 Or 轴上(0，1)区间分成 4 个小区间：(0，0.20)，(0.20，0.60)，(0.60，0.87)，(0.87，1.00)。

(2) 根据随机数表，任取 10 个在(0，1)区间的随机数；或利用计算机程序获得 10 个在(0，1)区间的随机数。本例我们用 Excel 中的插入函数功能，用 RAND()命令获取 10 个在(0，1)区间的随机数，即 0.65、0.33、0.34、

0.72、0.57、0.63、0.30、0.46、0.08、0.40。

（3）找出随机值 r_i 所对应的离散随机变量值 x_i。如本例 $r_1 = 0.65$，属于第 3 个区间(0.60，0.87)，所以模拟的离散随机变量值 $x_1 = 3$，即治疗无效。同理，我们可以得到其他 9 个随机值所对应的离散随机变量值，见表 14 - 2。

表 14 - 2　10 个模拟的某病治疗预后情况表

编　　号	随机数 r_i	离散随机变量值 x_i	预　　后
1	0.65	3	无效
2	0.33	2	好转
3	0.34	2	好转
4	0.72	3	无效
5	0.57	2	好转
6	0.63	3	无效
7	0.30	2	好转
8	0.46	2	好转
9	0.08	1	治愈
10	0.40	2	好转

本例模拟结果显示，10 次模拟治疗中，有 1 次出现治愈、6 次出现好转、3 次为无效。

二、连续随机变量的模拟

对于一个给定分布的连续随机变量 X，我们也可以利用随机数表或计算机程序获得在(0，1)区间内均匀分布的随机数，然后通过 X 的分布函数，得到 X 的模拟值。

（一）正态分布的随机变量的模拟

设随机变量 X 服从均数为 μ、标准差为 σ 正态分布，随机变量的密度函数为：$f(x) = \dfrac{1}{\sigma \sqrt{2\pi}} e^{-\frac{(x-\mu)^2}{2\sigma^2}}$，则模拟 X 值的步骤为：

1. 将随机变量 X 转换成标准型

$$u = \frac{X - \mu}{\sigma}$$

式中，u 服从于均数为 1、标准差为 0 的标准正态分布。

2. 模拟 u 值　由于 u 服从标准正态分布，因此

$$u \text{ 的密度函数为 } f(u) = \frac{1}{\sqrt{2\pi}} e^{-\frac{u^2}{2}},$$

u 的分布函数为 $F(u) = \int_{-\infty}^{u} \dfrac{1}{\sqrt{2\pi}} e^{-\frac{u^2}{2}} \mathrm{d}u = 0.5 + \Phi(u)$,

式中, $\Phi(u) = \dfrac{1}{\sqrt{2\pi}} \int_{0}^{u} e^{-\frac{u^2}{2}} \mathrm{d}u$, 称为拉普拉斯函数。

由于 u 的分布函数 $F(u)$ 在 $(0, 1)$ 区间内均匀分布,因此我们可以通过随机数字表或计算机程序获得随机数 r,得

$$r = 0.5 + \Phi(u)$$

$$u = \Phi^{-1}(r - 0.5)$$

式中, Φ^{-1} 为拉普拉斯反函数。实际计算时,可以通过计算出 $r - 0.5$ 的数值后,查标准正态分布曲线下的面积表获得 u 值,或通过计算机程序获得相应的 u 值。

3. 求模拟 X 的值   在获得模拟标准随机变量 u 值后,按下式求 X 的模拟值:

$$X = \sigma \cdot u + \mu$$

因此,服从正态分布的随机变量 X 的模拟可按下式进行:

$$X = \sigma \cdot \Phi^{-1}(r - 0.5) + \mu$$

此外,由于经验表明,只需模拟 6 次就可获得实际正态分布足够的精度。因此,模拟正态分布的方法还可先从随机数字表中或通过计算机程序获得 6 个在 $(0, 1)$ 区间内均匀分布的随机数 $r_1, r_2, \cdots, r_6$,使 $V = \sum\limits_{i=1}^{6} r_i$。

令 V 的期望值为 μ_v,标准差为 σ_v,则 V 的标准化值

$$u = \frac{V - \mu_v}{\sigma_v}$$

由于 $u_{r_i} = 0.5$, $\sigma_{r_i} = 1/12$,所以 $\mu_v = 6 \times 0.5 = 3$, $\sigma_v = \sqrt{6 \times \dfrac{1}{12}} = \dfrac{1}{\sqrt{2}}$,

$$u = \frac{V - \mu_v}{\sigma_v} = (V - 3)\sqrt{2}$$

再由 u 求 X,即

$$X = \sigma \cdot \sqrt{2} \Big(\sum_{i=1}^{6} r_i - 3 \Big) + \mu$$

【**例2**】　模拟服从正态分布的随机变量 X 的 4 个可能值，X 的参数为 $\mu = 0$，$\sigma = 1$ 和 $\mu = 2$，$\sigma = 3$。

解：按公式 $X = \sigma \cdot \sqrt{2}(\sum\limits_{i=1}^{6} r_i - 3) + \mu$ 进行模拟。

(1) 取 6 个随机数，得 0.31、0.80、0.79、0.39、0.28、0.31。

(2) 计算 V 值：

$$V = \sum_{i=1}^{6} r_i = 0.31 + 0.80 + 0.79 + 0.39 + 0.28 + 0.31 = 2.88$$

当 $\mu = 0$、$\sigma = 1$ 时

$$x_1 = \sigma \cdot \sqrt{2}(\sum_{i=1}^{6} r_i - 3) + \mu = \sqrt{2}(\sum_{i=1}^{6} r_i - 3)$$
$$= 1 \times \sqrt{2} \times (2.88 - 3) = -0.169\,7$$

同理，可再求出 x_2，x_3 和 x_4。

当 $\mu = 2$、$\sigma = 3$ 时

$$z_i = \sigma \cdot \sqrt{2}(\sum_{i=1}^{6} r_i - 3) + \mu = \sigma \cdot x_i + \mu$$

$$z_1 = 3 \times (-0.169\,7) + 2 = 2.509\,1$$

同理，可再求出 z_2，z_3 和 z_4。

(二) 负指数分布的随机变量的模拟

设随机变量 X 服从负指数分布，则

X 的密度函数为：$f(x) = \lambda e^{-\lambda x}$，$x > 0$

X 的分布函数为：$F(x) = \int_0^x \lambda e^{-\lambda x} \mathrm{d}x = 1 - e^{-\lambda x}$，$x > 0$

X 的期望值 $E(X) = 1/\lambda$，方差 $Var(X) = 1/\lambda^2$，标准差 $\sigma(X) = 1/\lambda$。

由于负指数分布的 $F(x)$ 在 $(0, 1)$ 区间内均匀分布，且只有一个参数 λ，因而可写成

$$r = 1 - e^{-\lambda x} \text{ 或 } e^{-\lambda x} = 1 - r$$

式中，r 为 $(0, 1)$ 区间内均匀分布的随机数。

两边取对数得：$-\lambda x \ln e = \ln(1 - r)$。

因 $\ln e = 1$，所以 $-\lambda x = \ln(1 - r)$

即 $x = -\dfrac{1}{\lambda} \ln(1 - r)$

由于 r 是 $(0，1)$ 区间内均匀分布随机数,$1-r$ 仍可以看作是 $(0，1)$ 区间内均匀分布的随机数。因此

$$x = -\frac{1}{\lambda}\ln(1-r) = -\frac{1}{\lambda}\ln r$$

式中,$\ln r$ 为随机数 r 的自然对数。

在排队模型中,λ 表示顾客平均到达率,$1/\lambda$ 表示顾客到达的平均间隔时间。

【例 3】　在医院患者的排队系统中,假设患者到达的时间间隔服从负指数分布,且每分钟平均有 5 个患者到达。求:顾客到达时间间隔的 20 个模拟数值。

解:这个排队系统中,顾客到达的时间间隔是随机变量,设其为 X,则它的分布函数为 $F(x) = 1 - e^{-5x}$。

$$r = 1 - e^{-5x}$$

从随机数表中获取 20 个在 $(0，1)$ 区间的随机数,如 0.40,0.14,0.96,…,0.34(表 14 - 3),然后计算 X 的模拟值。

$$x = -\frac{1}{5}\ln r$$

按照上式计算出对应的 X 的模拟值如表 14 - 3 所示。我们求得该 20 个模拟数的平均值为 $\overline{X} = 0.162$,标准差为 0.150。

表 14 - 3　10 位患者到达医院的时间间隔模拟

随机数 r	$-\ln r$	$X = -\dfrac{1}{5}\ln r$	随机数 r	$-\ln r$	$X = -\dfrac{1}{5}\ln r$
0.40	0.916 3	0.183	0.29	1.238 0	0.248
0.14	1.966 0	0.393	0.09	2.408 0	0.482
0.96	0.040 8	0.008	0.88	0.127 8	0.026
0.94	0.061 9	0.012	0.25	1.386 0	0.277
0.54	0.616 2	0.123	0.88	0.127 8	0.026
0.74	0.301 1	0.060	0.73	0.314 7	0.063
0.91	0.094 3	0.019	0.67	0.400 5	0.080
0.33	1.109 0	0.222	0.77	0.261 4	0.052
0.27	1.309 0	0.262	0.11	2.207 0	0.441
0.76	0.274 4	0.055	0.34	1.079 0	0.216

$$\overline{X} = 0.162$$
$$S = 0.150$$

本例中,每分钟平均有 5 个患者到达,如果按照 X 的期望值 $E(X) = 1/\lambda$ 计算,则患者到达的时间间隔 X 的期望值应为 $1/5 = 0.2$。20 个模拟数值求得的 $\overline{X} = 0.16$ 与此较接近。当模拟次数大量增加时,$\overline{X}$ 值将越来越接近 0.2。

第三节 随机模拟的应用

本节介绍随机模拟在患者流向、卫生人员预测的灵敏度分析和排队系统分析中的应用。

一、患者流向的模拟

有一研究组在社区居民中进行了问卷调查,研究组假设了今后门诊诊疗费的 2 种方案,让居民针对每个方案,提出他们未来可能就诊的医疗机构等级。其中,方案 A 为今后门诊诊疗费不变;方案 B 为今后门诊诊疗费调整为社区卫生服务中心为 10 元、二级医院为 25 元、三级医院为 50 元、其他医疗机构不变。

社区居民调查发现,在假设门诊诊疗费为方案 A(即今后门诊诊疗费不变)时,社区居民预期未来门诊的医疗机构为:三级医院占 18.16%、二级医院占 35.37%、社区卫生服务中心占 44.58%,其他医疗机构占 1.89%。在假设门诊诊疗费为方案 B 时,则 35.07% 和 57.47% 的原期望在三级医院和二级医院就诊的社区居民将流向社区卫生服务中心,总体上 70.73% 的社区居民将到社区卫生服务中心就诊(表 14 - 4)。

表 14 - 4 门诊诊疗费对门诊患者流向的影响

方案 A 时的就诊机构	方案调整为 B 后的就诊机构								卡方值
	三级医院		二级医院		社区卫生服务中心		其 他		
	人数	百分比 (%)	人数	百分比 (%)	人数	百分比 (%)	人数	百分比 (%)	
三级医院	55	41.04	29	21.64	47	35.07	3	2.25	
二级医院	4	1.53	105	40.23	150	57.47	2	0.77	
社区卫生服务中心	1	0.30	4	1.22	322	97.87	2	0.61	750.07**
其他	0	0.00	0	0.00	3	21.43	11	78.57	
合 计	60	8.13	138	18.70	522	70.73	18	2.44	

** $P < 0.01$

　　根据表14-4所示的方案A和方案B情况下的社区居民在不同级别医院间的分布,研究者用蒙特卡罗法分别模拟30 000例社区居民的门诊流向分布。模拟结果显示,30 000例社区居民的门诊流向分布,与问卷调查结果基本一致(见表14-5)。

表14-5　蒙特卡罗的模拟分布

方　　案	医疗机构	频　数	概率(%)
方案A	社区卫生服务中心	13 445	44.82
	二级医院	10 550	35.17
	三级医院	5 435	18.12
	其他	570	1.89
	合计	30 000	100.00
方案B	社区卫生服务中心	21 219	70.73
	二级医院	5 608	18.69
	三级医院	2 425	8.08
	其他	748	2.50
	合计	30 000	100.00

二、卫生人力预测的灵敏度分析

　　有一研究组预测了2010年我国各类精神卫生专业人员数的需要量。各类精神卫生专业人员数的需要量预测时,课题组依据了:①2010年全国与各地区的人口数的预测值;②2010年精神障碍的患病率估计值;③平均每位精神障碍患者每年门诊就诊次数和住院次数的估计值;④精神障碍者在不同级别的精神卫生医疗机构门诊与住院的诊疗次数比例;⑤2010年期望达到的精神卫生医疗机构的平均服务效率(即平均每日每位医师诊疗的门诊人次数、平均住院天数、平均床位使用率);⑥平均每张床位期望配置的精神卫生医师数、护士数和技术人员数的要求。研究组的预测结果如表14-6所示。

表14-6　按需要模型预测2010年我国精神卫生专业人员数

项　　目	总　计	中央和省级	地市级	区县级	其　他
精神卫生医师数(人)	39 805.83	11 310.61	16 033.93	8 722.47	3 738.82
精神卫生护士数(人)	93 739.62	28 316.93	40 834.98	17 084.96	7 502.75
精神卫生技术人员数(人)	148 367.99	43 014.71	59 692.82	31 965.74	13 694.72

（续表）

项　　目	总　　计	中央和省级	地市级	区县级	其　他
精神卫生心理治疗师数（人）	6 766.99	2 629.61	3 033.67	825.02	278.69
精神卫生职业治疗师和康复治疗师（人）	6 766.99	2 347.29	2 877.22	920.55	621.93
精神卫生社会工作者数（人）	7 961.17	1 782.18	3 084.03	2 150.55	944.40

为了观察关键影响因素的变动对预测值的影响,研究组对 2010 年精神卫生人员预测的 12 个关键影响因素估计值同时作了 20％的上下随机变动,以进行灵敏度分析。模拟 1 000 次后的结果显示,12 个关键影响因素的同时随机变动（在 20％范围内）对预测值变动的影响基本可接受。按需要预测的变异系数为 22.76％～26.12％（表 14 - 7）。

表 14 - 7　2010 年我国各类精神卫生专业人员数的需要预测数的灵敏度分析

预 测 变 量	1 000 次模拟结果				变异系数
	平均值	标准差	最大值	最小值	
精神卫生医师数（人）	40 217.60	9 155.45	74 017.07	19 836.09	22.76
精神卫生护士数（人）	95 051.57	21 621.10	172 031.44	50 810.82	22.75
精神卫生技术人员数（人）	150 500.47	34 594.48	285 080.77	78 857.60	22.99
心理治疗师数（人）	6 850.74	1 789.12	15 090.54	3 273.96	26.12
职业治疗师和康复治疗师（人）	6 830.72	1 763.12	13 979.72	2 991.39	25.81
社会工作者数（人）	8 036.10	2 060.06	16 240.72	3 649.75	25.64

三、排队系统的模拟

某社区卫生服务中心在一居委设立了社区卫生服务站,共有 3 名全科医师。社区居民到社区卫生服务站的输入流为泊松流,患者平均达到的间隔时间为 9 分钟;每个患者服务时间为 0.5 小时;社区患者等待就诊时间超过 0.5 小时将离开社区卫生服务站。求在 4 小时内完成医疗卫生服务的患者数的期望值。

解：(1) 第 1 次模拟。

设 $T_1 = 0$ 时,第一个患者到达,由医生 1 提供医疗卫生服务。第一个患者服务完毕的时刻为 $T_1 + 0.5 = 0 + 0.5 = 0.5$。

第 i 个患者到达的时刻则为：$T_i = T_{i-1} + \tau_i$。

式中,τ_i 为第 $i-1$ 个患者和第 i 个患者间的间隔时间。

患者到达的间隔时间（τ_i）的可能值按下式模拟：

$$\tau_i = -\frac{1}{\lambda}\ln r_i = \frac{1}{\lambda}(-\ln r_i)$$

根据题意,$1/\lambda = 0.15$(小时),所以 $\tau_i = 0.15(-\ln r_i)$

获取随机数 r_i,然后将随机数代入公式,计算患者到达的间隔时间(τ_i)的可能值,列于模拟表 14-8 中。然后根据患者到达的间隔时间,计算患者到达的时刻。超过 4 小时到达的患者不列入表内。

表 14-8 社区卫生服务站的患者到达和完成服务状况

患者编号	随机数 r_i	患者到达间隔 τ_i	患者到达时刻 T_i	服务完毕时刻 $T_i+0.5$			4 小时内患者完成服务状态	
				医生 1	医生 2	医生 3	被服务	未被服务
1			0					
2	0.52	0.098	0.098	0.500			1	0
3	0.69	0.056	0.154		0.654		1	0
4	0.54	0.092	0.246			0.746	1	0
5	0.86	0.023	0.269	1.000			1	0
6	0.27	0.195	0.464		1.154		1	0
7	0.92	0.012	0.476			1.246	1	0
8	0.69	0.055	0.531	1.500			1	0
9	0.02	0.579	1.110		1.654		1	0
10	0.72	0.049	1.159			1.746	1	0
11	0.93	0.011	1.170	2.000			1	0
12	0.64	0.067	1.237		2.154		1	0
13	0.44	0.123	1.360			2.246	1	0
14	0.80	0.034	1.394				0	1
15	0.31	0.175	1.570	2.500			1	0
16	0.90	0.016	1.585				0	1
17	0.07	0.400	1.985		2.654		1	0
18	0.22	0.225	2.210			2.746	1	0
19	0.60	0.076	2.286	3.000			1	0
20	0.67	0.061	2.347		3.154		1	0
21	0.14	0.295	2.642			3.246	1	0
22	0.08	0.374	3.016	3.516			1	0
23	0.24	0.215	3.231		3.731		1	0
24	0.13	0.303	3.534			4.034	0	1
25	0.73	0.048	3.582	4.082			0	1
26	0.32	0.171	3.753		4.253		0	1
27	0.56	0.087	3.840				0	1
28	0.66	0.062	3.902				0	1

（续表）

患者编号	随机数 r_i	患者到达间隔 τ_i	患者到达时刻 T_i	服务完毕时刻 $T_i+0.5$			4 小时内患者完成服务状态	
				医生 1	医生 2	医生 3	被服务	未被服务
29	0.66	0.061	3.963				0	1
30	0.95	0.007	3.970				0	1
31	0.94	0.009	3.979				0	1
32	0.01	0.691	4.670				0	1

在第 1～3 位患者到达时,医生 1、医生 2 和医生 3 都可以直接接诊,无需等待;而第 4 位患者到达时,因医生 1、医生 2 和医生 3 都在忙于接诊,所以必须等待,直到医生 1 看完第 1 位患者时才能接受医疗卫生服务;值得关注的是,第 14 位和第 16 位患者在等待时间超过 0.5 小时后,因不愿继续等待而离开社区卫生服务中心;此次模拟中,4 小时内有 31 位患者到达,21 位患者完成服务。

（2）另 5 次模拟结果。用同样的方法,另外进行了 5 次模拟,结果 4 小时内到达和完成服务的患者数分别为:①到达了 30 位患者,完成服务的有 21 位;②到达了 26 位患者,完成服务的有 21 位;③到达 36 位患者,完成服务的有 24 位;④到达 25 位患者,完成服务的有 21 位;⑤到达 30 位患者,完成服务的有 21 位。

（3）6 次模拟的平均值。6 次模拟的平均值计算结果,4 小时内平均患者到达数为 29.67 人,平均完成服务的患者数为 21.5 人。

习 题 十 三

1. 某仪器设备有两个关键部件 A 和 B,其使用寿命分布如表 14 - 9 所示。假设 A、B 之中有一个发生故障,则整个仪器就不能使用。试用蒙特卡洛法进行 20 次模拟试验,以估计该仪器设备的使用寿命。

表 14 - 9　A、B 两部件的使用寿命概率分布

使用寿命（周）	部件 A 概率分布	部件 B 概率分布
1	0.02	0.05
2	0.03	0.10
3	0.12	0.30

(续表)

使用寿命(周)	部件 A 概率分布	部件 B 概率分布
4	0.20	0.20
5	0.25	0.20
6	0.12	0.15
7	0.10	
8	0.06	
9	0.05	
10	0.05	

2. 某医院神经科的每天门诊患者数统计如表 14 - 10,试用随机数表模拟该科未来 10 天门诊患者数的随机数列。

表 14 - 10　门诊患者数的分布

门诊患者数	40	50	60	70	80
百分比(%)	18	15	29	22	16

3. 某医院有救护车一辆,以往使用 161 次的情况如表 14 - 11 所示。表中"呼叫救护车的时间间隔"是指两次相邻的间隔时间。"救护车服务时间"是指从应唤出车到把患者送至医院这一段时间。试模拟该救护车未来 20 次的使用情况,并评价该救护车的利用程度。

表 14 - 11　救护车呼叫和服务的时间服务

时间(分钟)	呼叫救护车		救护车服务	
	次数	频率(%)	次数	频率(%)
2.5～7.5	30	19	35	22
7.5～12.5	34	21	38	24
12.5～17.5	27	17	25	15
17.5～22.5	21	13	20	12
22.5～27.5	19	12	17	11
27.5～32.5	15	9	10	6
32.5～37.5	7	4	9	6
37.5～42.5	5	3	5	3
42.5～47.5	2	1	2	1
47.5～52.5	1	1		
合计	161	100	161	100

假若该医院有两辆相同的救护车,试模拟未来 30 次救护车的使用情况,并评价车的利用率。

参 考 文 献

1. 严颖,成世学,程侃主编.运筹学随机模型.成都:四川人民出版社,1995
2. 龙子泉,陆菊主编.管理运筹学.武汉:武汉大学出版社,2002
3. 程理民主编.运筹学模型与方法教程.北京:清华大学出版社,2000
4. 陆凤山编著.排队论及其应用.长沙:湖南科学技术出版社,1984

第十五章　WinQSB 在卫生管理运筹学中的应用

　　运筹学是一门应用科学,它广泛应用现有的科学技术知识和数学方法,解决实际中提出的专门问题,为决策者选择最优决策提供定量依据。运筹学的定义决定了运筹学课程具有交叉性、应用性、最优性、多分支等特征。但运筹学每一个分支、每一个理论的形成与发展都与计算机技术的渗透有着密切的联系。确切地说,有了计算机,运筹学才有了如下的发展进程:1947 年,第一台电子计算机诞生,同年美国数学家丹捷格提出了求解线性规划问题的单纯形法;1949 年,创立线性规划理论;1951 年,创立非线性规划理论;1954 年,建立网络流理论,同年还提出对偶单纯形法;1955 年,创立随机规划;1958年,创立整数规划……计算机技术的不断进步,为运筹学的发展提供了广阔的空间。

　　由于运筹学主要是用于解决复杂大系统的各种最优化问题,涉及的变量非常多,约束条件非常复杂,因而实际的运筹学模型往往非常庞大,必须借助于计算机才能够完成问题的求解。可以说,对任何实际问题,没有现代计算机用来产生最终结果,大多数运筹学技术的应用是完全不能实现的。许多大规模运筹技术的应用只需计算机几分钟的时间,而用人工则需要几周、几个月,甚至几年。更为重要的是计算机能快速利用某些类型的管理信息,而没有这些信息,许多运筹设计是没有意义的。很难举出完全不靠计算机做工具的应用例子。

　　毫无疑问,计算机是运筹学发展和应用不可缺少的工具,而且计算机方法和运筹学方法是并行发展的。现在大多数运筹学工作人员的计算机知识均能达到编写所要求的运筹学计算机程序的水平。预计今后运筹学和计算机方法的分界线将会消失,并将脱离各自原来的领域,组成更通用、更广泛的管理科学的形式。

　　计算机在运筹学中应用的关键领域是模型求解以及在此基础上进行的仿真运行。现在已有各种运筹学软件包供应,使运筹学可以处理相当复杂的大型问题。随着运筹学应用于社会大系统,仅靠定量分析已难以找到合理的优化方案,人们常采用定量与定性相结合、在定量分析的基础上进行定性分析的方法。因此,运筹学、系统分析与政策分析的界限也正在逐渐模糊。当前比较流行的运筹学软件 WinQSB、LINGO、LINDO、ORS 等,大多能进行线性规划、运输规划、整数规划、任务指派、动态规划、投资分配、货物配装、预测计算、理论预测、统筹方法、质量控制、服务系统配置、系统模拟、库存分析、竞争策略分析、不确定情况下的决策、选址、设备更新、旅行路线等方面的运算、规划和分析,有的软件还为用户提供"自编程序"的简易平台,可以自编一些应用程序。本章主要结合本书前述章节的相关例题,介绍 WinQSB 1.0 在卫生管理运筹学相关问题求解过程中的应用。

第一节　WinQSB 简介

WinQSB 1.0 是在 QSB(DOS 版)的基础上,升级开发的运行于 WINDOWS 操作系统的管理运筹学应用软件包。WinQSB 1.0(下简称为 WinQSB)的技术成熟,运行稳定,操作方便,对硬件要求较低,非常适合初学者上机使用。

一、系统程序菜单简介

在程序安装包里找到 SETUP. EXE 文件双击后开始安装,安装时可选择安装位置,默认安装是在 C 盘的根目录 WinQSB 文件夹里。安装成功后,系统开始菜单程序栏里会生成 WinQSB 应用程序菜单选项,如图 15-1 所示。

从 WinQSB 系统的菜单选项,可以看出其可用于求解以下管理与决策科学领域的问题:

1. Acceptance Sampling Analysis(ASA,接受抽样分析)　主要用于各种抽样分析、抽样方案的设计以及假设分析。

2. Aggregate Planning(AP,综合计划编制)　用于求解具有多时期正常排班、加班、分时段、转包生产量、需求量、储存费用、生产费用等复杂的整体综合生产计划的编制方法,求解思路是将问题归结到求解线性规划模型或运输模型。

3. Decision Analysis(DA,决策分析)　用于确定型与风险型决策、贝叶斯决策、决策树、二人零和对策、蒙特卡罗模拟等问题的求解。

4. Dynamic Programming(DP,动态规划)　主要用于最短路问题、背包问题、生产与储存等类问题的求解。

5. Facility Location and Layout(FLL,设备场地布局)　应用于设备场地设计、功能布局、线路均衡布局等类问题的求解。

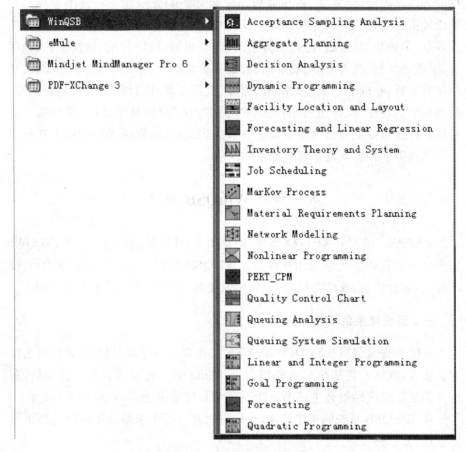

图 15 - 1　WinQSB 系统程序菜单

6. Forecasting and Linear Regression(FC,预测与线性回归)　可进行简单平均、移动平均、加权移动平均、线性趋势移动平均、指数平滑、多元线性回归、Holt - Winters 季节叠加与乘积算法的运算。

7. Inventory Theory and System(ITS,存储论与存储系统)　用于经济订货批量模型、批量折扣模型、单时期随机模型、多时期动态储存模型、储存控制系统(各种储存策略)等类问题的求解。

8. Job Scheduling(JOB,作业调度)　用于零件加工排序、流水线车间加工排序等。

9. MarKov Process(MKP,马尔科夫过程)　用于求解马尔科夫动态过程问题。

10. Material Requirements Planning(MRP,物料需求计划)　用于求解

和分析产品物料的供应链计划,尤其是在自动化生产线中应用广泛。

11. Network Modeling(NET,网络模型)　用于求解运输、指派、最大流、最短路、最小生成树、货郎担等问题。

12. Nonlinear Programming(NLP,非线性规划)　用于有(无)条件约束、目标函数或约束条件非线性以及目标函数与约束条件都非线性等类规划的求解与分析。

13. PERT‐CPM(网络计划)　用于路径求解、计划评审技术分析、网络优化、工程完工时间模拟、绘制甘特图与网络图等,有的版本该菜单名为 Project Scheduling。

14. Quality Control Charts(QCC,质量管理控制图)　用于分析基于统计数据的产品和服务质量分析与控制。

15. Queuing Analysis(QA,排队分析)　用于各种排队模型的求解与性能分析、各种分布模型求解、灵敏度分析、服务能力分析、成本分析等。

16. Queuing System Simulation(QSS,排队系统模拟)　用于进行各种排队系统的仿真模拟与研究分析。

17. Linear and Integer Programming(LP‐ILP,线性规划与整数线性规划)　用于求解线性规划、整数规划、对偶问题等,可进行灵敏度分析、参数分析。

18. Goal Programming(GP,目标规划)　用于求解目标规划、多目标线性规划、线性目标规划问题。

19. Quadratic Programming(QP,二次规划)　用于求解线性约束目标函数是二次型的一种非线性规划问题,变量可以取整数。

二、系统功能结构简介

WinQSB 采用模块化视窗操作和菜单程序结合的设计,通过移动鼠标或者键入主菜单上相应程序模块的首字母,可以在 19 个模块中选择相应程序,进入相应程序的问题模型建立窗口,按要求建立问题模型后就可以进行问题的求解和分析了。例如选择了 LP 程序后,系统会调出用于求解 LP 和 ILP 问题的窗口和相应的功能菜单(如图 15‐2 所示),一般有 FILE 和 HELP 两类和一个用于退出程序的快捷按钮。其中,FILE 菜单有新建问题和读取以前保存的问题以及退出程序等功能选项,选择相应的菜单后会进入相应的问题输入模式;而 HELP 菜单是程序使用的帮助文件。在建立了某个问题模型并输入数据或成功读取了符合系统要求的问题数据后,就可以选择所需要的相应菜单进行该问题的求解和分析。如用鼠标选择 Solve problem 等,即执行该功能并将执行结果调至当前窗口,对于求解和分析的结果,还可以进行不同角度的分析或者以其他形式(如图表形式)输出结果。

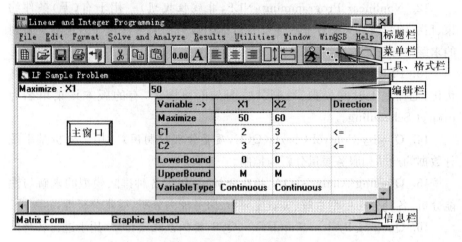

图 15-2 WinQSB 操作界面结构图

三、常用菜单命令功能简介

选择主菜单的某个程序模块后,弹出欢迎界面,短暂停留即进入相应的模块界面。在界面的左上方和右上方有 File 和 Help 两个下拉式功能菜单,它们的功能说明如下:

File:文件

New problem:选择该项,可以建立一个需要求解的新问题。

Load problem:选择该项,可以读取以前保存过的问题。

Exit:退出:选择该项,退出该程序模块。

Help:使用帮助,其中有关于该模块和整个 WinQSB 的程序模块的说明。

由于各程序模块建立问题的界面模式和结果输出有很大的差别,有关问题建立的输入界面和结果分析在后续的内容中详细介绍。

四、常用操作技巧

使用 WinQSB 各模块建立的问题和结果都可以保存成不同格式的文件。一般情况下,可以保存为 TXT 格式和 LPP、DAT、NET 等格式。需要提醒读者注意的是,如果保存为 TXT 格式,一般可以复制粘贴到 Word 等文档编辑软件里使用;保存为 LPP、DAT 等格式时,是和 Excel 电子表兼容的,可以用

Excel 读取。

　　此外,WinQSB 输入时,也可以从电子表中复制过来,方法是先选中要复制电子表中单元格的数据,点击复制或按"Ctrl＋C"键,然后在 WinQSB 的电子表格编辑状态下选中要粘贴的单元格,点击粘贴或按"Ctrl＋V"键完成复制。但是需注意:粘贴过程与在电子表中粘贴有区别,在 WinQSB 中选中的单元格应与在电子表中选中的单元格(行列数)相同,否则只能复制部分数据。例如在电子表中复制 3 行 10 列,在 WinQSB 中选中 3 行 5 列粘贴,则只能复制 3 行 5 列的数据。如图 15－3 所示。

	A	B	C	D	E	F	G	H	I	J	K	L
1		1	2	3	4	5	6	7	8	9	10	11
2	1.5	2	2	1	1	1	0	0	0	0	0	
3	1	1	0	2	1	0	4	3	2	1	0	
4	0.7	0	1	0	2	3	0	1	2	4	5	
5		0	0.3	0.5	0.1	0.4	0	0.3	0.6	0.2	0.5	

Variab	X1	X2	X3	X4	X5	X6	X7	X8	X9	X10	irectio	R. H.
Minimi	1	1	1	1	1	1	1	1	1	1		
C1	2	2	1	1	1						>=	
C2	1	0	2	1	0						>=	
C3	0	1	0	2	3						>=	
Lower	0	0	0	0	0	0	0	0	0	0		
Upper	M	M	M	M	M	M	M	M	M	M		
Variab	nuous	nuous	nuous	nuous	nuous	nuous	nuous	nuous	nuous	nuous		

图 15－3　WinQSB 操作界面

　　由于运筹学的各个分支所解决的问题模式不一样,WinQSB 软件一般按照各分支的标准型或规范型设计问题输入界面。与其他同类工具软件比较,WinQSB 最大的一个优点是多种方式输出求解结果,且从不同角度提供相应的数据,以方便使用者对问题进行进一步的分析。在这里不一一说明,读者可在使用过程中逐步了解。以下选择几类典型的运筹分支分别对应用 WinQSB 求解和分析相应问题的操作过程进行简要说明。

第二节　WinQSB 求解线性规划问题操作以及举例示范

　　本节主要介绍应用 WinQSB 中的 Linear and Integer Programming (LP－ILP)模块,求解线性规划问题的过程,并举例示范。

一、LP - ILP 模块求解线性规划求解问题的说明

(1) 计算机的内存容量决定 WinQSB 求解线性规划问题的规模。

(2) 问题和结果数据文件可保存到磁盘上,文件扩展名默认为 LPP,与 Excel 兼容。

(3) 输入问题时,可以用移动键(→←↑↓)、后退键(Backspace)、空格键和回车键来移动光标或翻页,也可直接用鼠标点击相应的单元格。

(4) 给问题命名时,最好使用英文名称。

(5) 如果遇到未说明的问题,请注意仔细阅读英语显示和帮助。

二、用 LP - ILP 模块求解问题的步骤

(1) 分析问题,确定决策变量和约束条件个数。

(2) 建立数学模型(参考第二章相关内容)。

(3) 输入有关数据,或调入已存问题。

(4) 如果需要修改问题的基本参数,包括增加或者删除变量、修改约束条件个数以及改变约束类型,则选择菜单 Edit 下的相应命令。

(5) 保存问题,此为可选步骤。

(6) 求解问题,选择菜单 Solve and Analyze,并根据提示选择显示步骤方式或其他方式。

(7) 分析显示结果,选择菜单 Results。

(8) 选择相应选项以保存、打印数据备用。

三、举例说明

现以第二章例 1 为例,说明 WinQSB 求解线性规划问题的过程。

根据第二章的内容,决策变量、目标函数、约束条件个数等都已确定,数学模型如下。

目标函数: $\text{Max } Z = 30x_1 + 25x_2$

约束条件: $\begin{cases} 2x_1 + 4x_2 \leqslant 40 \\ 3x_1 + 2x_2 \leqslant 30 \\ x_1,\ x_2 \geqslant 0 \end{cases}$

在程序菜单中选择 Linear and Integer Programming 菜单,即可进入线性规划和整数线性规划(LP - ILP)模块的界面。在选择了 New problem 菜单后,进入 LP - ILP 模块的问题输入界面,并显示出 LP - ILP 模型的相关参数。

本例根据上述数学模型,输入相关信息,如图 15 - 4 所示。按 OK 按钮即建立了该模型的基本模式,进入数据输入界面。在输入相关数据后(图 15 - 5),点

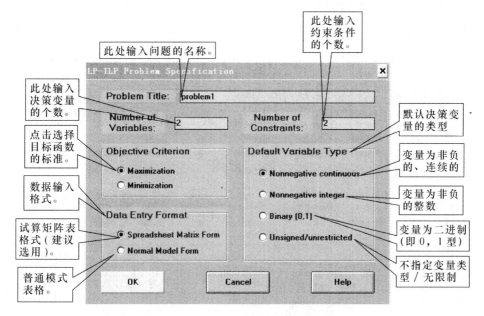

图 15 - 4　LP - ILP 模块的问题输入界面

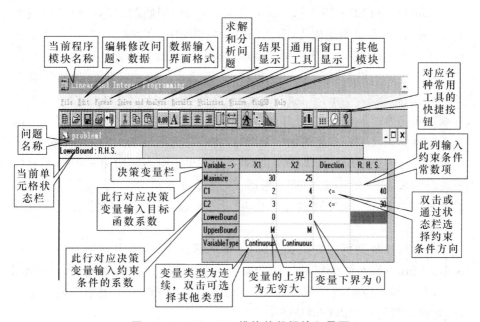

图 15 - 5　LP - ILP 模块的数据输入界面

击选择菜单Solve and Analyze,选择 Solve the Problem 选项即可进行求解（也可以选择其他选项,如分步求解）,系统会弹出对话框告知问题已经求解,你只需要按确定按钮,系统会输出求解结果。该问题的求解结果如图15-6所示。

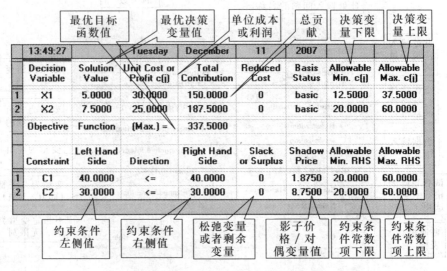

图 15-6　LP-ILP 模块的求解结果界面

WinQSB 的 LP-ILP 模块求解结果显示,该问题的目标函数最优值为337.5元,决策变量的最优值(即 A、B 两种药物的最优生产计划)分别为5千克和7.5千克;此时,A、B 两种产品对总利润的贡献额分别为150元和187.5元。结果还显示出目标函数的系数范围,即 A、B 两种药物的利润分别在12.5/千克至37.5元/千克和20元/千克至60元/千克之间变化时,该生产计划方案仍然是最优方案;且最优方案的实施,将用尽甲、乙两种机器现有的加工工时。如果甲机器能增加一个工时,将给总利润带来1.875的增长额(即甲机器工时的影子价格为1.875元/千克);如果乙机器能增加一个工时,将给总利润带来8.75的增长额(即乙机器工时的影子价格为8.75元/千克)。甲、乙两机器的生产工时在20个工时到60个工时变化时,该方案仍然是最优生产方案。

关于线性规划问题的对偶问题,在输入原问题后,点击 Format→Switch to Dual Form 即可转为其对偶问题,同样,再次点击 Format→Switch to Dual Form 可切换至原问题界面。对偶问题的求解过程和线性规划问题完全一样,对偶问题的有关内容请参阅第三章。

第三节 WinQSB 求解网络模型

运输、任务指派、最大流、最短路、最小生成树、货郎担等问题，在 WinQSB 中一般应用 Network Modeling(NET)模块求解。

一、NET 模块介绍

如图 15-7 所示，NET 模块能够求解一系列可以用网络来描述的问题。运输问题和指派问题都是可以用网络来描述的问题，运输问题中的产地和销地是网络中的发点和收点，尤其是对于扩大了的运输问题，所有的产地、销地、中转地都是网络中的点。NET 模块能够求解问题的规模可以很大，所以在一些大型的物流公司的运输和派送方案设计中得到广泛应用。

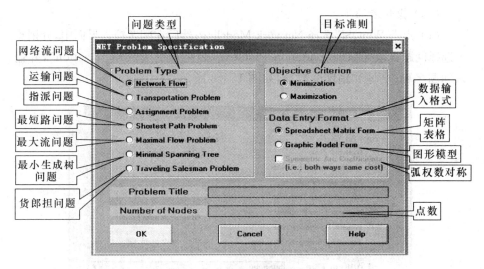

图 15-7 NET 模块功能图解

二、用 NET 求解问题的步骤

（1）分析问题，确定网络模型的类型。

（2）确定网络中的点数、弧数以及权数。

（3）输入有关数据，或调入已存问题。

（4）如果需要修改问题输入，包括增加或者删除点、任务以及改变类型、点的名称等，则选择菜单 Edit 条目下的相应命令。

(5) 保存问题,此为可选步骤。

(6) 求解问题,选择菜单 Solve and Analyze,并根据提示选择显示步骤方式或其他方式。

(7) 分析显示结果,选择菜单 Results。

(8) 选择相应选项以保存、打印数据备用。

三、运输问题求解示范

现以第四章例1为例,说明 WinQSB 在求解运输问题时的过程。

(一) 分析

在第四章例1的运输问题中,有3个产地,4个销地,产销平衡,已知各产销地之间的运价,要求费用最省的运输方案。对于产销不平衡的运输问题,应用计算机求解时,计算机会自动增加虚拟产地或者销地,我们只需要输入实际各点的产量和销量。

(二) 操作步骤

(1) 点击 WinQSB 选择 Network Modeling;然后在问题输入界面中,分别点击选择问题类型为"Transportation Problem"、目标准则为"Minimization",并输入问题名称、产地和销地的数量,如图 15-8 所示。

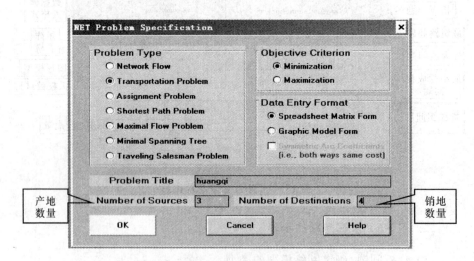

图 15-8 NET 模块的问题输入界面(1)

(2) 按 OK 键即进入运输问题数据输入界面,点击 Edit 菜单,选择 Node Names,修改产地和销地的名称为题目所示名称,输入产量、需求量以及运价,如图 15-9 所示。产地和销地名称的修改为可选步骤,不影响求解结果,只是使最终输出的结果更为直观。

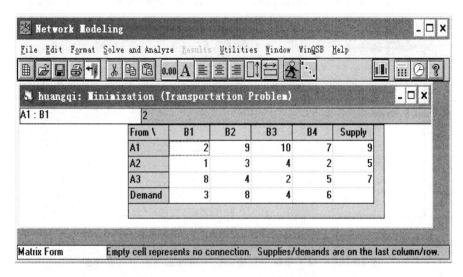

图 15 - 9　NET 模块中运输问题的数据输入界面

（3）保存问题，此为可选步骤。

（4）求解问题时，点击 Solve and Analyze，选择 Solve the Problem 或者根据需要选择其他方式求解，即可得到运输方案。如图 15 - 10 为选择 Solve the Problem 后的结果输出界面，图 15 - 11 为选择 Solve and Display steps - Network 后的结果输出界面，图 15 - 12 为选择 Solve and Display steps - Tableau 后的结果输出界面。

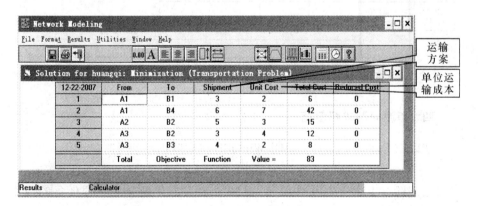

图 15 - 10　NET 模块中运输问题的结果界面

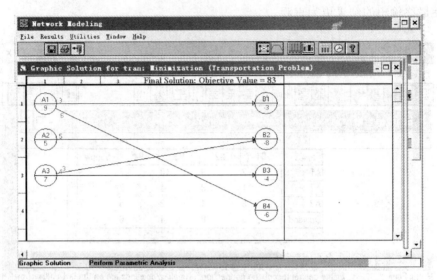

图 15-11　NET 模块中运输问题的网络形式输出结果界面

	B1	B2	B3	B4	Supply	Dual P(i)
A1	2	9	10	7	9	0
	3	0		6		
A2	1	3	4	2	5	-6
		5				
A3	8	4	2	5	7	-5
		3	4			
Demand	3	8	4	6		
Dual P(j)	2	9	7	7		
	Objective Value = 83 (Minimization)					

图 15-12　NET 模块中运输问题的表格形式输出结果界面

四、指派问题求解示范

现以第五章例 11 为例,说明 WinQSB 在求解指派问题时的操作。

（一）分析

该问题有 4 项任务,4 位员工,已知 4 位员工分别完成 4 项任务的成本（路程）,要求成本最小（路程最短）。

（二）操作步骤

（1）点击 WinQSB 选择 Network Modeling;然后在问题输入界面中,分别点击选择问题类型为"Assignment Problem"、目标准则为"Minimization"，并输入问题名称、任务和人员的数量，如图 15 – 13 所示。

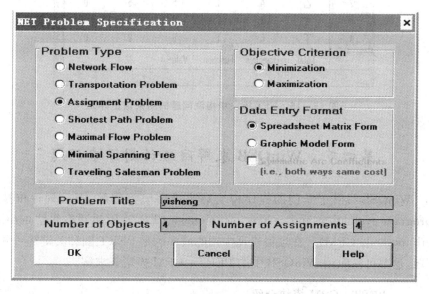

图 15 – 13　NET 模块中问题输入界面(2)

（2）按 OK 键即进入指派问题的数据输入界面，点击 Edit 菜单，选择 Node Names，修改任务和人员的名称为题目所示名称，输入成本(路程长度)，如图 15 – 14 所示。任务和人员的名称修改为可选步骤，不影响求解结果，只是使最终输出的结果更为直观。

From \ To	A	B	C	D
甲	9	10	12	5
乙	5	6	8	9
丙	6	4	11	7
丁	7	11	8	4

图 15 – 14　NET 模块中指派问题的数据输入界面

（3）保存问题，此为可选步骤。

（4）求解问题时，点击 Solve and Analyze，选择 Solve the Problem 或者根据需要选择其他方式求解，即可得到运输方案。如图 15 – 15 为选择 Solve the Problem 后的结果输出界面。选择其他方式求解可以对求解过程和结果进行更为直观的显示，读者可以根据需要选择使用。

12-22-2007	From	To	Assignment	Unit Cost	Total Cost	Reduced
1	甲	D	1	5	5	0
2	乙	A	1	5	5	0
3	丙	B	1	4	4	0
4	丁	C	1	8	8	0
	Total	Objective	Function	Value =	22	

图 15 - 15　NET 模块中指派问题的结果输出界面

第四节　WinQSB 求解网络计划评审问题

WinQSB 设计了专门的程序模块解决排序统筹问题,即计划评审技术(program evaluation and review techniques,PERT)和关键路线法(critical path method,CPM)。在项目管理中用的最多的是 PERT 图和关键路线分析问题,这都可以应用 WinQSB 中的 PERT - CPM 模块来求解。

一、PERT - CPM 模块介绍

PERT - CPM 模块是项目管理中最为实用的计划工具之一,WinQSB 的 PERT - CPM 模块的最大特征是对求解结果的分析,可以自动生成我们所需要的各种数据和图例,如关键路径、网络图、甘特图。对于完成各项工序的时间不确定的问题,也可以自动进行分析并生成某时间完成工程项目的概率分布图等,是一个完全可以应用在生产实践中的模块。

二、用 PERT - CPM 求解问题的步骤

(1) 分析问题,确定问题类型,确定项目的各项工序。

(2) 确定各工序的先后关系,确定各工序任务完成的时间(需要由工程技术人员参与)。

(3) 分析数据类型、数据结构。

(4) 输入有关数据,或调入已存问题。

(5) 如果需要修改问题数据及数据类型,则选择菜单 Edit 条目下的相应命令。

(6) 保存问题,此为可选步骤。

(7) 求解问题,选择菜单 Solve and Analyze,并根据提示选择显示步骤方式或其他方式。

（8）分析显示结果，选择菜单Results。

（9）选择相应选项以保存、打印数据备用。

三、网络计划评审问题求解示范

现以第六章例1为例说明WinQSB在求解网络计划问题时的操作。

（一）分析

第六章例1中有13项任务，每项任务有一个期望完成的时间，已知各项任务之间的紧前关系，要求关键路径及最短工期。

（二）操作步骤

（1）点击WinQSB选择PERT－CPM，在问题输入界面中，分别输入问题名称、活动个数、时间单位，点击选择问题类型为"Deterministic CPM"，数据输入格式一般选择"Spreadsheet"，在CPM数据域选项（Select CPM Data Field）中选择"Normal Time"，如图15－16所示。CPM数据域选项的默认值只包括"Normal Time"。此外，应急时间或应急成本（crash time /crash cost）为运用额外的资源（如加班、特别设备、额外的人员）使得活动加速完成所需的时间或成本。

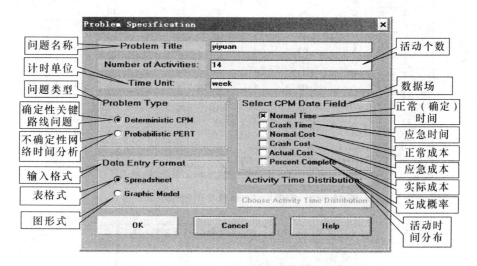

图15－16　PERT－CPM模块的问题输入界面

（2）按OK键即进入数据输入界面，输入活动名称、紧前活动及活动时间（成本），如图15－17所示。

（3）保存问题，此为可选步骤。

（4）求解问题时，点击Solve and Analyze，选择Solve Critical Path可得

Activity Number	Activity Name	Immediate Predecessor (list number/name, separated by ',')	Normal Time
1	A		7
2	B	A	3
3	C	A	3
4	D	A	2
5	E	B	3
6	F	C	3
7	G	D	12
8	H	E	5
9	I	F	4
10	J	G	4
11	K	H	2
12	L	I,J	2
13	M	K,L	2

图 15 - 17　PERT - CPM 模块的数据输入界面

到相应的运算结果,如图 15 -18 所示。然后可选择 Results 条目下的命令,对求解结果进行更为直观的显示,读者可以根据需要选择使用。如图 15 - 19~图 15 - 21 都是运行 Results 条目下相关命令得到的分析结果。

12-22-2007 14:32:16	Activity Name	On Critical Path	Activity Time	Earliest Start	Earliest Finish	Latest Start	Latest Finish	Slack (LS-ES)
1	A	Yes	7	0	7	0	7	0
2	B	no	3	7	10	14	17	7
3	C	no	3	7	10	15	18	8
4	D	Yes	2	7	9	7	9	0
5	E	no	3	10	13	17	20	7
6	F	no	3	10	13	18	21	8
7	G	Yes	12	9	21	9	21	0
8	H	no	5	13	18	20	25	7
9	I	no	4	13	17	21	25	8
10	J	Yes	4	21	25	21	25	0
11	K	no	2	18	20	25	27	7
12	L	Yes	2	25	27	25	27	0
13	M	Yes	2	27	29	27	29	0
	Project	Completion	Time	=	29	weeks		
	Number of	Critical	Path(s)	=	1			

图 15 - 18　PERT - CPM 模块的结果输出界面

12-22-2007	Critical Path 1
1	A
2	D
3	G
4	J
5	L
6	M
Completion Time	29

图 15 - 19　PERT - CPM 模块的关键路线输出界面

12-22-2007 14:41:42	Activity Name	On Critical Path	Activity Time	Latest Start	Latest Finish	Planned % Completion
1	A	Yes	7	0	7	100
2	B	no	3	14	17	100
3	C	no	3	15	18	100
4	D	Yes	2	7	9	100
5	E	no	3	17	20	100
6	F	no	3	18	21	100
7	G	Yes	12	9	21	100
8	H	no	5	20	25	100
9	I	no	4	21	25	100
10	J	Yes	4	21	25	100
11	K	no	2	25	27	50
12	L	Yes	2	25	27	50
13	M	Yes	2	27	29	0
Overall	Project:			0	29	89.6552

图 15-20　PERT-CPM 模块的活动关键性分析的输出界面

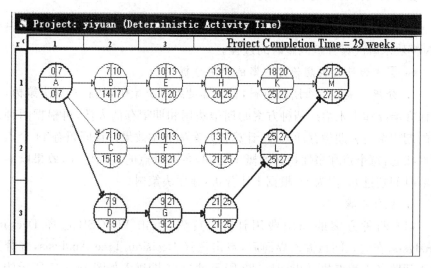

图 15-21　PERT-CPM 模块的活动分析的图形输出界面

第五节　WinQSB 求解决策分析问题

一、Decision Analysis 模块介绍

　　Decision Analysis(DA)是 WinQSB 中用来进行决策分析的工具包,模块包括贝叶斯决策、二人零和对策、收益分析表、决策树等工具,往往结合起来使用。

二、用 DA 求解问题的步骤

(1) 分析问题,确定问题类型。

(2) 确定状态、决策被选方案及相应的概率、成本、收益值。

(3) 确定问题分析的步骤,选择使用的工具。

(4) 输入有关数据,或调入已存问题。

(5) 如果需要修改问题数据及数据类型,则选择菜单 Edit 条目下的相应命令。

(6) 保存问题,此为可选步骤。

(7) 求解问题,并根据提示选择显示步骤方式或其他方式。

(8) 选择相应选项以保存、打印数据备用。

三、决策分析问题求解示范

现以第七章第五节中先天性心脏病治疗方案和艾滋病防治的例子,说明 DA 模块求解决策分析问题时的过程。

(一) 先天性心脏病治疗方案的费用分析

1. 分析　　根据调查所得资料,首先需要绘制决策树,然后根据决策树,分析保守治疗和手术治疗两种方案的期望费用和期望存活人数;再根据两种方案的期望费用和期望存活人数,计算各方案的成本效果。该问题有 14 个点和事件状态,每个点和事件状态的概率已知,各决策点的投入已知,效果以最终存活时间超过 60 岁为准,根据上述分析,建立决策树。

2. 操作步骤

(1) 两种方案的期望费用计算。首先,点击 WinQSB 选择 Decision Analysis;在进入问题输入界面后,点击选择 Decision Tree Analysis,并分别输入问题名称和点数,如图 15 - 22 所示;按 OK 即进入如图 15 - 23 所示的数据输入界面。然后,分别输入各项数据后,保存问题(此为可选步骤),点击 Solve and Analyze,选择 Draw Decision Tree;最后,在 Decision Tree Setup 的选择项中,选择"Display the expected values for each node or event",即可得到相应的运算结果,如图 15 - 24 所示。

(2) 两种方案的期望存活数计算。计算过程同期望费用计算过程,数据输入和结果输出界面如图 15 - 25 和图 15 - 26。

(3) 计算两种方案的成本效果分析

保守治疗方案的成本效果为:14 484.60 /3 350 = 43 237.61

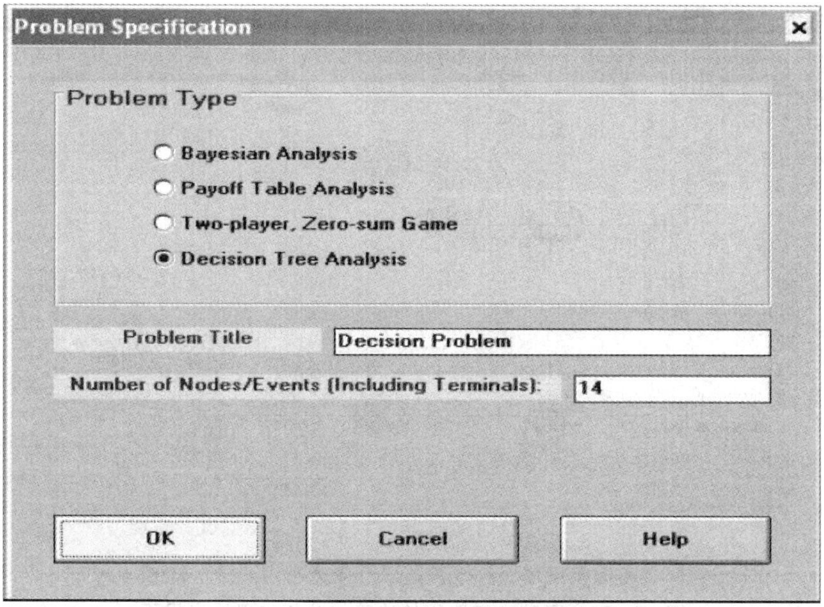

图 15 - 22　DA 模块的问题输入界面

Node/Event Number	Node Name or Description	Node Type (enter D or C)	Immediate Following Node (numbers separated by ',')	Node Payoff (+ profit, - cost)	Probability (if available)
1	先天心脏病	Decision	2, 3		
2	保守治疗	Chance	4, 5		
3	手术治疗	Chance	6, 7		
4	存活	Chance	8, 9		0.67
5	死亡	Chance		-6190	0.33
6	手术成功	Chance	10, 11, 12		0.96
7	死亡	Chance		-32108	0.04
8	存活	Chance		-18570	0.50
9	死亡	Chance		-18570	0.50
10	再次手术	Chance	13, 14		0.01
11	存活	Chance		-32108	0.92
12	死亡	Chance		-44488	0.07
13	存活	Chance		-110753	0.96
14	死亡	Chance		-110753	0.04

图 15 - 23　两种方案费用的决策树分析数据输入界面

手术治疗方案的成本效果为：33 694.93/0.892 4 = 37 757.65

　　此例以费用代替成本，计算成本效果。根据成本效果分析结果，可以判断手术方案的成本效果好于保守治疗方案。

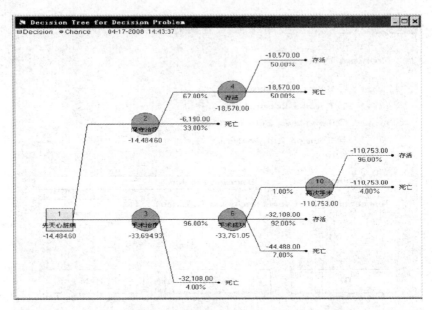

图 15 - 24　两种方案费用的决策树分析结果输出界面

Node/Event Number	Node Name or Description	Node Type (enter D or C)	Immediate Following Node (numbers separated by ',')	Node Payoff (+ profit, - cost)	Probability (if available)
1	先天心脏病	Decision	2, 3		
2	保守治疗	Chance	4, 5		
3	手术治疗	Chance	6, 7		
4	存活	Chance	8, 9		0.67
5	死亡	Chance		0	0.33
6	手术成功	Chance	10, 11, 12		0.96
7	死亡	Chance		0	0.04
8	存活	Chance		1	0.50
9	死亡	Chance		0	0.50
10	再次手术	Chance	13, 14		0.01
11	存活	Chance		1	0.92
12	死亡	Chance		0	0.07
13	存活	Chance		1	0.96
14	死亡	Chance		0	0.04

图 15 - 25　两种方案存活状况的决策树分析数据输入界面

　　我们也可以根据决策树,更为直观地选择其他分析工具分析不同方案的成本效益值、风险系数等。

　　(二) 艾滋病预防问题的决策

　　1. 分析　根据调查所得资料,首先需要绘制决策树,然后根据决策树和效用值,分析在不同状态下的效用值。该问题有 11 个点和事件状态,每个点

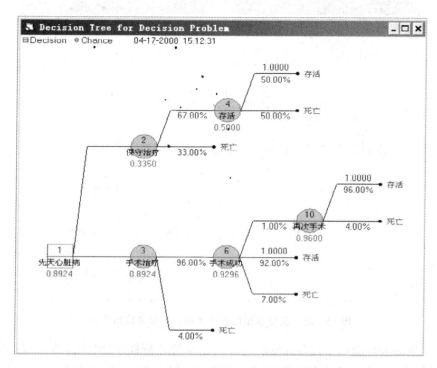

图 15 - 26 两种方案存活状况的决策树分析结果输出界面

和事件状态的概率已知,各决策方案最终状态的效用值已知,根据上述分析,
建立决策树。

2. **操作步骤** 此决策问题的求解操作过程同上,图 15 - 27 和图 15 - 28
为此决策问题的数据输入界面、结果输出界面和决策树分析的结果输出界面。

Node/Event Number	Node Name or Description	Node Type (enter D or C)	Immediate Following Node (numbers separated by '.')	Node Payoff (+ profit. - cost)	Probability (if available)
1	艾滋病防治	d	2,3		
2	无预防	c	4,5		
3	有预防	c	6,7		
4	HIV感染	c		8.6	0.003
5	无HIV感染	c		100	0.997
6	有不良反应	c	8,9		0.50
7	无不良反应	c	10,11		0.50
8	HIV感染	c		0.2	0.000024
9	无HIV感染	c		99	0.999976
10	HIV感染	c		8.1	0.000024
11	无HIV感染	c		99.7	0.999976

图 15 - 27 艾滋病预防的决策分析数据输入界面

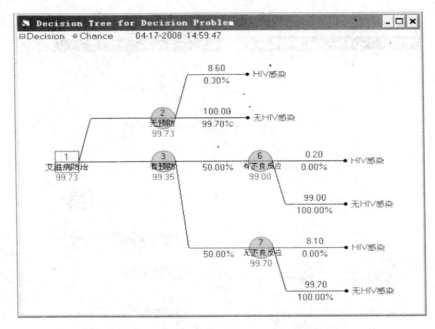

图 15 - 28　艾滋病预防的决策树分析结果输出界面

　　WinQSB 提供了较为完备的运筹问题求解分析程序,绝大多数管理运筹问题都可以使用 WinQSB 进行完全或部分求解分析,本章仅选择了集中较为典型的问题进行操作演示。在实际应用中,读者可以根据需要,结合各模块的功能,综合协调应用,以实现对问题的全面分析。

复旦大学出版社向使用本社《卫生管理运筹学》(第 2 版)作为教材进行教学的教师免费赠送多媒体课件,该课件有许多教学案例、以及教学 PPT。欢迎完整填写下面表格来索取多媒体课件。

教师姓名:＿＿＿＿＿＿＿＿＿＿＿＿＿

任课课程名称:＿＿＿＿＿＿＿＿＿＿＿＿＿＿＿＿＿＿

任课课程学生人数:＿＿＿＿＿＿＿＿＿

联系电话:(**O**)＿＿＿＿＿＿＿ (**H**)＿＿＿＿＿＿＿ 手机:＿＿＿＿＿＿＿

e-mail 地址:＿＿＿＿＿＿＿＿＿＿＿＿＿＿＿

所在学校名称:＿＿＿＿＿＿＿＿＿＿＿＿ 邮政编码:＿＿＿＿＿＿＿

所在学校地址:＿＿＿＿＿＿＿＿＿＿＿＿＿＿＿＿＿＿

学校电话总机(带区号):＿＿＿＿＿＿＿ 学校网址:＿＿＿＿＿＿＿

系名称:＿＿＿＿＿＿＿＿＿＿＿＿ 系联系电话:＿＿＿＿＿＿＿＿

每位教师限赠多媒体课件一个。

邮寄多媒体课件地址:＿＿＿＿＿＿＿＿＿＿＿＿＿＿＿＿＿＿

邮政编码:＿＿＿＿＿＿＿＿＿＿

请将本页完整填写后,剪下邮寄到上海市国权路 579 号

复旦大学出版社傅淑娟收

邮政编码:200433　　联系电话:(021)65654724

复旦大学出版社将免费邮寄赠送教师所需要的多媒体课件。

图书在版编目（CIP）数据

卫生管理运筹学（第二版）/薛迪主编. —2 版. —上海：复旦大学出版社，
2008.7（2020.11 重印）
（复旦博学·卫生事业管理系列）
ISBN 978-7-309-06071-3

Ⅰ. 卫…　Ⅱ. 薛…　Ⅲ. 卫生管理学：运筹学　Ⅳ. R19

中国版本图书馆 CIP 数据核字（2008）第 075685 号

卫生管理运筹学（第二版）
薛　迪　主编
责任编辑/傅淑娟

复旦大学出版社有限公司出版发行
上海市国权路 579 号　邮编：200433
网址：fupnet@fudanpress.com　http://www.fudanpress.com
门市零售：86-21-65102580　　团体订购：86-21-65104505
外埠邮购：86-21-65642846　　出版部电话：86-21-65642845
浙江临安曙光印务有限公司

开本 787×960　1/16　印张 26　字数 466 千
2020 年 11 月第 2 版第 8 次印刷

ISBN 978-7-309-06071-3/R·1034
定价：48.00 元